急性缺血性脑血管病溶栓治疗与管理

Acute Ischemic Stroke Thrombolysis Unit

主　编

冀瑞俊　贾建平　李慎茂

中国协和医科大学出版社

图书在版编目（CIP）数据

急性缺血性脑血管病溶栓治疗与管理／冀瑞俊，贾建平，李慎茂主编. —北京：中国协和医科大学出版社，2011.9
ISBN 978－7－81136－187－2

Ⅰ．①急…　Ⅱ．①冀…②贾…③李…　Ⅲ．①急性病：脑缺血－血栓栓塞－治疗
Ⅳ．R743.310.5

中国版本图书馆 CIP 数据核字（2011）第 168481 号

急性缺血性脑血管病溶栓治疗与管理

主　　编：冀瑞俊　贾建平　李慎茂
责任编辑：向　前　邓明俊

出版发行：中国协和医科大学出版社
（北京东单北大街 69 号　邮编 100005　电话 65260378）
网　　址：www.pumcp.com
经　　销：新华书店总店北京发行所
印　　刷：北京兰星球彩色印刷有限公司

开　　本：889×1194　　1/16 开
印　　张：16.5
字　　数：300 千字
版　　次：2011 年 11 月第 1 版　　2011 年 11 月第 1 次印刷
印　　数：1—3000
定　　价：130.00 元

ISBN 978－7－81136－187－2/R·187

主　编　冀瑞俊　贾建平　李慎茂

副主编 （拼姓氏拼音首字母排列）
　　　　李存江　马　欣　宿英英　朱凤水

编　委 （拼姓氏拼音首字母排列）
　　　　陈　海　首都医科大学宣武医院神经科
　　　　楚长彪　首都医科大学宣武医院神经科
　　　　董　恺　首都医科大学宣武医院神经科
　　　　樊春秋　首都医科大学宣武医院神经科
　　　　高　燕　首都医科大学宣武医院影像科
　　　　郭秀海　首都医科大学宣武医院神经科
　　　　黄小钦　首都医科大学宣武医院神经科
　　　　冀瑞俊　首都医科大学宣武医院神经科
　　　　　　　　哈佛大学医学院麻省总医院（博士后）
　　　　贾建平　首都医科大学宣武医院神经科
　　　　贾　军　首都医科大学生理学与病理生理学系
　　　　李存江　首都医科大学宣武医院病理科
　　　　李慎茂　首都医科大学宣武医院介入中心
　　　　马　欣　首都医科大学宣武医院神经科
　　　　马青峰　首都医科大学宣武医院神经科
　　　　孟　然　北京大学附属北京世纪坛医院
　　　　宿英英　首都医科大学宣武医院神经科
　　　　宋　旸　首都医科大学宣武医院神经科
　　　　唐　毅　首都医科大学宣武医院神经科
　　　　徐　燕　北京师范大学心理学院
　　　　宣　琪　首都医科大学宣武医院病理科
　　　　张　倩　首都医科大学宣武医院神经科
　　　　朱凤水　首都医科大学宣武医院介入中心

分　享

分享 J. Philip. Kistler 教授的珍贵礼物

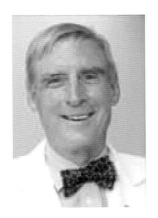

J. Philip. Kistler 教授

初到哈佛大学医学院（Harvard Medical School）麻省总医院（Massachusetts general hospital，MGH），一切都感到那么的陌生，一时间让我感到了些压力。然而，最大的压力是来自对未来的困惑和思考。就在自己迷茫的时候，一位和蔼可亲、谦虚睿智的老教授出现在我的学习和生活中；我们从脑血管病开始谈起，后来我们谈到了人生、谈到了理想……。逐渐的在我们之间架起了一份跨越地域、跨越国界、跨越时间、跨越年龄的友谊，他就是著名的 J. Philip. Kistler 教授。

想必是为了鼓励我，Kistler 教授在我刚到 MGH 的第 2 周就送给我这张图片，我清晰地记得当时老教授语重心长的教诲：人的一生需要面对很多诱惑、困难，甚至是灾难。只有永不放弃自己理想的人，才有机会实现自己的梦想。只要永不放弃自己的理想，就一定能够实现自己的理想。

人生的道路是极其坎坷的、医学的道路是极其曲折的，医学事业的登攀者更要付出更多的努力、坚韧、耐心和牺牲，去面对困难、孤独、诱惑和挑战。希望 Kistler 教授这份珍贵的礼物能够给正致力于勇攀医学高峰的中国年轻医师们以更多的鼓励、勇气和信心。希望大家在共同理想的指引下相互理解、相互宽容、相互鼓励、相互支持，携手共进、永不放弃！

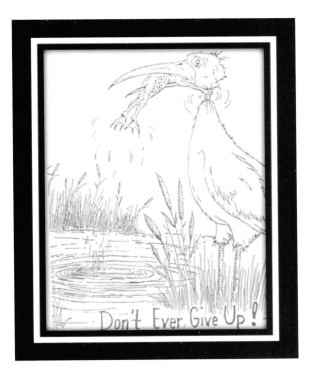

（Kistler 教授的礼物）

感　谢

感谢我的父母，他们给了我生命、哺育我成人、激励我读书，使我有了崇高的理想和坚定的信念去报效我的祖国。

感谢我们的患者，是他们的信任，甚至生命的代价，使我们积累了宝贵的经验，以便更好地服务于更多的患者。

感谢我们的团队，是他们的理解、宽容、鼓励和支持，使我们在艰难而崎岖的医学道路上前行而不感到孤单和寂寞。

感谢郭玉璞教授（协和医院）、谢淑萍教授（宣武医院）、贾建平教授（宣武医院）、凌锋教授（宣武医院）、王拥军教授（天坛医院）、J. Philip. Kistler 教授（Massachusetts general hospital）、Lee H. Schwamm 教授（Massachusetts general hospital）、Aneesh B. Singhal 教授（Massachusetts general hospital）多年来在专业和人生方面给予我的教诲、帮助、鼓励和支持。

感谢国家自然基金（30700240）、北京市科技新星（2008B30）、北京市优秀人才（PYZZ090419001153）项目对本专著的支持。

在本书撰写过程中，尽管作者查阅了大量相关文献、并经过反复推敲修改，相信本书仍存在有待改进的地方，希望广大读者不吝赐教，随时和作者联系和沟通（JRJChina@ sina. com）。相信大家共同的努力，一定能为本书的不断完善奠定坚实的基础。在此谨代表所有编委表示衷心感谢！

麻省总医院
哈佛医学院
2011 - 8 - 1

Preface

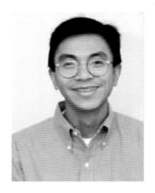

J. Philip. Kistler 教授

Stroke is one of the most important diseases worldwide. It is a major cause of death and a leading cause of serious long-term disability that instantly impacts not only individual patient but also family and society. The personal, social and economic costs are enormous.

Over the past several decades, we have seen many phases in the evolution of stroke research. In the nineties, we were filled with hope. Advances in the molecular biology of neuronal death had identified many mechanisms and targets. But unfortunately, almost all our clinical trials failed. So for some times, we were faced with disappointment and pessimism. But recently, our thinking may be chauged again.

A new wave of advances in concepts and technology provides new opportunities and hope. Accumulating epidemiology tells us about the background of the stroke patient and how prevention can modify not only risks but also outcomes. Advances in genetics tells us how variations in patient responses might be linked to underlying biology. The basic science of stroke has also become more inclusive. Now we know that preventing neuronal death alone may not be enough. Function within the entire neurovascular unit, comprising neuronal, glial and vascular compartments, must be rescued. New methodologies in genomics, proteomics and metabolomics are also emerging that may allow us to probe mechanisms all the way from cells to organs to human patients. Powerful neuroimaging techniques may now allow to quantify stroke risk and evolution in real-time. But no matter how powerful and potent each target or drug may be, there will always be responders and non-responders. Hence, our emerging ability to assess these "integrative biomarkers" of stroke may ultimately allow us to titrate trials and treatments tomaximize our therapeutic signal-to-noise.

China is a large country and stroke is a major problem. So for many reasons, this is a very important book. The ideas contained within should provide a framework for basic, applied and clinical stroke research in China in the years to come. And perhaps most importantly, the lessons we learn here will surely be relevant in the entire world. Stroke is a treatable disease. With endeavor and collaborations, we will always move forward.

Eng H. Lo, Ph. D.

前　言

感悟"溶栓"

缺血性脑血管病是世界范围内致残率、致死率最高的疾病之一。近年来，随着神经影像技术的发展、新型治疗药物的诞生、多种治疗手段的革新，急性缺血性脑血管病的诊断和治疗有了"质"的飞跃。然而，从 1933 年人类第一次发现链激酶，到 1958 年其首次应用于冠脉溶栓治疗；从 1994 年美国 FDA 批准 rt-PA 作为急性缺血性脑血管病的溶栓药物，到今天人们利用先进的神经影像技术筛选溶栓患者，年轻的溶栓治疗仅仅走过了 70 余年的历程，对于这样一个年轻、开放的领域，还有许多未解之谜正等待我们去探索和发现。

急性缺血性脑血管病溶栓干预是一种"治疗"

毋庸置疑，急性缺血性脑血管病溶栓干预是一种临床治疗手段，应用这种治疗手段，我们可以使许多在瞬间丧失"功能"和"尊严"的急性缺血性脑血管病患者，又在瞬间内奇迹般的重新获得"自信"和"幸福"。然而，随着对卒中认识的不断深入、随着边缘学科的逐渐融合、随着医疗管理理念的日益革新，急性缺血性脑血管病溶栓干预应该被赋予更广泛、更科学、更深刻、更丰富的内涵……

急性缺血性脑血管病溶栓干预是一门"学科"

急性缺血性脑血管病溶栓干预是一项复杂的临床干预过程，涉及神经解剖学、神经病理学、神经病理生理学、神经药理学、神经影像学、急诊医学、血管神经病学、神经介入放射学、神经外科学、神经重症医学、神经康复医学等一系列相关领域的专业知识。急性缺血性脑血管病溶栓干预与这些学科既有内在的联系，又有本质的区别；既有相互的共性，又有独立的特性；既相互依存，又各自独立。因此，有理由将急性缺血性脑血管病溶栓干预视为一门新兴的特殊学科加以研究、深入、提高、升华。

急性缺血性脑血管病溶栓干预是一种"科学"

当我们在为成功的恢复了一位患者受损的神经功能而感到兴奋的时候，想想又有多少患者在接受溶栓干预后并未获得预期的改善；当我们在为成功的再通了一根闭塞血管而感到自豪的时候，想想又有多少患者在接受血管再通治疗后并未达到预期的疗效；当我们在为团队的协作而使昏迷患者恢复意识而感到骄傲的时候，想想又有多少患者因为溶栓出血并发症而再次陷入昏迷的状态，甚至付出生命的代价。诸如此类，等等……。急性缺血性脑血管病溶栓干预是一门年轻的学科，开放的领域，尚有许多宏观和微观的问题等待我们去发现、去分析、去解决、去开拓。如何才能真正实现"准确的筛选溶栓患者"、"科学的制定溶栓策略"、"有效的实施溶栓治疗"、"动态的监测溶栓疗效"需要我们用敏锐的思维、科学的态度、坚韧的意志、牺牲的精神、精诚的合作、和谐的团队而加以深入的研究。

急性缺血性脑血管病溶栓干预是一种"管理"

急性缺血性脑血管病的溶栓治疗是一个涉及多种社会资源和医疗资源的管理过程，其中包括健康教育、社会媒体、公共急救、医院资源（急诊科、急诊神经影像科、急诊超声科、急诊神经科、急诊神经介入科、急诊神经外科，神经重症监护病房，神经康复科等），甚至国家立法在内的多项领域、多个学科、多种资源的相互协调、相互配合、相互衔接、高效运行。如何将这些资源有机的整合起来，建立从高危患者的系统筛查，到卒中患者的急救教育；从公共急救体系的动员，到快速溶栓体系的启动；从患者接受溶栓干预，到制度化的随访监控等一系列急性缺血性脑血管病溶栓干预的医疗体系、医疗规范、医疗制度、医疗管理模式是保证溶栓治疗安全性和有效性的重要前提和基础，也是我们所需要面对的艰巨挑战。

急性缺血性脑血管病溶栓干预是一种"艺术"

急性缺血性脑血管病溶栓治疗是一种"风险"和"收益"并存的临床干预过程，需要根据患者的具体情况，在潜在的风险和可能的收益之间"具体问题、具体分析"，寻找一个使患者利益最大化的"平衡点"。这种"平衡的艺术"不是建立在机械的、刻板的、孤立的、静态的条条框框，而是建立在系统的、动态的、全面的、逻辑的分析判断。这种"平衡的艺术"不仅需要精湛的医者之术，而且需要慈悲的医者之心；不仅需要一心赴救的激情，而且需要纤毫勿失的谨慎。这种"平衡的艺术"就是"大医精诚"精神的诠释……

书于 麻省总医院
哈佛医学院
2010 – 10 – 1

感　言

着眼世界健康事业发展　贡献中国医生集体智慧

一、哈佛感悟

像众多的中国留学生一样，怀揣着梦想，来到大洋彼岸，来到世界著名的哈佛大学（Harvard University），来到闻名遐迩的麻省总医院（Massachusetts general hospital，MGH）。Ether Dome 是麻省总医院最为标志性的建筑，因为世界首例乙醚麻醉手术在这里进行。现今，Ether Dome 成为 MGH 举办各类最高水平学术活动的场所，著名的新英格兰医学杂志每期的临床神经病理讨论即在这里进行。所以，这里常常流行这样一句话"A small change in Ether Dome will bring a big change in the world."

每当我来到神圣的 Ether Dome 沉浸在浓厚的学术氛围中时候，每当我看到来自世界不同角落的医生齐聚一堂共同讨论思考的时候，相同的感悟总是油然而生：在 Ether Dome 的平台上，在学术研讨的氛围里、在征服疾病的进程中，不同文化、不同专业、不同肤色、不同国度的医生，在那一刻，再没有文化的差异、专业的划分、种族的区别、国家的界限，所有的医生都成为"战友"，大家共同目标就是"攻克疾病，造福人类"。

二、中国医生的历史使命

"继承"和"发展"是人类进步的两大主题。

按照对医学发展的贡献不同，优秀的医生可以分为两类：第一类是"继承型"：其继承了前人创造的优秀成果，并将之应用于临床实践。第二类是"发展型"：其在继承前人优秀成果的基础上，并做出自己的创造。从宏观医学发展的轨迹来看，第一类医生可贵之处在于传承了医学的成果、延续了医学的发展；而第二类医生更为可贵之处在于拓展了医学的领域，推动了医学的进步。

19 世纪，由于历史的种种原因，中华民族在世界工业革命的进程中落伍了。来到 20 世纪，我们打破了导致中国落后的旧制度，建立起了新中国，并进行一系列改革措施，加快发展步伐，聚焦经济建设，逐步缩小了与西方发达国家的差距。当历史的脚步跨进 21 世纪时，伟大的中华民族在历史积淀的基础上，凝聚"集体的智慧"、发挥"集体的力量"，克服了一个又一个困难，创造了一个又一个奇迹，用事实庄严地向全世界宣告——中华民族的伟大复兴是历史发展的必然。

中国拥有世界最多的人口、最多的患者资源、最大的医生队伍、最大的医学交流平台、最快的经济发展速度和最有潜力的经济发展平台，种种这些"之最"都充分的表明中国的医学事业是世界医学事业的重要组成部分，中国医生应该为世界的医学事业、为人类的健康发展做出"更多"、"更大"、"更有创造性"的贡献。

不可否认，与西方主要发达国家相比，我们在科技上，尤其在医学科技方面，尚有许多值得向别人学习的地方。但这种学习不是消极的、片面的、静止的，而是积极的、辩证的、发展的。我们学习的最终目的是在学习别人先进的基础上，创造出更为先进的东西，为人类的医学事业、健康发展做出我们中华民族特有的贡献。

中华民族历来都是勤劳的民族、智慧的民族、坚韧的民族、和谐的民族。相信在"举国科技"体制的促进下，中国医生必将在世界医学领域中做出我们自己原创性的贡献，为人类"战胜疾病、实现和谐"贡献中国医生的智慧和力量。

三、构建中国医学事业和谐的舞台

纵观中华民族的发展，从新中国成立，到两弹一星；从规划改革开放，到应对金融危机；从抗击非典，到抗震救灾；从奥运会，到世博会，每一项重大成功的背后都有一个不变的真理，那就是"凝聚产生力量，团结诞生辉煌"。

在战胜疾病的这一特殊战斗中，我们需要坚持同样的原则，其中首要的就是"搭建中国医学事业和谐的舞台"。在这个舞台上，所有致力于中国医学事业发展的战友们"相互理解"、"相互尊敬"、"相互宽容"、"相互鼓励"、"相互支持"，在共同的理想、共同的目标的指引下，为推进世界医学事业的发展，为改善人类健康状况，贡献中国医生集体的智慧和力量。

回忆往昔，中国医学事业的昨天不知倾注了多少人的心血、汗水和泪水；展望未来，中国医学的明天又将承载更多人的希望、努力和坚持。只要我们每一位医生都在自己的领域中前进一小步，那么中国整体医学事业必将前进一大步。

相信中国医学事业的明天必将更加美好、更加辉煌！

书于　麻省总医院
哈佛医学院
2011 年 1 月 11 日

目　录

第一章　脑血管大体解剖学

第一节　主动脉弓

一、主动脉弓（aortic arch）是主动脉的一个主要部分，后者分为 4 个主段：即升主动脉、主动脉弓、主动脉峡和降主动脉（图 1-1）。

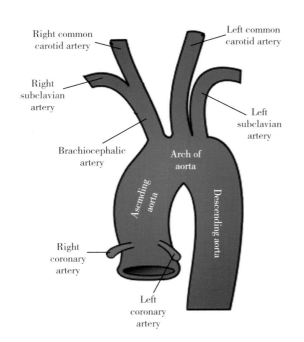

图 1-1　主动脉弓及其主要分支模式图

1. ascending aorta（升主动脉）
2. aortic arch（主动脉弓）
3. decending aorta（降主动脉）
4. brachiocephalic artery（头臂动脉）
5. right subclavian artery（右侧锁骨下动脉）
6. right common carotid artery（右侧颈总动脉）
7. left common carotid artery（左侧颈总动脉）
8. left subclavian artery（左侧锁骨下动脉）
9. right coronary artery（右冠状动脉）
10. left coronary artery（左冠状动脉）

1. 升主动脉（ascending aorta）：起自左心室底部，于胸骨后方斜行向上。左、右冠状动脉分别起自左前、左后冠状动脉窦。升主动脉全长约 5cm。

2. 横主动脉（transverse aorta）　横主动脉主要包括主动脉弓。主动脉弓位于上纵隔内，起于右侧第 2 胸肋关节水平，然后向左后弯曲，达左侧肺门上方。自右向左依次发出头臂干、左侧颈总动脉、左侧锁骨下动脉。

3. 主动脉峡（isthmus aorta）　介于左侧锁骨下动脉与动脉导管之间的正常狭窄的区域。在动脉导管稍远处主动脉可有一梭形膨大，称主动脉梭（aortic spindle）。

4. 降主动脉（descending aorta）　起于第 4 胸椎左侧，下行至膈。

二、主动脉弓（aortic arch）的比邻：它位于上纵隔内，起于右侧第 2 胸肋关节水平，向左后弯曲，至左侧肺门上方（图 1-2）。

1. 前方　迷走神经、颈交感神经及分支。
2. 后方　气管、食管、左侧喉返神经、胸导管及脊柱。
3. 上方　头臂干、左侧颈总动脉、左侧锁骨下动脉。

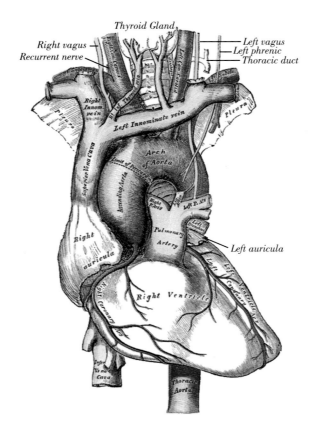

图 1-2　主动脉弓比邻模式图（引自 Gray 解剖学）

1. ascending aorta（升主动脉）
2. arch of aorta（主动脉弓）
3. common carotid artery（颈总动脉）
4. subclavian artery（锁骨下动脉）
5. vagus nerve（迷走神经）
6. recurrent never（喉返神经）
7. phrenic nerve（膈神经）
8. thoracic duct（胸导管）
9. innominate vein（无名静脉）
10. innominate artery（无名动脉）
11. thyroid gland（甲状腺）
12. trachea（气管）
13. thyroid vein（甲状腺静脉）
14. superior vena cava（上腔静脉）
15. right auricula（右心耳）
16. left auricula（左心耳）
17. pulmonary artery（肺动脉）
18. right ventricle（右心室）
19. coronary artery（冠状动脉）
20. thoracic aorta（胸主动脉）

　　4．下方　肺动脉分支、动脉韧带、左侧喉返神经。

　　三、主动脉弓（aortic arch）的分支：人类主动脉弓自右向左发出 3 个主要分支，即头臂干、左侧颈总动脉、左侧锁骨下动脉（图 1-3）。

　　1．头臂干（brachiocephalic trunk）　　是主动脉弓凸面的第 1 条分支血管，也是诸分支中最大的一支。头臂干于气管后外侧上升，于胸锁关节平面头臂动脉分为两支，即右侧锁骨下动脉和右侧颈总动脉。

　　（1）右侧锁骨下动脉（subclavian artery）：自头臂干起点向上外行，达锁骨上 2cm，绕行于前斜角肌之后。主要发出右椎动脉、胸内动脉、甲状颈干和肋颈干。

　　1）胸内动脉（internal thoracic artery）：起于锁骨下动脉第一部的下方，与甲状颈干相对，于肋软骨后方下降。

　　2）甲状颈干（thyrocervical trunk）：起源于右侧锁骨下动脉的前面靠近前斜角肌处，并几乎立即分为甲状腺下动脉（inferior thyroid artery）、肩胛上动脉、颈浅分支。甲状腺下动脉发出一支重要的动脉，即颈升动脉（ascending cervical artery），该动脉可与椎动脉、咽升动脉、枕动脉、颈深动脉形成侧支吻合。

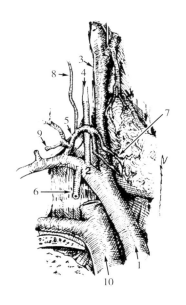

图 1-3 头臂干血管分支及比邻模式图

1. 头臂干
2. 右侧锁骨下动脉
3. 右侧颈总动脉
4. 右侧椎动脉
5. 甲状颈干
6. 胸内动脉
7. 甲状腺下动脉
8. 颈升动脉
9. 颈横动脉
10. 头臂静脉

3）肋颈干（costocervical trunk）：起于锁骨下动脉的甲状颈干和椎动脉开口以远，分为肋间上动脉和颈深动脉（deep cervical artery）。

2. 左侧颈总动脉（common carotid artery）：起自主动脉弓的顶端，于头臂动脉起始部稍远处发出。于气管前上行，后走向后外方，于甲状软骨上缘分为颈内动脉（internal carotid artery）和颈外动脉（external carotid artery）（图 1-4）。

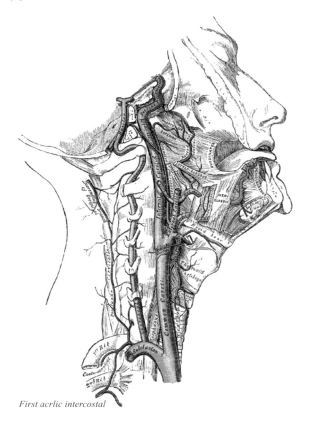

图 1-4 锁骨下动脉、颈总动脉的颈部分支、比邻模式图（引自 Gray 解剖学）

common carotid artery（颈总动脉）　　subclavian artery（锁骨下动脉）　　internal carotid artery（颈内动脉）

external carotid artery（颈外动脉）　　vertebral artery（椎动脉）　　intercostal artery（肋间动脉）

3. 左侧锁骨下动脉（subclavian artery）：起始于主动脉弓左侧颈总动脉起点稍远处。左侧喉返神经位于胸内锁骨下动脉内侧。左侧锁骨下动脉上升至颈部，后外行达前斜角肌内缘。分出左侧椎动脉、胸内动脉、左侧甲状颈干、左侧肋颈干（图1-4、图1-5）。

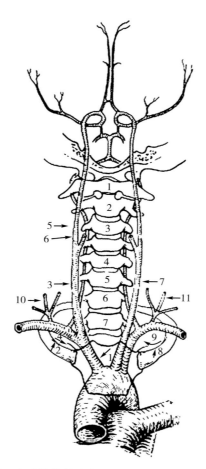

图1-5 主动脉分段及主要头颈部血管分支模式图

1. 无名动脉 2. 右锁骨下动脉 3. 右颈总动脉 4. 右椎动脉 5. 右颈内动脉 6. 右颈外动脉
7. 左颈总动脉 8. 左锁骨下动脉 9. 左椎动脉 10. 右甲状颈干 11. 左甲状颈干

第二节 颈内动脉

一、颈内动脉走行

颈内动脉（internal carotid artery）起于颈总动脉，于颈部上升至颅底，经颞骨岩部的颈动脉管，入海绵窦，于海绵窦内侧壁上行达蝶鞍的后床突，继而向前延伸至前床突，再向后上转折出硬脑膜，并发出分支（图1-6、图1-7）。

二、颈内动脉分段

解剖学上，根据颈内动脉的走行特点，可将其分为颈部（cervical segment）、岩部（petrous segment）、海绵窦部（cavernous segment）和前床突上部（supraclinoid segment）。其中海绵窦部和前床突上部常呈"U"或"V"形，故合称颈内动脉的虹吸部（siphon）（图1-6、图1-7）。该部是动脉粥样硬化的好发部位。

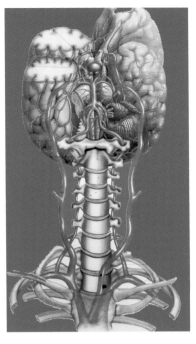

图 1-6 颈内动脉正位模式图

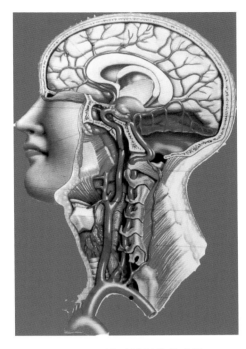

图 1-7 颈内动脉侧位模式图

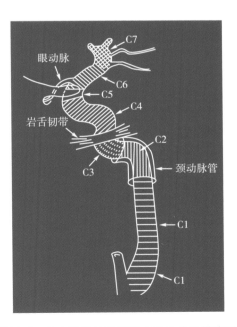

图 1-8 介入神经放射学颈内动脉分段模式图

神经介入放射学新标准将颈内动脉分为 7 段（图 1-8、图 1-9），即颈段（C1，cervical segment）、岩段（C2，petrous segment）、破裂孔段（C3，lacerum segment）、海绵窦段（C4，cavernous segment）、床突段（C5，clinoidal segment）、眼段（C6，ophthalmic segment）、交通段（C7，communicating segment）。由于颈内动脉 7 段分法与临床实践联系更为紧密，本章按照 7 段分法介绍颈内动脉。

1. 颈段（cervical segment） 颈内动脉通常于 C3 ~ C4 或 C4 ~ C5 椎体水平自颈总动脉分出。按照解剖学形态特征，颈内动脉颈段可分为颈动脉球部及颈升部。

（1）颈动脉球部（carotid bulb）：又称颈动脉窦（carotid sinus），是颈内动脉自颈总动脉分出处形成的一个明显局部扩张。颈动脉球部有显著的血流变学特点：其后方血流为慢而逆向的涡流，前方为加速的滑流，远侧血流开始为螺旋形，后呈层流。独特的血流变学特征可能是该部位动脉粥样硬化好发的可能因素之一。

（2）颈升部：自球部向侧上行于颈动脉间隙内，止于颞骨岩部的颈动脉管开口处。颈动脉间隙内含有颈内动脉、颈内静脉、淋巴结、节后交感神经及后组脑神经（在鼻咽部以上有 CNs Ⅸ ~ Ⅻ，迷走神经通过其全长）。

2. 岩段（petrous segment） 颈内动脉岩段全程均在颈动脉管内，包裹在静脉丛及颈交感神经丛之中，分垂直段及水平段，交界处为膝部（图 1-10）。

3. 破裂孔段（lacerum segment） 颈动脉破裂孔段起于岩骨颈动脉管颅口处，在破裂孔上方行走，

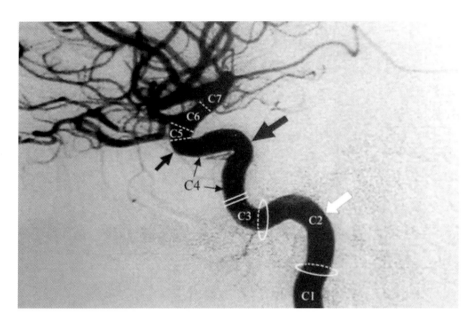

图 1-9 脑血管 DSA 造影显示颈内动脉的分段

围绕一层骨膜及纤维软骨组织而形成一个封闭的底及一个开放的顶，从顶部走出后，沿蝶骨底的颈动脉沟上升，止于岩舌韧带（蝶骨舌与颞骨岩尖之间的骨膜的反折）（图 1-10）。

4. 海绵窦段（cavernous segment） 颈内动脉海绵窦段开始于岩舌韧带上缘，行走于海绵窦内，可分 3 个亚段：①后升部或垂直部；②水平段；③前垂直部。连接后升部和水平部的弯曲部分称后膝；连接水平部和前升部的弯曲部分称前膝（图 1-11、图 1-12）。海绵窦段向上穿过硬脑膜环而出海绵窦。

5. 床突段（clinoidal segment） 颈内动脉床突段起始于近侧硬膜环，止于颈内动脉进入蛛网膜下腔处的远侧硬膜环，为一硬膜间结构。

6. 眼段（ophthalmic segment） 起自远侧硬膜环，终于后交通动脉起点近侧。

7. 交通段（communicating segment） 自后交通动脉起点近侧起，止于大脑前动脉及大脑中动脉分叉处止。

8. 颈内动脉各段解剖学特征（表 1-1）

表 1-1　颈内动脉各段解剖学特征

颈　　段	—于 C3~4，C4~5 椎体起于颈总动脉，延颈动脉鞘内上行，止于颞骨岩尖的颈动脉开口处
岩　　段	—岩段通过颈动脉管入颅，分为垂直段和水平段
破裂孔段	— 起于颈动脉管终止，转向上走向海绵窦，止于岩舌韧带
海绵窦段	—起于岩舌韧带上缘，于海绵窦顶穿硬脑膜出海绵窦。分为后升部、水平部和前升部
床 突 段	— 起于近侧硬脑膜环，止于远侧入蛛网膜下腔。该段是颈内动脉最短的一段
眼　　段	— 起于远侧硬脑膜环，终于后交通动脉起点远端
交 通 段	— 起于后交通动脉起点近侧，终于颈内动脉分叉处。在动眼神经和视神经之间穿行，位于前穿质之下

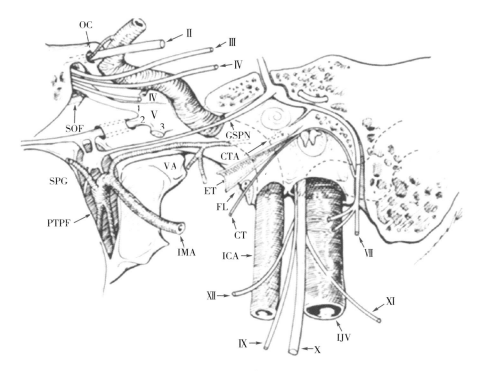

图 1-10 颈内动脉岩段比邻、分支解剖模式图

（引自 Osborn AG：Diagnostic Cerebral Angiography，ed 2，Lippincott Williams & Wilkins，Philadelphia，1999）

当颈内动脉进入颈动脉管（carotid canal）后，颈内动脉靠近颈内静脉前端前行。颅咽管（eustachian tube，ET）位于颈内动脉的前外侧。颈内动脉岩段分为后垂直段、水平段，交界区域称后膝，后膝恰好位于耳蜗的下方。颈内动脉岩段最为重要的两个分支血管为颈鼓动脉和翼管动脉。破裂孔段非常短，起自颈动脉管道颅内开口，至于咽舌韧带，位于破裂孔上面。图中罗马数字代表脑神经。CT = chorda tympani（鼓索）；GSPN = greater superficial petrosal nerve（岩大神经）；IMA = internal maxillary artery（上颌内动脉）；OC = optical canal（视神经管）；PTPF = pterygopalatine fossa（翼腭窝）；SOF = superorbital fissure（眶上裂）；SPG = sphenopalatine ganglion（蝶腭神经节）

三、颈内动脉（infernal carotid artery）分支

1. 颈段分支　该段无可命名的血管发出。

2. 岩段分支

（1）翼管动脉（vidian artery of pterygoid canal）和颈鼓动脉（caroticotympanic artery）

走行：翼管动脉通常起于颈外动脉，但有时可起自岩段的水平部。该动脉通过破裂孔与颈外动脉的分支吻合。颈鼓动脉是胚胎舌骨动脉的残余，为起于颈内动脉岩段膝部的一个小分支，可与颈外动脉的咽升动脉和鼓室下动脉吻合。

交通：翼管动脉和颈鼓动脉的临床意义在于连接颈内动脉系统和颈外动脉系统，形成功能性动力平衡，缺血事件发生时可起到一定的代偿作用。

3. 破裂孔段分支　通常无血管发出。

4. 海绵窦段分支

（1）脑膜垂体动脉（meningeal hypophyseal artery）

走行：几乎所有解剖标本均可见该动脉，脑膜垂体动脉起于颈内动脉海绵窦部的后膝部。

分支：垂体下动脉、小脑幕缘动脉、斜坡支。

供血：垂体下动脉供血垂体；小脑幕缘支供血小脑幕；斜坡支供血斜坡。

（2）下外侧干（inferior lateral trunk）

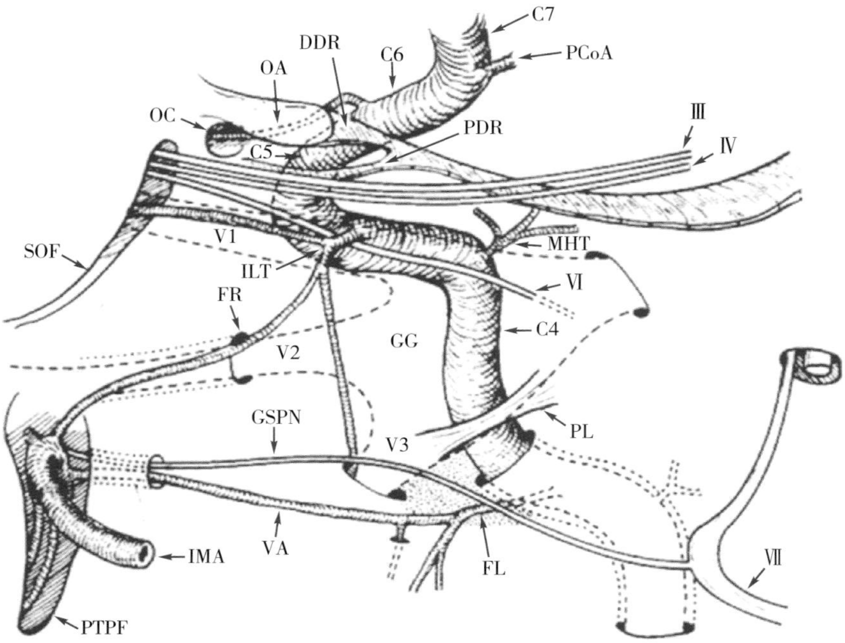

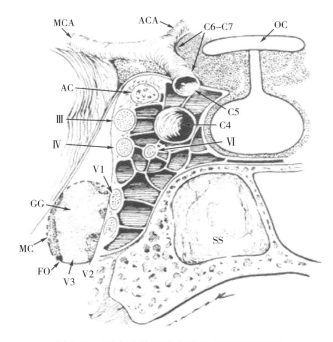

图 1-11　颈内动脉海绵窦段示意图

（引自 Osborn AG：Diagnostic Cerebral Angiography，ed 2，Lippincott Williams & Wilkins，Philadelphia，1999）

C4 段始于岩舌韧带，C5 段位于近侧硬膜环（PDR）及远侧硬膜环（DDR）之间，同时显示 C6 及 C7 段。GG：半月神经节。GSPN：岩浅大神经。FL：破裂孔。FO：卵圆孔。FR：圆孔。PTPF：翼腭窝。SOF：眶上裂。PC：翼管。OC：视神经孔。IMA：上颌内动脉。VA：翼管动脉。MHT：脑膜垂体干。PCoA：后交通动脉。ILT：下外干

图 1-12　颈内动脉海绵窦段比邻解剖示意图

（引自 Osborn AG：Diagnostic Cerebral Angiography，ed 2，Lippincott Williams & Wilkins，Philadelphia，1999）

Ⅲ～Ⅵ：脑神经；FO：圆孔；MC：Meckel 腔；GG：半月神经节；AC：前床突；SS：蝶窦

走行：66%~80%的解剖标本上可见该动脉。起于颈内动脉海绵窦段的水平部。

分支：下外侧干可发出2~3细小分支。

供血：供应Ⅲ、Ⅳ、Ⅵ对脑神经及三叉神经节、海绵窦的硬脑膜。

交通：下外侧干可以通过圆孔、卵圆孔和棘孔，与颈外动脉的上颌动脉、脑膜中动脉形成侧支吻合。颈内动脉缺血性病变发生时可起到一定的代偿供血作用。

（3）内侧支：又称McConnel包膜动脉，在解剖标本中，仅有28%可见。供血脑垂体。

5. 床突段分支　通常无可见分支发出。

6. 眼段分支

（1）眼动脉（ophthalmic artery）

走行：眼动脉起于颈内动眼段，是颈内动脉的第一主支，后延视神经管，达眶内。

分支：眼动脉分支为眼支、眶内支、眶外支（图1-13）。①眼支：又分为视网膜中央动脉、睫状体动脉和视神经动脉；②眶内支：为泪腺动脉和支配眼外肌和眶部骨膜的分支；③眶外支：为眶上动脉、筛前动脉、筛后动脉、鼻背动脉、睑动脉、额动脉和滑车上动脉。

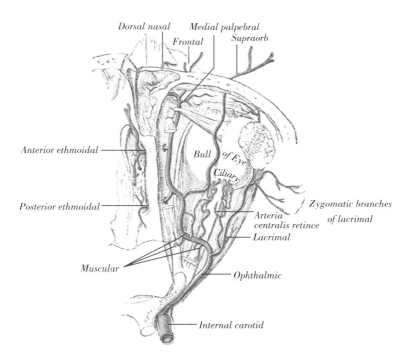

图1-13　眼动脉走行及其分支解剖示意图（引自 Gray 解剖学）

1. internal carotid artery（颈内动脉）　　　2. arteria centralis retina（视网膜中央动脉）
3. anterior ethmoidal artery（筛前动脉）　　4. posterior ethmoidal artery（筛后动脉）
5. frontal artery（额动脉）　　　　　　　　6. dorsal nasal artery（鼻背动脉）
7. medial palpebral artery（睑动脉）　　　　8. superorbital artery（眶上动脉）

交通：眼动脉的这些分支，尤其眶内和眶外分支，与颈外动脉有广泛的侧支吻合联系，在颈内动脉缺血性脑血管病中有重要代偿意义。

（2）垂体上动脉（superior hypophyseal artery）　该动脉以一支主干和多条小的分支起于颈内动脉的眼段，向垂体柄、垂体前叶、视神经、视交叉供血。

7. 交通段分支　脉络膜前动脉（anterior choroid artery）（图1-14）。

走行：分为脑池段和脑室段。自起点，延视束下面后行，经大脑脚与海马回钩之间，向外绕脚间

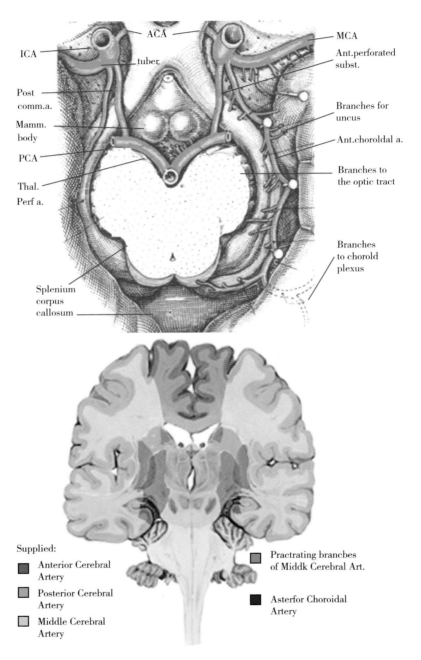

图 1-14 脉络膜前动脉走行、分支、供血示意图

internal carotid artery（颈内动脉）　　　　middle cerebral artery（大脑中动脉）　　　　anterior cerebral artery（大脑前动脉）
posterior cerebral artery（大脑后动脉）　　　anterior choroidal artery（脉络膜前动脉）　　post communication artery（后交通动脉）
脉络膜前动脉分支：
optic tracts branches（视交叉分支）　　　　midbrain branches（中脑分支）　　　　hippocampal branches（海马分支）
choroid plexus branches（脉络丛分支）　　　ascending branches to basal ganglia（基底节分支）
lateral geniculate branches（外侧膝状体分支）

池，于外侧膝状体附近，向后进入侧脑室的下角，终止于脉络膜，并绕脉络丛后行。

血供：脉络膜前动脉向纹状体和丘脑之间的一个弧形区的许多重要结构供血，其中其皮质支供应视束、大脑脚底的中 1/3、颞叶的内侧、外侧膝状体等；深穿支供应内囊后肢的后下部、苍白球等结构。

8．后交通动脉（posterior communicating artery）

走行：于视束下，向后走行，与大脑后动脉相交通（图 1-15）。

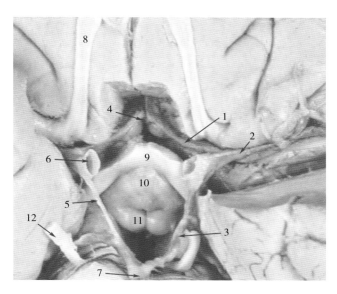

图 1-15　后交通动脉走行、比邻大体解剖图

1．大脑前动脉　2．大脑中动脉　3．左侧后交通动脉　4．前交通动脉　5．右侧后交通动脉
6．颈内动脉（末端）　7．基底动脉（顶端）　8．视束　9．视交叉　10．垂体　11．乳头体

分支：发出丘脑前穿动脉，经后穿质，分布于丘脑和第三脑室侧壁。

功能：后交通动脉是脑血管侧支循环代偿的重要通路。当缺血事件发生时，可以实现颈内动脉系统和椎 - 基底动脉系统血流的重新分配、相互代偿。

9．大脑前动脉（anterior cerebral artery）（见后）。

10．大脑中动脉（middle cerebral artery）（见后）。

四、颈内动脉各段分支（表 1-2）（图 1-16）

表 1-2　颈内动脉各段分支

颈　　　段——无有名的血管分出
岩　　　段——翼管动脉、颈鼓动脉
破裂孔段——通常无分支。有时，翼管动脉可从岩段和破裂孔段交界处发出
海绵窦段——脑膜垂体动脉（后干）、下外干、内侧支（McConnell 包膜动脉）
床　突　段——无可见的分支。少数情况下，眼动脉起于此段
眼　　　段——眼动脉和垂体上动脉
交　通　段——后交通动脉、脉络膜前动脉、大脑前动脉、大脑中动脉

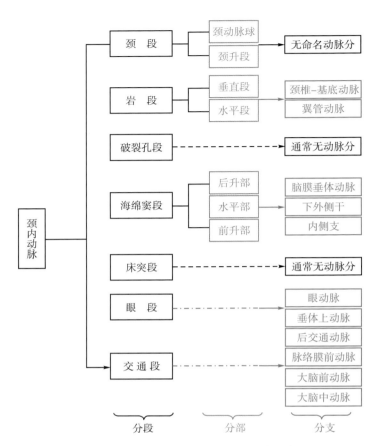

图 1-16　颈内动脉的分段、分部、分支示意图

第三节　颈 外 动 脉

一、颈外动脉走行

颈外动脉（external carotid artery）起源于颈总动脉（common carotid artery），多于 C4 水平发出，但有时也可低至 T3 高至舌骨水平（图 1-17）。自起点发出后，延颈部、头面部发出诸支，供血头颈部大部分结构（脑和眼除外）。

二、颈外动脉比邻

颈外动脉主干位于颈动脉间隙内，解剖学上与许多重要结构相关（图 1-17）。

前方：胸锁乳突肌前缘位于颈外动脉表浅部及其外侧；在不同的阶段被舌下神经、茎突舌骨肌、二腹肌后腹跨过。

后方：颈外动脉起始部位于颈内动脉前方、内侧，上升过程中渐行至后外方。

外侧：高位颈深淋巴结和腮腺深叶分别位于颈外动脉近侧段和远侧段的外方。

内侧：咽壁、喉上神经、咽升动脉均位于颈外动脉内侧。

三、颈外动脉分支

颈外动脉在走行过程中依次发出以下分支

1. 甲状腺上动脉（superior thyroid artery）

走行：是颈外动脉的第一分支，通常起于该动脉的前壁，向前下、内侧走向甲状腺顶端。

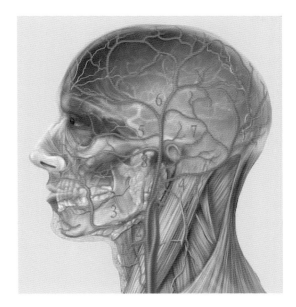

图 1-17　颈外动脉走行、比邻和分支模式图

1. 甲状腺上动脉　2. 舌动脉　　3. 面动脉　　4. 枕动脉
5. 面动脉　　　　6. 颞浅动脉　7. 耳后动脉　8. 上颌动脉

供血：喉及甲状腺上部。

吻合：与对侧甲状腺上动脉，以及来自锁骨下动脉的甲状腺下动脉广泛吻合。

2. 舌动脉（lingual artery）

走行：是颈外动脉的第二分支，开始于咽肌、舌骨舌肌内侧向上走行，然后旋向前下，再弯曲向上走向舌部。

供血：舌、口腔。

吻合：与颈外动脉面动脉和甲状腺上动脉形成血管吻合。

3. 面动脉（facial artery）

走行：又被称为上颌外动脉（external maxillaries artery），是颈外动脉的第三分支，于舌动脉上方分出，10%可与舌动脉共干。自起始点开始上升，然后弯曲向下，围绕下颌腺和下颌骨，后向前跨过颊部，延伸为内眦动脉。

供血：面部（颊、唇、腭、下颌腺）。

吻合：与颈内动脉的眼动脉吻合；与颈外动脉的舌动脉吻合。

4. 咽升动脉（ascending pharyngeal artery）

走行：是颈外动脉最小分支，起于颈总动脉分叉部或颈外动脉近端，偶尔与枕动脉共干，于颈内动脉后方上升。咽升动脉向前发出咽支；向后发出鼓室下和肌支；同时还发出神经脑膜支。

供血：咽部、咽鼓管（咽支）；鼓室、椎前肌（鼓室下、肌支）；硬脑膜和下部脑神经（神经脑膜支）。

吻合：可与颈内动脉下外干、翼管动脉、颈鼓动脉相吻合；与椎动脉肌支、神经脑膜支相吻合；与锁骨下动脉的颈升动脉相吻合。

5. 枕动脉（occipital artery）

走行：起于颈外动脉后方，分出后即向后上走行于枕骨和第1颈椎之间。

供血：颈部肌肉皮肤、头皮、后颅窝脑膜。

吻合：与椎动脉的颈肌脊动脉、锁骨下动脉的颈升动脉相吻合；与颈外动脉咽升动脉、颞前动脉、耳后动脉相吻合。

6．耳后动脉（posterior auricular artery）

走行：枕动脉上方分出的小支，走向后上。

供血：头皮、耳郭、耳道。

吻合：与颈外动脉的枕动脉、颞浅动脉。

7．颞浅动脉（superficial temporal artery）

走行：颈外动脉在下颌骨髁处分出两支，一支为上颌动脉，另一支为颞浅动脉。颞浅动脉是两支中较小的一支，主要属于皮动脉。自起点开始，颞浅动脉在髁突后由深至浅向前上走行。

供血：头皮前2/3，耳、腮腺。

吻合：与颈外动脉的面动脉、枕动脉、上颌动脉相吻合。

8．上颌动脉（maxillary artery）

走行：又被称为上颌内动脉（internal maxillary artery），在下颌骨颈部后方的腮腺处分出，于咀嚼肌间隙内前行。

供血：面及鼻的深部。

吻合：与颈内动脉下外干、眼动脉、翼管动脉吻合；与颈外动脉颞浅动脉、面动脉吻合。

四、颈外动脉分支、供血范围和主要侧支吻合（表1-3）

表1-3　颈外动脉分支、供血范围和主要侧支吻合

分支	供血范围	主要侧支吻合
甲状腺上动脉	咽、甲状腺上部	1 甲状腺下动脉（锁骨下动脉） 2 甲状腺上动脉（对侧颈外动脉）
咽升动脉	咽部、中耳、后组脑神经、硬脑膜	1 下外侧干、翼管动脉、颈鼓动脉（颈内动脉系统） 2 枕动脉（颈外动脉） 3 肌脊动脉、神经脑膜支（椎动脉） 4 颈升动脉（锁骨下动脉）
舌动脉	舌、口腔、舌下腺	1 面动脉、舌动脉（颈外动脉）
面动脉	面部	1 眼动脉（颈内动脉） 2 舌动脉、面横动脉（颈外动脉）
枕动脉	后颈、头皮、硬膜	1 咽升、颞浅、耳后动脉（颈外动脉） 2 肌脊动脉（椎动脉） 3 颈升动脉（锁骨下动脉）
耳后动脉	头皮、耳郭、外耳道	1 枕动脉、颞前动脉（颈外动脉）
颞浅动脉	头皮、耳、腮腺	1 眼动脉（颈内动脉） 2 面动脉、枕动脉、上颌动脉（颈外动脉）
上颌内动脉	面深部、鼻	1 下外干、翼管动脉（颈内动脉） 2 眼动脉筛支（颈内动脉） 3 颞前动脉、面动脉（颈外动脉）

第四节 大脑中动脉

一、大脑中动脉走行

大脑中动脉（middle cerebral artery）是颈内动脉的延续，位于前穿质下方、视交叉侧方、嗅束后方。沿外侧裂走行，并发出皮质支。同时，大脑中动脉途径前穿质时，发出若干中央支动脉入脑（图1-18）。

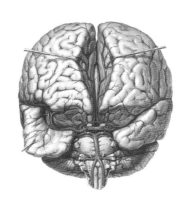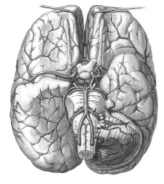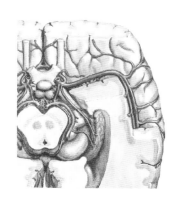

图 1-18 大脑中动脉解剖模式图
A：前面观；B：底面观；C：下面观

二、大脑中动脉分段

根据大脑中动脉的走行特点，我们通常将大脑中动脉分为 4 段：M1 水平段，M2 脑岛段，M3 岛盖段，M4 皮层支（表1-4）。

表 1-4 大脑中动脉分段解剖特征

M1 段：	起于颈内动脉终末，大脑前动脉和大脑中动脉分叉处，延伸向侧裂。分为分叉前部和分叉后部，前者为一单一的主干，行于前穿质之下；后者为大脑中动脉分支处至膝部的一段血管，走行平直，可以为两干（上干和下干）、三干（上干、中干和下干）或直接延续为多个分支血管（图1-19）
M2 段：	起于大脑中动脉的膝部，止于环状沟顶端的主支动脉，共 6~8 小支
M3 段：	起于环状沟顶端，在外内向外下走行，止于侧裂表面
M4 段：	起于侧裂的表面，为延皮层表面延伸的皮层血管

注：大脑中动脉的膝部是指，在接近岛域处，分叉后的大脑中动脉主干，转向上形成的一柔和曲线

三、大脑中动脉分支

大脑中动脉（middle cerebral artery）分支按照供血的区域不同，可分为皮层支和中央支。前者主要支配大脑皮层及皮层下的白质，后者主要支配基底节区的神经结构。

1. 大脑中动脉的皮层支

（1）大脑中动脉的皮层支（图1-20）：①眶额动脉（orbitofrontal artery）；②额前动脉（prefrontal artery）；③中央前沟动脉（artery of precentral sulcus）；④中央沟动脉（artery of central sulcus）；⑤中央后沟动脉（artery of postcentral sulcus）或顶前动脉（anterior parietal artery）；⑥顶后动脉（posterior parietal artery）；⑦角回动脉（artery of angular gyrus）；⑧颞枕动脉（temporooccipital artery）；⑨颞后动脉（posterior temporal artery）；⑩颞中动脉（middle temporal artery）；⑪颞前动脉（anterior temporal artery）；⑫

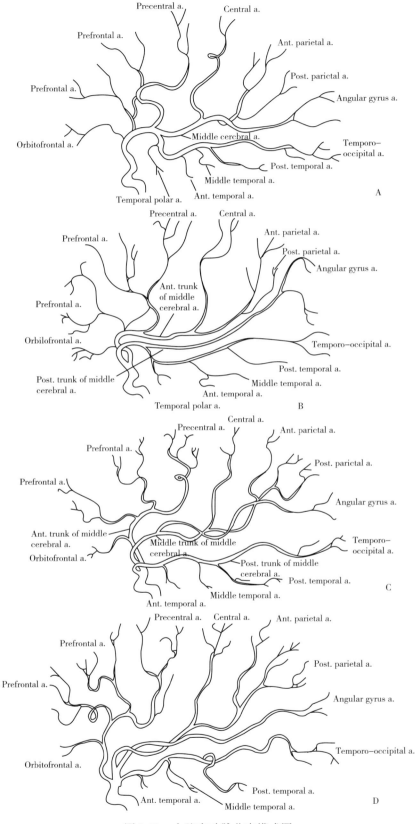

图 1-19　大脑中动脉分支模式图
A 单干型；B 双干型；C 三干型；D：无干型

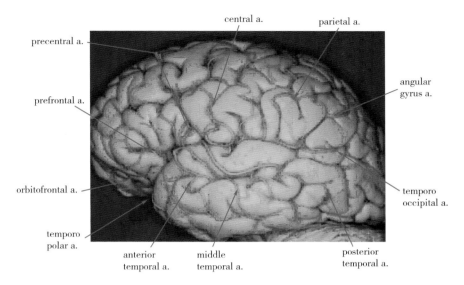

图 1-20　大脑中动脉皮层动脉大体解剖图

prefrontal artery（额前动脉）　　　　orbitofrontal artery（眶额动脉）　　　temporopolar artery（颞极动脉）

anterior temporal artery（颞前动脉）　middle temporal artery（颞中动脉）　posterior temporal artery（颞后动脉）

temporooccipital artery（颞枕动脉）　angular gyrus artery（角回动脉）　　precentral artery（中央前动脉）

central artery（中央动脉）　　　　　　parietal artery（顶动脉）

颞极动脉（temporal polar artery）。

大脑中动脉皮层支动脉与大脑前、大脑后动脉皮层支之间相互形成丰富的软膜血管侧支吻合。从而在这些血管之间形成分水岭地带。大脑中动脉皮层支发出髓动脉（medullary artery），供血大脑半球白质纤维。这些髓动脉与豆纹动脉之间无侧支吻合，形成皮层下分水岭。

（2）大脑中动脉的皮层支分组

1）起于 M1 段的皮层支：颞前动脉。

走行：起于大脑中动脉主干（M1 附近），与豆纹动脉的起点接近，向下绕颞叶尖端，行向下外。

供血：供血颞叶的前部。

2）起于 M4 段的皮层支（图 1-20）：大脑中动脉的末端皮层支，可分为 3 组，即前组、中间组、后组。

①前组：a. 眶额动脉：有时也起于大脑前动脉，分布于额叶的下表面；b. 额前动脉：分出蜡台形的分支动脉，分布于额叶的凸面。

②中央组：a. 中央前沟动脉：起于 M4 段，延额叶的后部和顶叶岛盖的前缘上行，走行在中央沟或中央前沟内，发出 1～2 小分支，分布于该部；b. 中央沟动脉：于中央前后、沟之间上行，达大脑半球的上缘；c. 中央后沟动脉：于中央后沟内行向上外方，后行于顶内沟。

③后组：a. 顶后动脉：于外侧裂的后方，越半球的凸面，行向上后方，分布于缘上回前方；b. 角回动脉：于外侧裂最后端分出，行向后方；c. 颞枕动脉：于颞上沟内后行；d. 颞后动脉：越过颞横回，行于颞上、下沟；e. 颞中央动脉：越颞横回，跨颞中回，达下沟；f. 颞极动脉：起于大脑中动脉或分支于颞前动脉。

支配：皮质支分布于大脑半球的上外侧面的大部分、颞叶前外侧面和岛叶。

2. 大脑中动脉中央支　大脑中动脉自 M1 段发出 5～17 支穿支血管，分为内侧豆纹动脉和外侧豆纹动脉（图 1-21）。分布于尾状核、豆状核、内囊膝部、内囊后肢的前上部（图 1-22）。

（1）内侧豆纹动脉（medial lenticulostriate artery）

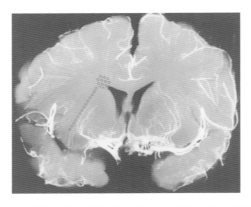

图 1-21　微血管造影显示豆纹动脉及皮层下分水岭（圆点分布区）

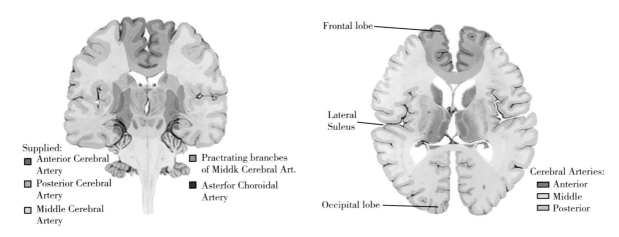

图 1-22　大脑中动脉、大脑前动脉、大脑后动脉皮层支、深穿支供血模式图

　　走行：起于颈内动脉分叉部，大脑前动脉水平段以及大脑中动脉的起始部，分出数支小动脉，穿前穿质，达脑的基底部。

　　供血：供血尾状核、豆状核、内囊等处（图 1-22）。

　　（2）外侧豆纹动脉（lateral lenticulostriate artery）

　　走行：起于大脑中动脉水平段的远侧，于外囊弯曲上行，经豆状核上，转向内，达尾状核。

　　供血：供血尾状核等处（图 1-22）。

　　3．大脑中动脉分干、分支解剖特征（表 1-5）。

　　4．大脑中动脉皮层分支及供血区域（表 1-6）。

表 1-5 大脑中动脉分干、分支解剖特征

大脑中动脉 M1 段 二分干 （bifurcation）	上干	①眶额动脉
		②额前动脉
		③中央前沟动脉
		④中央沟动脉
		⑤顶后动脉
		⑥角回动脉
	下干	①颞枕动脉
		②颞后动脉
		③颞中动脉
		④颞前动脉
		⑤颞极动脉
大脑中动脉 M1 段 三分干 （trifurcation）	上干	①眶额动脉
		②额前动脉
		③中央前沟动脉
	中干	①中央沟动脉
		②顶后动脉
		③角回动脉
		④颞枕动脉
	下干	①颞后动脉
		②颞中动脉
		③颞前动脉
		④颞极动脉
大脑中动脉 M1 段 无分干	共干	①眶额动脉
		②额前动脉
		③中央前沟动脉
		④中央沟动脉
		⑤顶后动脉
		⑥角回动脉
		①颞枕动脉
		②颞后动脉
		③颞中动脉
		④颞前动脉
		⑤颞极动脉

表 1-6 大脑中动脉皮层分支及供血区域

供血动脉	供血区域
眶额动脉	1. 额中回、额下回的眶部 2. 眼眶下部
额前动脉	1. 额极 2. 额中回前部 3. 额上回下部
中央前动脉	1. 额盖的后部 2. 额中回后部 3. 中央前回的前中部
中央动脉	1. 中央前回的后部 2. 中央后回的前部
顶前动脉	1. 中央后回 2. 顶下小叶的前部 3. 顶上小叶的前部
顶后动脉	1. 顶上小叶的后部 2. 顶下小叶的后部 3. 缘上回
角回动脉	1. 颞上回的后部 2. 角回与缘上回 3. 枕叶的上部
颞枕动脉	1. 枕叶的下部 2. 颞上回的后部 3. 颞中回、颞下回的后部
颞后动脉	1. 颞上回的中、后部 2. 颞中回的后 1/3 3. 颞下回的后部
颞中动脉	1. 颞上回 2. 颞中回的中部 3. 颞下回的中部和后部
颞前动脉	1. 颞上回、颞中回、颞下回的前部
颞极动脉	1. 颞上回、颞中回、颞下回的最前部

第五节 大脑前动脉

一、大脑前动脉走行

大脑前动脉（anterior cerebral artery）于前床突水平起于颈内动脉末端，在视束的上方，行向前内，

进入大脑纵裂，与对侧大脑前动脉借前交通动脉（anterior communicating artery）相连，后延胼胝体上面，延胼胝体沟后行（图1-23）。

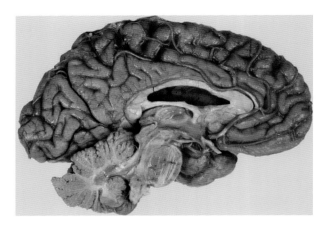

图1-23　大脑前动脉走行及分支大体解剖图

二、大脑前动脉分段

根据大脑前动脉的走行特点，通常解剖学将大脑前动脉分为5段（A1～A5）：A1段又称大脑前动脉近段，位于颈内动脉末端分叉至前交通动脉之间的部分；前交通动脉后由A2～A5段组成（图1-24）。

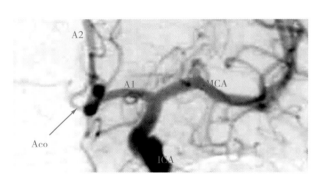

图1-24　DSA血管造影显示大脑前动脉的分段

1. A1段　又称大脑前动脉近段，位于颈内动脉末端分叉至前交通动脉之间的部分，位于前床突上部，越过视交叉或视神经，行向大脑纵裂。通常A1段长7.2～18mm（平均12.7mm），直径0.9～4mm（平均2.6mm）。

2. A2和A3段　A2和A3段组成大脑前动脉的上升段，A2行向前上方，A3行于后上方。

3. A4和A5段　A4和A5段形成大脑前动脉的水平段，沿胼胝体后行，最终发出皮层支。

三、大脑前动脉分支

根据动脉的分布特点，大脑前动脉的分支可分为深穿支和皮层支。

1. 深穿支

（1）A1段发出的深穿支：A1段可发出2～15穿支动脉，经前穿质、视交叉外侧、视束入脑。①靠近颈内动脉分叉部的穿支血管分布于胼胝体膝部，内囊后肢，丘脑的嘴侧；②A1中段发出的穿支血管分布于内囊前支，下丘脑，壳核，苍白球；③A1远端分支分布于视神经、视交叉和视束。

（2）前交通动脉发出的深穿支：前交通动脉的穿支血管多起于该动脉的上后方，经前穿质、视交叉内部入脑。这些穿支血管分布于下丘脑前部、前联合、穹隆、基底前脑〔隔核（septal nucleus）、恒核（nucleus accumbens）、对角核（diagonal band nucleus）、无名核（substantia innominata）等]、胼胝体。

（3）A2段发出的深穿支：自A2可发出10支穿支血管，分布于直回、嗅回、视交叉上区、间脑前部、胼胝体嘴。

（4）Heubner返动脉（recurrent artery of Heubner）：Heubner返动脉直径0.8～1.0mm，长度20～23mm，起源于前交通动脉附近，发出后向后与A1伴行，于前穿质外侧入脑。Heubner返动脉发出分支血管供血尾状核头、内囊前支的前下、豆状核前部、下丘脑前部（图1-25）。

2. 皮层支 大脑前动脉的主要分支为胼周动脉（pericallosal artery）和胼缘动脉（callosomarginal artery）。胼周动脉为大脑前动脉主干的延续，除后半部分外，均走行于大脑镰游离缘的下端，延胼胝体上端向后延续；胼缘动脉起于A3段，于扣带回上、扣带沟内后行通常与胼周动脉平行。自胼周动脉和胼缘动脉共发出8条常见的皮层动脉（图1-26、图1-27）。这些皮层动脉按照供血范围依次命名为：

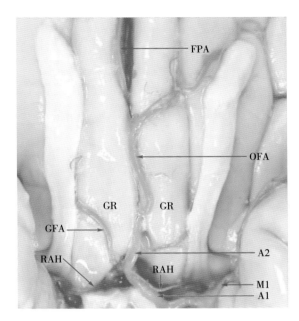

图1-25 大脑前动脉分段及Heubner返动脉

RAH：recurrent artery of Heubner（Heubner返动脉）；OFA：orbitofrontal artery（眶额动脉）

（1）眶额动脉（orbitofrantal artery）：起于大脑前动脉A2段，供血额叶的眶面、直回、嗅球、嗅束。

（2）额极动脉（frontopolar artery）：起于大脑前动脉A2段，供血额极的中间和外侧面。

（3）额前动脉（prefrontal artery）：起于胼缘动脉，供血额上回的前部。

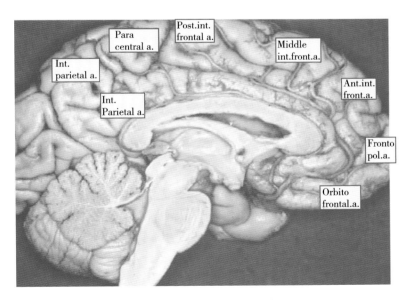

图1-26 大脑前动脉皮层分支大体解剖图

眶额动脉（orbitofrontal artery） 额极动脉（frontopolar artery） 额前动脉（prefrontal artery）
额中动脉（middle frontal artery） 额后动脉（posterior frontal artery） 旁中央动脉（paracentral artery）
顶上动脉（superior parietal artery） 顶下动脉（inferior parietal artery）

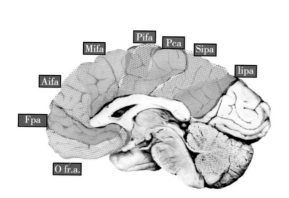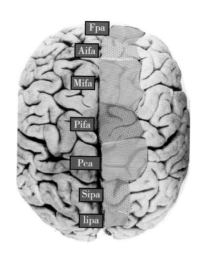

图 1-27　大脑前动脉各分支供血范围模式图

Ofra：orbital frontal artery　　　　Fpa：frontal-pole artery　　　　Aifa：anterior internal frontal artery

Mifa：middle internal frontal artery　　Pifa：posterior internal frontal artery　　Pca：paracentral lobule artery

Sipa：superior parietal　　　　Iipa：inferior parietal artery

（4）额中动脉（middle frontal artery）：起于胼缘动脉，供血额上回内侧面、外侧面中部。

（5）额后动脉（posterior frontal artery）：起于胼缘动脉，供血额上回的后 1/3。

（6）旁中央动脉（paracentral artery）：起于胼缘动脉，供血旁中央小叶。

（7）顶上动脉（superior parietal artery）：起于胼缘动脉，供血顶叶的前部。

（8）顶下动脉（inferior parietal artery）：起于胼缘动脉，供血顶叶的后部。

大脑前动脉的皮质支分布于顶枕沟以前的半球内侧面（额叶、顶叶的内侧面）、额叶底部的一部分以及额、顶叶的上外侧面、胼胝体的前 4/5；中央支分布于尾状核、豆状核前部和内囊前肢，以及间脑的前部。

第六节　Willis 动脉环

Willis 动脉环（Willis circle）并非由单一动脉构成，而是多条动脉或动脉的一部分共同构成的多边形结构（图 1-28、图 1-29）。

一、Willis 动脉环组成

组成 Willis 动脉环的主要结构：① 双侧颈内动脉终末段（terminal segment of internal carotid artery）；②双侧大脑前动脉水平段（A1 segment of anterior cerebral artery）；③前交通动脉（anterior communicating artery）；④双侧大脑中动脉起始段（original segment of middle cerebral artery）；⑤双侧后交通动脉（posterior communicating artery）；⑥双侧大脑后动脉水平段（P1 segment of posterior cerebral artery）；⑦基底动脉分叉部（bifurcation of top of basilar artery）。

二、Willis 动脉环位置

Willis circle 位于脚间池和鞍上池内、蝶鞍的上方（图 1-29、图 1-30）。

三、Willis 动脉环比邻

上方为下视丘、三脑室；下方为垂体、蝶鞍；内侧为垂体柄、乳头体；外侧为小脑幕切迹和颞叶内侧（图 1-29、图 1-30）。

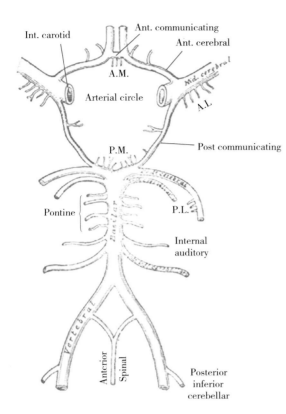

图 1-28　Willis 环血管构成模式图

1. internal carotid artery（颈内动脉）
2. anterior cerebral artery（大脑前动脉）
3. anterior communicating artery（前交通动脉）
4. middle cerebral artery（大脑中动脉）
5. posterior communicating artery（后交通动脉）
6. posterior cerebral artery（大脑后动脉）
7. basilar artery（基底动脉）
8. superior cerebellar artery（小脑上动脉）
9. anterior inferior cerebellar artery（小脑前下动脉）
10. posterior inferior cerebellar artery（小脑后下动脉）
11. vertebral artery（基底动脉）
12. anterior spinal artery（脊髓前动脉）

四、Willis 动脉环功能

Willis 动脉环是联系颈内动脉系统、椎-基底动脉系统以及两个动脉系统内部各动脉的重要结构。各系统、各血管之间借助 Willis 动脉环形成功能性动力平衡。当缺血性脑血管病的发生时，对各系统之间、各血管之间的代偿有着重要的临床意义。

五、Willis 动脉环变异

Willis 环的变异常见（图 1-31），尤其在环的后部，这些变异多数没有意义，唯一例外的是后交通动脉发育低下或缺如，在颈内动脉闭塞的病人，可能由于得不到来自椎-基底动脉系统有效侧支循环代偿而引起脑梗死。

1. A1 段发育低下或缺如。
2. 前交通动脉变异　多血管通道。
3. 后交通动脉发育低下或缺如。
4. 后交通动脉漏斗。
5. 大脑后动脉胚胎起源。
6. P1 段发育低下或缺如。

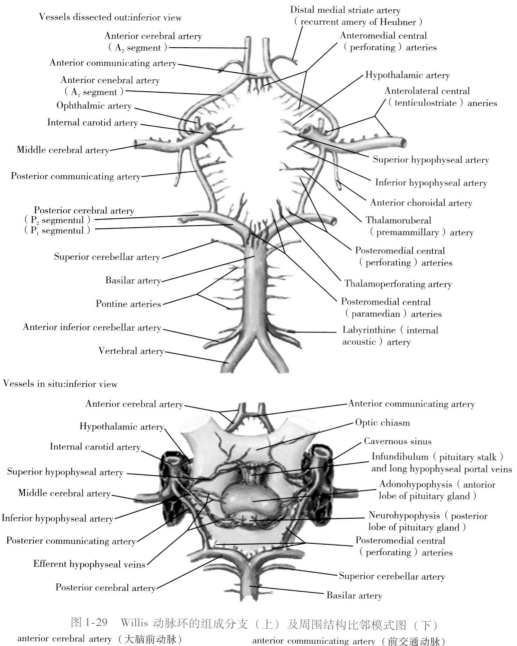

图 1-29　Willis 动脉环的组成分支（上）及周围结构比邻模式图（下）

anterior cerebral artery（大脑前动脉）　　　　anterior communicating artery（前交通动脉）

recurrent artery of Heubner（Heubner 会返动脉）　anteromedial central penetrating（前内侧中央穿动脉）

hypothalamic artery（下丘脑动脉）　　　　　internal carotid artery（颈内动脉）

middle cerebral artery（大脑中动脉）　　　　anterior choroid artery（脉络膜前动脉）

ophthalmic artery（眼动脉）　　　　　　　lenticulostriate artery（豆纹动脉）

superior hypophyseal artery（垂体上动脉）　　inferior hypophyseal artery（垂体下动脉）

thalamoperforating artery（丘脑穿动脉）　　　posteromedial central penetrating（后内侧中央穿动脉）

posterior cerebral artery（大脑后动脉）　　　superior cerebellar artery（小脑上动脉）

basilar artery（基底动脉）　　　　　　　　pontine artery（桥脑动脉）

anterior inferior cerebellar artery（小脑下前动脉）　vertebral artery（椎动脉）

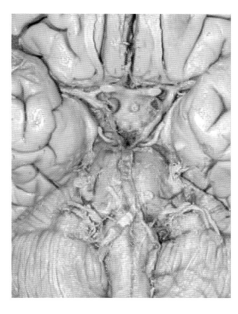
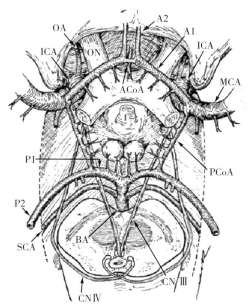

图 1-30 Willis 动脉环位置、比邻大体解剖图和示意图

ICA：颈内动脉　　　　MCA：大脑中动脉　　　　A1：大脑前动脉 A1 段　　　　A2：大脑前动脉 A2 段　　　　ACoA：前交通动脉
P1：大脑后动脉 P1 段　　P2：大脑后动脉 P2 段　　PCoA：后交通动脉　　　　SCA：小脑上动脉　　　　BA：基底动脉
OA：眼动脉　　　　　　ON：视神经；　　　　　　CN Ⅲ：动眼神经　　　　　CN Ⅳ：滑车神经

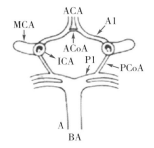

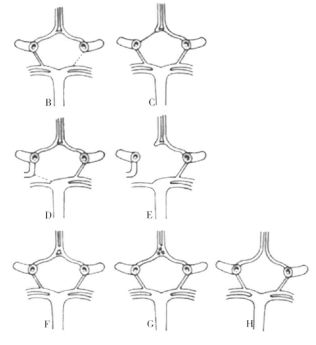

图 1-31 Willis 环及其常见解剖变异示意图

ICA：颈内动脉　　　　　　ACA：前交通动脉
A1：大脑前动脉 A1 段　　　MCA：大脑中动脉
PCA：大脑后动脉　　　　　P1：大脑后动脉 P1 段
PCoA：后交通动脉　　　　　BA：基底动脉

A. 完整 Willis 环

B. 一侧或双侧 PCoA 发育低下或缺如

C. A1 段发育低下或缺如

D. 大脑后动脉胚胎起源，伴 P1 段发育低下

E. 单侧性颈内动脉，PCA 胚胎起源，A1 段及 P1 段缺如

F. 多通道的前交通动脉

G. 有孔型前交通动脉

H. 前交通动脉缺如

第七节　椎－基底动脉

一、椎动脉（vertebral artery）

（一）椎动脉走行

椎动脉是锁骨下动脉的第一分支，6% 的椎动脉直接起源于主动脉弓，极少数起源于颈总动脉、颈外动脉、无名动脉。椎动脉近端位于颈长肌和前斜角肌的后面，被颈交感神经丛包绕，左椎动脉前方为胸导管。椎动脉从锁骨下动脉发出后，进入上述六个颈椎的横突孔上行，于枕骨大孔入硬脑膜入颅，于桥延沟处双侧椎动脉汇合成基底动脉（图 1-32、图 1-33）。

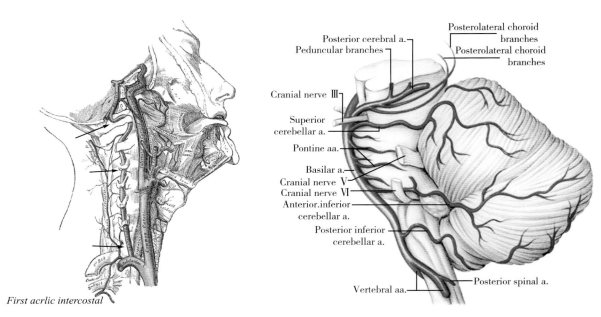

图 1-32　椎－基底动脉走行、分支模式图

vertebral artery（椎动脉）	posterior inferior cerebellar artery（小脑后下动脉）
basilar artery（基底动脉）	anterior inferior cerebellar artery（小脑下前动脉）
superior cerebellar artery（小脑上动脉）	posterior cerebral artery（大脑后动脉）
posterolateral choroid branches（大脑后动脉脉络膜后外侧支）	
posteromedial choroid branches（大脑后动脉后内侧支）	

（二）椎动脉分段

V1 = 骨外段，V2 = 椎间孔段，V3 = 脊椎外段，V4 = 硬膜内段（表 1-7）。

表 1-7　椎动脉分段及解剖学特征

骨外段	椎动脉从锁骨下动脉发出后，从第 7 颈椎横突前面向内上走行，90% 进入第 6 横突孔，50% 进入第 5、第 7、第 4 横突孔
椎间孔段	椎动脉进入横突孔后几乎垂直的走行至第 2 颈椎后，继续向外侧走行，穿过寰椎的横突孔
椎外段	出第 1 颈椎后，延寰椎后弓上的水平构向后内侧行走。在靠近中线部位，椎动脉急转向上
硬膜内段	椎动脉穿寰椎筋膜进入椎管，然后穿硬脑膜，经枕骨大孔入颅。在脑桥下缘，双侧椎动脉回合成基底动脉

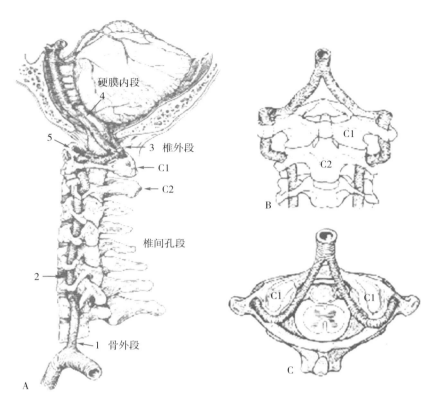

图 1-33 椎动脉走行模式图

（三）椎动脉分支

1. 椎动脉颅外分支

（1）脊髓支：发自椎动脉颈段分支。脊髓支通过椎间孔进入椎管，一支与神经根伴行，供应脊髓及其被膜；另一分支分出上升支和下降支，与其他节段的分支相互吻合，在椎体后面靠近椎弓根处形成两条侧链，供应椎体。

（2）肌支：椎动脉肌支位置和管径常有变异，与枕动脉、咽升动脉的肌支相吻合。

（3）脑膜前动脉：脑膜前动脉起源于椎动脉第二颈椎水平，通过椎间孔进入椎管，在枕骨大孔处供应硬脑膜。

（4）脑膜后动脉：脑膜后动脉在靠近枕骨大孔处，起源于椎动脉，分成若干支小脑镰和靠近枕骨后颅窝的内侧面（图 1-34、图 1-35）。

2. 椎动脉颅内分支

（1）脊髓前动脉：在椎动脉末端发出，向下内斜行，与对侧分支汇合，后于脊髓前正中裂中下降。在形成过程中，与来自椎动脉、颈升动脉、肋间动脉、腰动脉、骶正中动脉分支相互吻合，形成脊髓前动脉的前纵轴。

（2）脊髓后动脉：70%的脊髓后动脉起源于小

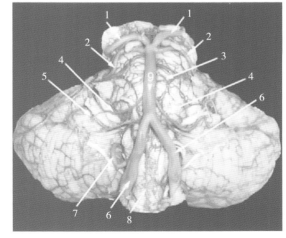

图 1-34 椎-基底动脉大体解剖图

1. 大脑后动脉 2. 小脑上动脉 3. 基底动脉脑桥分支
4. 小脑前下动脉 5. 内听动脉 6. 椎动脉
7. 小脑后下动脉 8. 脊髓前动脉 9. 基底动脉

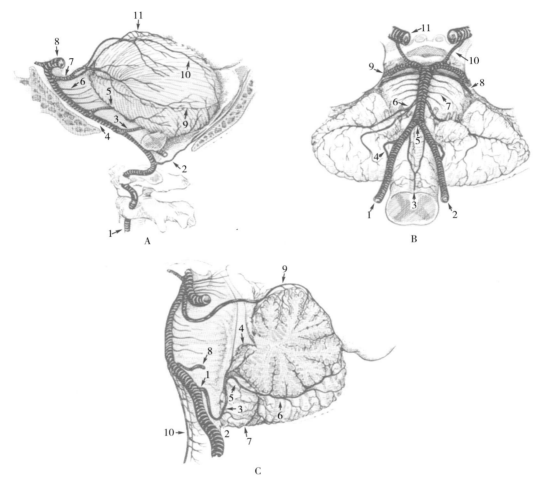

图 1-35 椎 - 基底动脉走行、分支模式图

A. 椎 - 基底动脉系统及其分支解剖（侧位）

1. 左椎动脉　　　　　2. 脑膜后动脉　　　　　3. 小脑后下动脉　　　4. 基底动脉　　　　5. 小脑前下动脉

6. 脑桥外侧支　　　　7. 小脑上动脉（SCA）　8. 大脑后动脉　　　　9. SCA 小脑半球支（水平裂）

10. SCA 的小脑半球分支　11. 小脑蚓上动脉

B. 椎 - 基底动脉系统及其分支解剖（腹位）

1. 右椎动脉　　　　　2. 左椎动脉　　　　　3. 脊髓前动脉　　　　4. 小脑后下动脉　　　5. 基底动脉

6. 小脑前下动脉　　　7. 桥脑外侧支　　　　8. 小脑上动脉（SCA）9. 大脑后动脉　　　　10. 后交通动脉

11. 颈内动脉

C. 椎 - 基底动脉系统的解剖（侧位）

1. PICA 的延髓段　　2. PICA 的延髓外侧段（尾侧袢）　　　　3. PICA 的延髓后段　　4. PICA 的脉络膜分支

5. PICA 的扁桃体上段　6. PICA 的半球及蚓部分支　7. PICA 的扁桃体支　　8. 小脑前下动脉　　9. 小脑上动脉的上蚓支

10. 脊髓前动脉

脑后下动脉，少数于延髓水平，起源于椎动脉，沿着延髓和脊髓后外侧面下降，在不同阶段与来自椎动脉、颈升动脉、肋间动脉、腰动脉分支吻合，形成脊髓后动脉后纵轴。

（3）小脑后下动脉（posterior inferior cerebellar artery，PICA）：小脑后下动脉是椎动脉的最大、最后一个分支。根据行程可分为延髓前段、延髓外段、延髓后段、小脑扁桃体上段。①延髓前段：位于延髓池内，沿延髓橄榄下部形成一弧线；②延髓外段：位于延髓外侧，走行于小脑延髓裂内；③延髓后段：延脑干后Ⅸ、Ⅹ脑神经后面，行向下内，达扁桃体上部；④扁桃体上段：绕过小脑扁桃体上部，继续走在扁桃体后裂内，形成颅袢。发出分支供应第四脑室内脉络丛。最终分出半球支和下蚓支（图1-34、图1-35）。

二、基底动脉（basilar artery）

（一）基底动脉走行

基底动脉由双侧椎动脉于桥延沟处汇合而成，位于斜坡后、脑桥之前，沿桥延沟上行，并于脑桥与中脑交界处移行为双侧大脑后动脉（图1-34、图1-35）。

（二）基底动脉分支

基底动脉在移行过程中发出以下分支：

（1）小脑下前动脉（anterior inferior cerebellar artery，AICA）

走行：于基底动脉的起始端发出，经展、面神经和前庭蜗神经的腹侧，达小脑的下面。

供血：小脑的下面的前部，脑桥的外下以及延髓的上部等。

（2）内听动脉

走行：起于基底动脉，有时起于小脑下前动脉，伴面神经、前庭神经入内耳门。

供血：分布于内耳。

（3）穿动脉：又称旁正中动脉。于基底动脉的后部，呈直角分出，直接后行入脑桥，分布于脑桥中线两侧。

（4）回旋动脉：起于基底动脉的外表面，可分为短旋动脉（short circumferential artery）和长旋动脉（long circumferential artery），包绕脑桥的前缘和外侧缘，供血脑桥的中、外侧部。

（5）小脑上动脉（superior cerebellar artery，SCA）

走行：于基底动脉分叉前方，于动眼神经下方后外行，绕大脑脚后行，达小脑的上表面。

供血：外侧支供应小脑半球、小脑上脚、齿状核以及部分桥臂；内侧支供应小脑半球的上内面，小脑上蚓部（图1-34、图1-35）。

（6）大脑后动脉（posterior cerebral artery）（见后）。

第八节 大脑后动脉

一、大脑后动脉走行

大脑后动脉（posterior cerebral artery）是基底动脉的直接延续，起于中脑前方，绕大脑脚后行，经小脑幕切迹、视束内侧，于海马回钩转折至颞叶和枕叶的内侧面后行，并发出分支（图1-36）。

二、大脑后动脉分段

根据大脑后动脉的走行特点，一般将大脑后动脉分为4段：P1交通前段（中脑段），P2环池段，P3四叠体段，P4距裂段。

1. P1段 位于脚间池内，自起点延伸至与后交通动脉汇合处。

2. P2段 位于环池内，自与后交通动脉交界处延伸至中脑后方。

3. P3段 较短，自四叠体水平延伸至距状裂。

4. P4段 于距状裂内后行，并发出分支。

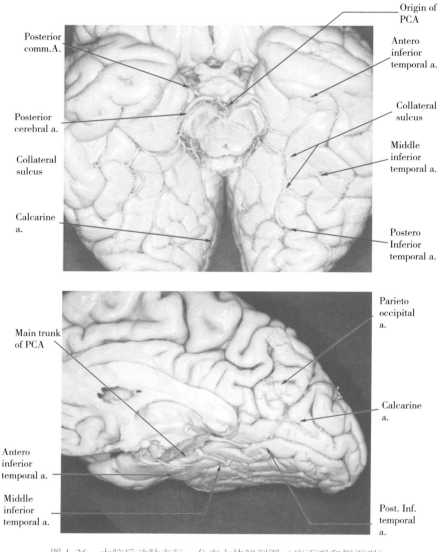

图 1-36　大脑后动脉走行、分支大体解剖图（底面观和侧面观）

posterior communicating artery（后交通动脉）　　posterior cerebral artery（大脑后动脉）

collateral sulcus（侧副沟）　　calcarine artery（距状动脉）

anteroinferior temporal artery（颞下前动脉）　　middle inferior temporal artery（颞下中动脉）

posteroinferior temporal artery（颞下后动脉）

三、大脑后动脉分支

1. 中央支

（1）后丘脑穿动脉

走行：起于 P1 段，于脚间窝后上行，经后穿质入脑（图 1-37、图 1-38）。

供血：向中央基底部供血，包括丘脑的大部、下丘脑、内囊后部以及部分中脑。

（2）丘脑膝状体动脉

走行：起于 P2 段，单支和数支小血管。

供血：丘脑后部、底部以及膝状体。

（3）大脑脚穿动脉

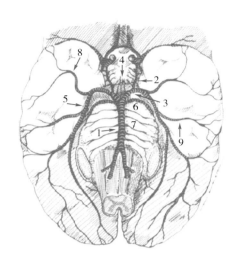

图 1-37　大脑后动脉皮层分支模式图（底面观）

1. 基底动脉　2. 后交通动脉　　　3. PCA P1 段　4. 穿支　5. P2 段
6. 小脑上动脉　7. 基底动脉的脑桥支　8. 颞下前动脉　9. 颞下后动脉

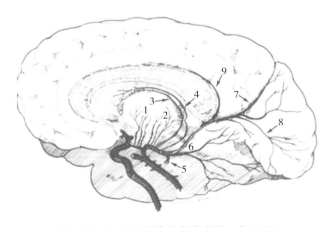

图 1-38　大脑后动脉分支模式图（侧面观）

1. 前丘脑穿动脉　2. 后丘脑穿动脉及丘脑膝状体动脉　3. 脉络膜后内动脉　4. 脉络膜后外动脉
5. 颞前动脉　6. 颞后动脉　　　　　　　7. 顶枕动脉　　　　8. 距裂动脉
9. 胼胝体压部动脉

走行：起于 P2 段，发出后穿入大脑脚。

供血：供血中脑。

2．脉络丛支

（1）脉络膜后内侧动脉（medial posterior choroidal artery）

走行：起于 P2 段，绕脑干行向上内，于两丘脑间达第三脑室顶，经室间孔达侧脑室脉络丛（图 1-37、图 1-38）。

供血：第三脑室、侧脑室脉络丛、丘脑内侧部。

（2）脉络膜后外侧动脉（lateral posterior choroidal artery）

走行：起于 P2 段，为多支血管，经脉络裂，达侧脑室的三角区，绕丘脑后垫隆起，向后移行（图 1-37、图 1-38）。

供血：侧脑室脉络丛、部分丘脑等。

3．皮层支

（1）颞前动脉：起于 P2 段，于海马回下，行向前外。分布于颞叶前部。

（2）颞后动脉：起于 P2 段中部，于海马回下，行向后外。分布于颞叶后部。

（3）枕内动脉：起于 P4 段，该动脉又分为顶枕动脉、距状裂动脉、胼胝体压部动脉等。分布于大脑半球后 1/3，部分顶叶和枕叶的大部。

（4）枕外动脉：起于 P4 段，又进一步分为颞下前动脉、颞下中动脉、颞下后动脉。分布于除颞极以外的颞叶的大部。

供血：总体来讲大脑后动脉的皮质支分布于颞叶内侧面、低面以及枕叶；中央支分布于背侧丘脑、内侧膝状体、下丘脑和底丘脑等部位。

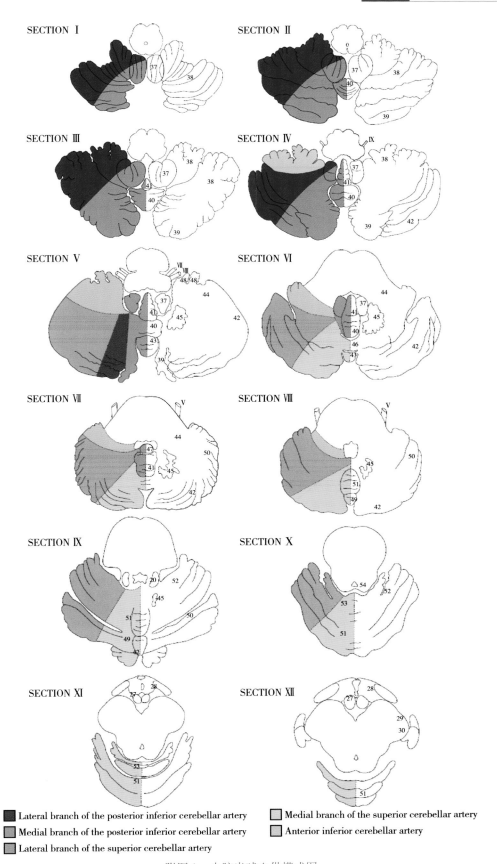

附图 1 小脑半球血供模式图

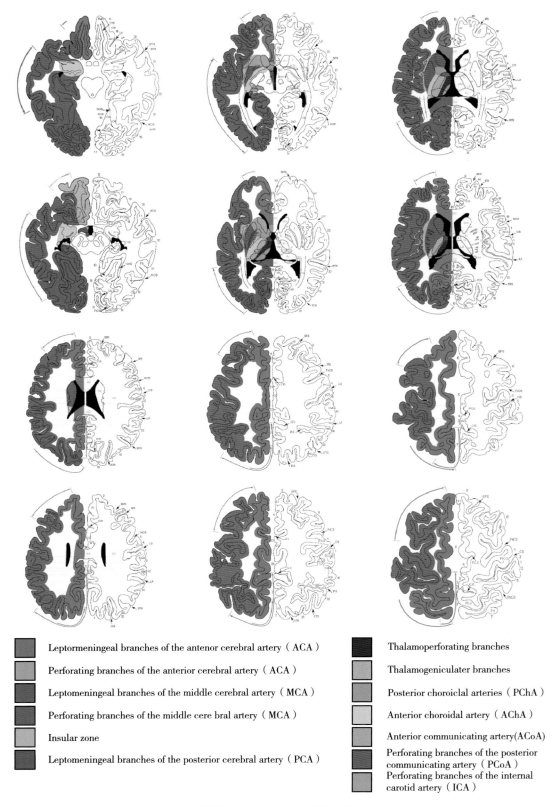

	Leptormeningeal branches of the antenor cerebral artery（ACA）		Thalamoperforating branches
	Perforating branches of the anterior cerebral artery（ACA）		Thalamogeniculater branches
	Leptomeningeal branches of the middle cerebral artery（MCA）		Posterior choroiclal arteries（PChA）
	Perforating branches of the middle cere bral artery（MCA）		Anterior choroidal artery（AChA）
	Insular zone		Anterior communicating artery(ACoA)
	Leptomeningeal branches of the posterior cerebral artery（PCA）		Perforating branches of the posterior communicating artery（PCoA）
			Perforating branches of the internal carotid artery（ICA）

附图 2　大脑半球血供模式图

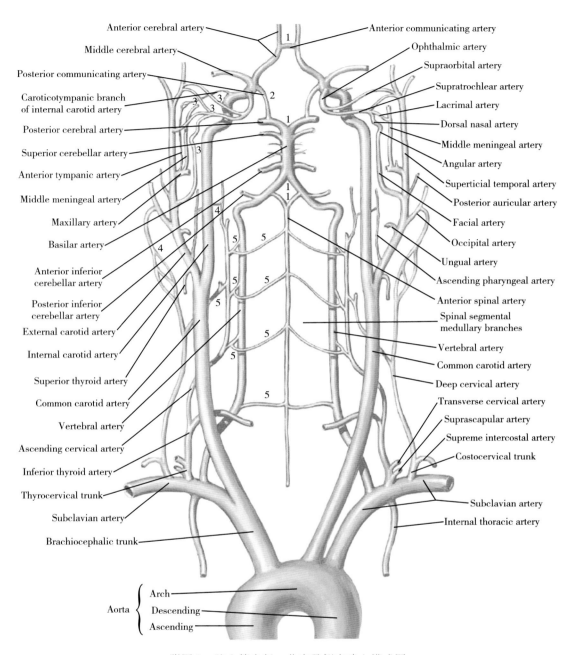

附图 3　脑血管走行、分支及侧支建立模式图

1. 左侧血管与右侧血管侧支建立　　　　　2. 颈内动脉系统和椎－基底动脉系统侧支建立
3. 颈内动脉系统和颈外动脉系统侧支建立　4. 锁骨下动脉系统和颈内动脉系统侧支建立
5. 锁骨下动脉系统与椎－基底动脉侧支建立

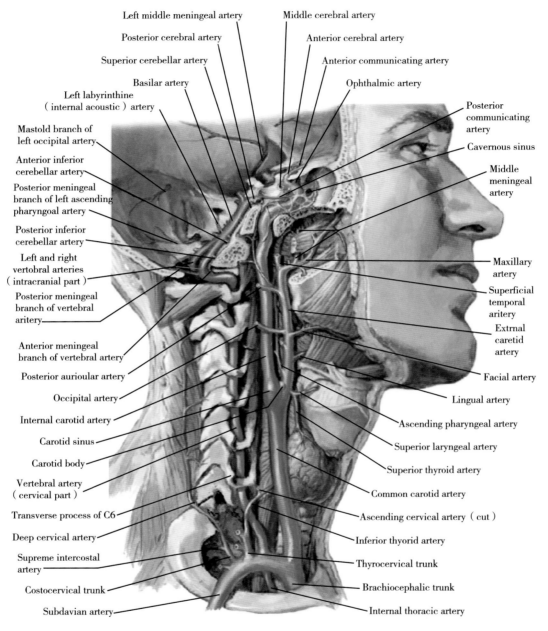

Left middle meningeal artery

Posterior cerebral artery

Superior cerebellar artery

Basilar artery

Left labyrinthine
（internal acoustic）artery

Mastold branch of
left occipital artery

Anterior inferior
cerebellar artery

Posterior meningeal
branch of left ascending
pharyngoal artery

Posterior inferior
cerebellar artery

Left and right
vertobral arteries
（intracranial part）

Posterior meningeal
branch of vertebral
aritery

Anterior meningeal
branch of vertebral artery

Posterior aurioular artery

Occipital artery

Internal carotid artery

Carotid sinus

Carotid body

Vertebral artery
（cervical part）

Transverse process of C6

Deep cervical artery

Supreme intercostal
artery

Costocervical trunk

Subdavian artery

Middle cerebral artery

Anterior cerebral artery

Anterior communicating artery

Ophthalmic artery

Posterior
communicating
artery

Cavernous sinus

Middle
meningeal
artery

Maxillary
artery

Superficial
temporal
aritery

Extrnal
caretid
artery

Facial artery

Lingual artery

Ascending pharyngeal artery

Superior laryngeal artery

Superior thyroid artery

Common carotid artery

Ascending cervical artery（cut）

Inferior thyorid artery

Thyrocervical trunk

Brachiocephalic trunk

Internal thoracic artery

附图 4　头颈部血管走行、分支模式图

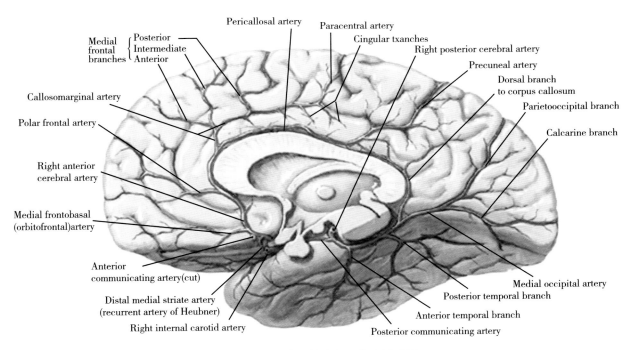

Corpus callosum

Anterolateral central
（lenticulostriate）arteries

Lateral frontobasal
（lrbitofrontal）artery

Perefrontal artery

Precentral（pre-rolandic）
and central（rolandic）
sulcal arteries

Anterior parietal
（postcentral sulcal）artery

Posterior parietal artery

Branch to angular gyrus

Temporal branches
（anterior,middle
and posterior）

Middle cerebral artery
and branches
（deep in lateral cerebral
[sylvian]sulcus）

Anterior communicating artery

Posterior communicating artery

Anterior inferior cerebellar artery

Posterior spinal artery

Paracentral artery

Medial frontal branches

Pericallosal artery

Callosomarginal artery

Polar frontal artery

Anterior cerebral arieries

Medial frontobasal
（orbitofrontal）artery

Distal medial striate artery
（recurrent artery of Heubner）

Internal carotid artery

Anterior choroidal artery

Posterior cerebral artery

Superior cerebellar artery

Basilar and pontine arteries

Labyrinthine（internal
acoustic）artery

Vertebral artery

Posterior inferior cerebellar artery

Anterior spinal artery

Medial
frontal
branches { Posterior
Intermediate
Anterior

Callosomarginal artery

Polar frontal artery

Right anterior
cerebral artery

Medial frontobasal
(orbitofrontal)artery

Anterior
communicating artery(cut)

Distal medial striate artery
(recurrent artery of Heubner)

Right internal carotid artery

Pericallosal artery

Paracentral artery

Cingular txanches

Right posterior cerebral artery

Precuneal artery

Dorsal branch
to corpus callosum

Parietooccipital branch

Calcarine branch

Medial occipital artery

Posterior temporal branch

Anterior temporal branch

Posterior communicating artery

附图 5　颅内血管走行、分支模式图

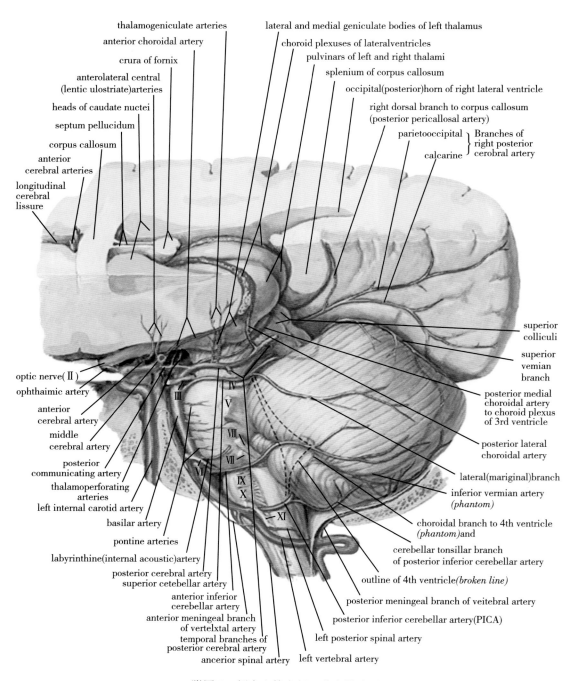

附图 6　颅内血管走行、分支模式图

（冀瑞俊　楚长彪　樊春秋）

参 考 文 献

1. Parmar H，Sitoh YY，Hui F. Normal variants of the intracranial circulation demonstrated by MR angiography at 3T. *Eur J Radiol*. Nov 2005，56 （2）：220 – 228

2. Feldmann E，Wilterdink JL，Kosinski A，et al. The Stroke Outcomes and Neuroimaging of Intracranial Atherosclerosis （SONIA） trial. *Neurology*. Jun 12 2007，68 （24）：2099 – 2106

3. Quisling RG，Rhoton AL Jr. Intrapetrous carotid artery branches：radioanatomic analysis. *Radiology*. Apr 1979，131 （1）：133 – 136

4. Gibo H，Lenkey C，Rhoton AL Jr. Microsurgical anatomy of the supraclinoid portion of the internal carotid artery. *J Neurosurg*. Oct 1981，55 （4）：560 – 574

5. Rhoton AL Jr，Fujii K，Fradd B. Microsurgical anatomy of the anterior choroidal artery. *Surg Neurol*. Aug 1979，12 （2）：171 – 187

6. Takahashi S，Suga T，Kawata Y，et al. Anterior choroidal artery：angiographic analysis of variations and anomalies. *AJNR Am J euroradiol*. Jul-Aug 1990，11 （4）：719 – 729

7. Morandi X，Brassier G，Darnault P，et al. Microsurgical anatomy of the anterior choroidal artery. *Surg Radiol Anat*. 1996，18 （4）：275 – 280

8. Gibo H，Carver CC，Rhoton AL Jr，et al. Microsurgical anatomy of the middle cerebral artery. *J Neurosurg*. Feb 1981，54 （2）：151 – 169

9. Liebeskind DS. Collateral circulation. *Stroke*. Sep 2003，34 （9）：2279 – 2284

10. Perlmutter D，Rhoton AL Jr. Microsurgical anatomy of the anterior cerebral-anterior communicating-recurrent artery complex. *J Neurosurg*. Sep 1976，45 （3）：259 – 272

11. Pearce JM. Heubner′s artery. *Eur Neurol*. 2005，54 （2）：112 – 114

12. Perlmutter D，Rhoton AL Jr. Microsurgical anatomy of the distal anterior cerebral artery. *J Neurosurg*. Aug 1978，49 （2）：204 – 228

13. Lister JR，Rhoton AL Jr，Matsushima T，et al. Microsurgical anatomy of the posterior inferior cerebellar artery. *Neurosurgery*. Feb 1982，10 （2）：170 – 199

14. Fine AD，Cardoso A，Rhoton AL Jr. Microsurgical anatomy of the extracranial-extradural origin of the posterior inferior cerebellar artery. *J Neurosurg*. Oct 1999，91 （4）：645 – 652

15. Brassier G，Morandi X，Riffaud L，et al. Basilar artery anatomy. *J Neurosurg*. Aug 2000，93 （2）：368 – 369

16. Rhoton AL Jr. The cerebellar arteries. *Neurosurgery*. Sep 2000，47 （3 Suppl）：S29 – 68

17. Kumral E，Kisabay A，Ataç C. Lesion patterns and etiology of ischemia in the anterior inferior cerebellar artery territory involvement：a clinical-diffusion weighted-MRI study. *Eur J Neurol*. Apr 2006，13 （4）：395 – 401

18. Saeki N，Rhoton AL Jr. Microsurgical anatomy of the upper basilar artery and the posterior circle of Willis. *J Neurosurg*. May 1977，46 （5）：563 – 578

19. Zeal AA，Rhoton AL Jr. Microsurgical anatomy of the posterior cerebral artery. *J Neurosurg*. Apr 1978，48 （4）：534 – 559

20. Milisavljevic MM，Marinkovic SV，Gibo H，et al. The thalamogeniculate perforators of the posterior cerebral artery：the microsurgical anatomy. *Neurosurgery*. Apr 1991，28 （4）：523 – 9；discussion 529 – 530

21. Fujii K，Lenkey C，Rhoton AL Jr. Microsurgical anatomy of the choroidal arteries：lateral and third ventricles. *J Neurosurg*. Feb 1980，52 （2）：165 – 188

22. Brandt T，Steinke W，Thie A，et al. Posterior cerebral artery territory infarcts：clinical features，infarct topography，causes and outcome. Multicenter results and a review of the literature. *Cerebrovasc Dis*. May-Jun 2000，10 （3）：170 – 182

23. Percheron G. ［Arteries of the thalamus in man. Choroidal arteries. Ⅲ. Absence of the constituted thalamic territory of the anterior choroidal artery. Ⅳ. Arteries and thalamic territories of the choroidal and postero-median thalamic arterial system. Ⅴ. Arteries and thalamic territories of the choroidal and postero-lateral thalamic arterial system］. *Rev Neurol （Paris）*. Oct 1977，133 （10）：547 – 558

24. Gibo H，Marinkovic S，Brigante L. The microsurgical anatomy of the premamillary artery. *J Clin Neurosci*. May 2001，8

（3）：256 - 260

25. Stehbens WE. *Pathology of the cerebral blood vessels.* Saint Louis, MO: C. V. Mosby, 1972

   26. Georgiadis AL, Yamamoto Y, Kwan ES, et al. Anatomy of sensory findings in patients with posterior cerebral artery territory infarction. *Arch Neurol.* Jul 1999, 56 （7）：835 - 838

27. Walmsley JG. Vascular smooth muscle orientation in curved branches and bifurcations of human cerebral arteries. *J Microsc.* Sep 1983, 131：377 - 389

28. Farrall AJ, Wardlaw JM. Blood-brain barrier: ageing and microvascular disease-systematic review and meta-analysis. *Neurobiol Aging.* Mar 2009, 30 （3）：337 - 352

29. McCarron RM, Chen Y, Tomori T, et al. Endothelial-mediated regulation of cerebral microcirculation. *J Physiol Pharmacol.* Nov 2006, 57 Suppl 11：133 - 144

30. Takayanagi T, Rennels ML, Nelson E. An electron microscopic study of intimal cushions in intracranial arteries of the cat. *Am J Anat.* Apr 1972, 133 （4）：415 - 429

33. Zervas NT, Liszczak TM, Mayberg MR, et al. Cerebrospinal fluid may nourish cerebral vessels through pathways in the adventitia that may be analogous to systemic vasa vasorum. *J Neurosurg.* Apr 1982, 56 （4）：475 - 481

34. Uchino A, Kato A, Takase Y, et al. Persistent trigeminal artery variants detected by MR angiography. *Eur Radiol.* 2000, 10 （11）：1801 - 1804

35. Alpers BJ, Berry RG, Paddison RM. Anatomical studies of the circle of Willis in normal brain. *AMA Arch Neurol Psychiatry.* Apr 1959, 81 （4）：409 - 418

36. Schomer DF, Marks MP, Steinberg GK, et al. The anatomy of the posterior communicating artery as a risk factor for ischemic cerebral infarction. *N Engl J Med.* Jun 2 1994, 330 （22）：1565 - 1570

37. Eftekhar B, Dadmehr M, Ansari S, et al. Are the distributions of variations of circle of Willis different in different populations? -Results of an anatomical study and review of literature. *BMC Neurol.* Jun 24 2006, 6：22

38. Komiyama M, Nakajima H, Nishikawa M, et al. Middle cerebral artery variations: duplicated and accessory arteries. *AJNR Am J Neuroradiol.* Jan 1998, 19 （1）：45 - 49

39. Cullen SP, Ozanne A, Alvarez H, et al. The bihemispheric posterior inferior cerebellar artery. *Neuroradiology.* Nov 2005, 47 （11）：809 - 812

40. Icardo JM, Ojeda JL, Garcia-Porrero JA, et al. The cerebellar arteries: cortical patterns and vascularization of the cerebellar nuclei. *Acta Anat （Basel）* . 1982, 113 （2）：108 - 116

第二章　急性缺血性脑血管病相关生理学

第一节　血栓形成

一、相关概念

1. 血栓形成（thrombosis）　在活体的心脏、血管内，血液成分发生析出、黏集或凝固形成固体的过程，称血栓形成。

2. 血栓（thrombus）　血液成分在心脏、血管内析出、黏集或凝固所形成的固体团块，称血栓。

二、血栓形成的假说

血栓形成是一个复杂的病理生理过程，其确切的机制尚不十分明了，目前公认的仍是 Virchow 提出的血栓形成三要素学说：血管壁损伤、血流状态异常和血液成分的异常。

1. 血管壁受损　血管壁损伤造成血管内皮细胞破坏和内皮下胶原组织的暴露是血栓形成的始动环节。在此基础上继发血小板黏附、聚集以及血液凝固瀑布效应的激活，最终形成血栓。

2. 血液流变学改变　血液流速和（或）方向的改变，如涡流的形成，可以促进血小板成分的析出、黏附和聚集，从而形成白色血栓，进而黏附、聚集的血小板释放凝血物质使血液凝固。

3. 血液成分的改变　以血液成分改变为基础的血栓形成过程一般是弥漫性的，临床最为典型是弥散性血管内凝血。另外，其他，如抗凝血酶Ⅲ、蛋白 S、蛋白 C 缺乏等引起血液高凝状态的疾病也可引起多发的血栓形成。

三、血栓形成的过程

血栓形成包括血小板黏集和血液凝固两个基本过程。

1. 血小板与血栓形成　血小板体积较小，无细胞核，呈双面微凸圆盘形结构，直径一般 2～3μm（图 2-1）。血小板的生理作用主要包括：①血小板有助于维持血管壁的完整性；②血小板释放血小板源性生长因子，可以促进血管内皮细胞、血管平滑肌细胞及成纤维细胞增殖，有利于血管修复；③血小板还参与生理性止血功能。上述血小板的功能主要是通过黏附、聚集、释放等功能完成。

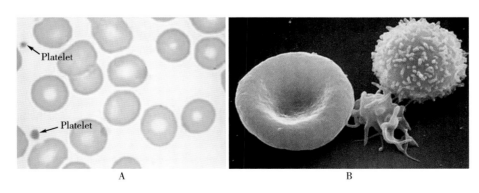

图 2-1　血小板的形态

A：血液图片显示血小板形态；B：电镜显示红细胞、白细胞、血小板形态

（1）血小板黏附（platelet adhesion）：血小板与非血小板表面的黏着称血小板黏附（图2-2）。血小板不能黏附于正常的内皮细胞表面，但当内皮细胞发生损伤，血小板则可以黏附于内皮细胞下胶原组织。

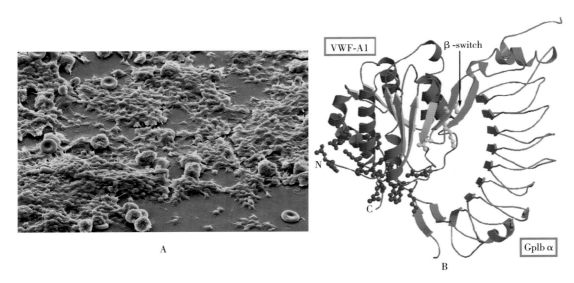

图2-2　血小板黏附
A：电镜显示血小板黏附于血管壁；B：血小板表面糖蛋白、VW因子结合空间模式图

血小板发生黏附反应时需要内皮下胶原成分暴露、血小板表面糖蛋白及血浆 Von Willebrand（VW）（图2-2）因子的存在。血管内皮损伤后，内皮下胶原组织暴露，导致血浆中 VW 因子与胶原结合，并引起 VW 因子变构，变构后的 VW 因子可以与血小板表面糖蛋白（主要是 GP I b/IX）结合，从而完成血小板黏附过程。

（2）血小板聚集（platelet aggregation）：血小板与血小板之间相互黏着的过程称血小板聚集。血小板的聚集需要纤维蛋白原、Ca 离子以及血小板膜糖蛋白 GP IIb/IIIa 的参与。

血小板受刺激后，其表面糖蛋白 GP IIb/IIIa 分子上的纤维蛋白原受体（Fib 受体）暴露，在 Ca 离子存在，以及纤维蛋白原充当桥梁结构的条件下，发生血小板与血小板之间的聚集。图2-3 显示血小板聚集信号转导途径及抗血小板聚集的靶点及药物。

（3）血小板释放（platelet secretion）：血小板受刺激后，将自身储存的致密体、α-颗粒、溶酶体内的物质排出血小板的现象被称为血小板释放作用。其中致密体可以释放 ADP、ATP、5-羟色胺和 Ca^{2+} 等物质；α-颗粒可以释放 β 血小板巨球蛋白、血小板因子4、VW 因子、纤维蛋白原、凝血酶敏感蛋白、血小板源性生长因子等物质；同时，血小板还可释放随时合成的 TXA_2，其可降低血小板内 cAMP 的水平，对血小板聚集起正反馈调节作用。

血小板释放的 TXA_2 具有强烈的血小板聚集和血管收缩功能。血小板中无 TXA_2 的储备，当血小板受刺激被活化后，血小板内的磷脂酶 A_2 被激活并裂解细胞膜磷脂成分，从而生成游离花生四烯酸，在环氧化酶作用下可进一步生成前列腺素 G_2 和前列腺素 A_2，前者在血栓烷合成酶作用下形成 TXA_2；后者在内皮细胞前列腺环素作用下合成前列腺素 I_2。前列腺素 I_2 与 TXA_2 形成生理功能的拮抗。

血小板的黏附、聚集、释放几乎同时发生，许多血小板释放的物质可进一步促进血小板的活化、聚集，从而加速止血和血栓形成过程。

（4）血小板吸附（platelet absorption）：血小板表面可以吸附血浆中多种凝血因子，如 I、V、XI、XIII等，随着血小板表面凝血因子浓度的升高，启动血液凝固的病理生理过程，从而有利于生理止血和血

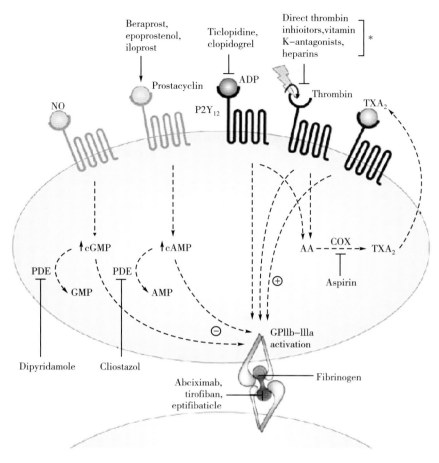

图 2-3 血小板聚集信号转导途径及抗血小板聚集靶点

血小板表面糖蛋白 GP Ⅱb/Ⅲa 是介导血小板聚集的最主要因子，其活性受正（ADP、凝血酶、TXA₂）、负（前列腺环素、NO）调控信号转导途径的调节。由于对这些信号转导途径的揭示，诞生了许多针对不同靶点的抗血小板聚集治疗。

1. 血小板表面受体拮抗剂：①ADP P_2Y_{12} 受体拮抗剂：抵克立得（ticlopidine）、氯吡格雷（clopidogrel）；②GP Ⅱb/Ⅲa 受体拮抗剂：阿昔单抗（abciximab）、替罗非班（tirofiban）、依替巴肽（eptifibatide）。

2. 血小板聚集信号转导途径酶类抑制剂：①COX 酶抑制剂：阿司匹林（aspirin）；②cAMP PDE（磷酸二酯酶）抑制剂：西洛他唑（cilostazol）；③cGMP PDE（磷酸二酯酶）抑制剂：双嘧达莫（dipyridamole）。

3. 前列腺环素受体拮抗剂：伊洛前列素（iloprost）。

4. 可溶性激动剂拮抗剂：凝血酶拮抗剂包括肝素、凝血酶直接拮抗剂（direct thrombin inhibitors）、Vit K 拮抗剂（vitamin K antagonists）。

栓形成。

2. 血液凝固（blood coagulation） 血液由流动状态变成不流动的凝胶状态的过程，称血液凝固（图 2-4）。血液凝固的过程其实就是血浆中可溶性纤维蛋白原转变成不溶解的纤维蛋白的过程。血液凝固是一系列复杂酶促反应的过程，需要多种凝血因子的参与。

（1）凝血因子（coagulation factors）：血浆中、组织中直接参与血液凝固的物质统称为凝血因子，目前已知的凝血因子有 14 种，以罗马数字命名。各凝血因子命名、性质和功能见表 2-1。

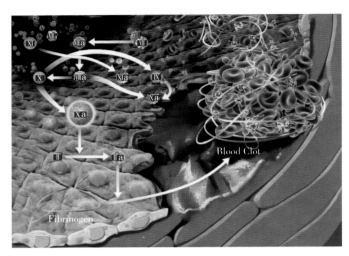

图 2-4　血液凝固模式图

（image supplied by Bayer HealthCare AG and Johnson Pharmaceutical Research and Development，LLC）

blood clot（凝血块）；fibrinogen（纤维蛋白原）；罗马数字（各凝血因子）

表 2-1　凝血因子性质和功能

凝血因子	同义名	性质和功能
Ⅰ	纤维蛋白原	由肝合成，可激活为纤维蛋白
Ⅱ	凝血酶原	由肝合成（需要维生素 K），在凝血酶原激活物的作用下形成凝血酶
Ⅲ	组织凝血激酶	由内皮细胞和其他损伤组织释放的磷脂蛋白复合体构成。在肺、脑、胎盘组织中含量丰富。与Ⅶ因子结合后启动外源性凝血途径
Ⅳ	钙离子	从饮食或骨骼释放中获得。钙离子参与凝血全过程
Ⅴ	前加速素	由肝合成或由血小板释放的血浆蛋白。可大大提高 Xa 的活性
Ⅶ	前转变素	由肝合成的血浆蛋白（需要维生素 K）。参与外源性凝血过程
Ⅷ	抗血友病因子	肝合成的球蛋白。可大大提高Ⅺa 的活性。缺乏时可引起血友病 A
Ⅸ	血浆凝血激酶	肝合成的血浆蛋白（需要维生素 K）。参与内源性凝血过程。缺乏时可引起血友病 B
Ⅹ	斯图亚特因子	肝合成的球蛋白（需要维生素 K）。是形成凝血酶原激活物的主要成分。参与内源性和外源性凝血过程
Ⅺ	血浆凝血激酶前体	肝合成的血浆蛋白。参与内源性凝血。缺乏时引起血友病 C
Ⅻ	接触因子	为蛋白水解酶。启动内源性凝血机制，并可激活纤溶酶原
ⅩⅢ	纤维蛋白稳定因子	为血浆和血小板中的酶。可加强纤维蛋白间的结合和稳定

（2）凝血过程：血液凝固是由凝血因子按照一定顺序相继激活，生成凝血酶，并最终使纤维蛋白原变成纤维蛋白的过程。因此，凝血过程可以分成凝血酶原酶复合物的形成、凝血酶原的激活、纤维蛋白的形成三个阶段（图 2-5）。

1）凝血酶原酶复合物形成：凝血酶原酶复合物（凝血酶原激活复合物）的形成可以通过内源性凝血途径和外源性凝血途径两个过程形成。两条途径的主要区别在于启动方式和参与凝血因子的不同，但两条途径中的某些凝血因子可以相互激活，故两条途径既相互区别，又存在密切的联系。

①内源性凝血途径（intrinsic pathway）：指参与凝血的因子全部来源于血液，通过血液与带负电荷

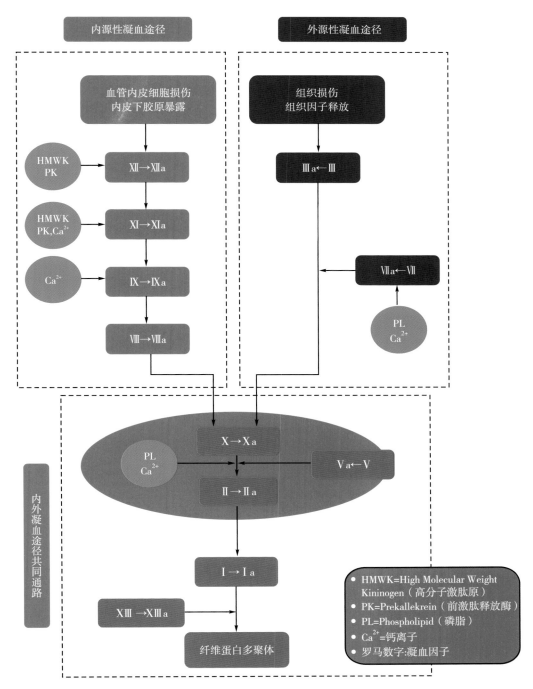

图 2-5　内源性和外源性凝血途径示意图

异物表面（胶原、硫酸酯、玻璃等）的接触而启动的凝血过程（图 2-5）。

②外源性凝血途径（extrinsic pathway）：指来自血液以外的组织因子，暴露于血液而启动的凝血过程。组织因子是一种跨膜糖蛋白，存在于大多数组织细胞中。生理情况下，直接与血液接触的血细胞和内皮细胞不表达组织因子，当血管受损时，暴露组织因子，从而启动外源性凝血途径（图 2-5）。

2）凝血酶原的激活：凝血酶原在凝血酶原酶复合物的作用下，被激活成凝血酶，其主要生理作用包括：①降解纤维蛋白原 N 端的小肽（A 肽和 B 肽），形成纤维蛋白单聚体；②激活凝血因子 XIII，在 Ca

离子参与情况下，使纤维蛋白单聚体聚合，形成不溶于水的纤维蛋白多聚体；③激活凝血因子Ⅴ、Ⅷ、Ⅸ，而使凝血过程呈正反馈扩大；④活化血小板为Ｘ因子酶复合物、凝血酶原酶复合物形成提供有效磷脂表面，加速凝血过程。

3）纤维蛋白的形成：纤维蛋白多聚体的形成是血栓的框架结构。

第二节 抗 凝

生理情况下血栓的形成受多种因素、多个环节的严格调控，血栓形成的调控是一个高度复杂的调控网络。

一、血管内皮细胞的抗凝作用

生理情况下，内皮细胞发挥重要的抗凝作用，主要包括两个方面。

1. 屏障作用 正常的血管内皮细胞作为一种屏障，阻止凝血因子、血小板与内皮下结构接触，从而避免血小板的活化和凝血系统的激活。

2. 合成和分泌抗血栓物质 ①血管内皮细胞合成、释放前列腺环素（PGI_2）和一氧化氮（NO），从而抑制血小板的聚集；②血管内皮细胞合成硫酸乙酰肝素蛋白多糖，使之覆盖内皮表面，血液中的抗凝血酶Ⅲ与之结合，从而灭活Ⅱa、Ⅹa等凝血因子；③血管内皮细胞合成、分泌组织因子抑制物和抗凝血酶Ⅲ等抗凝物质；④血管内皮细胞合成并在细胞膜上表达凝血酶调节蛋白，通过蛋白Ｃ系统灭活Ⅴa、Ⅷa等凝血因子；⑤ 血管内皮细胞合成、分泌t-PA，激活纤溶酶，而溶解纤维蛋白。

二、生理性抗凝物质

生理情况下，机体内的抗凝物质可分为三大类：丝氨酸蛋白抑制物、蛋白Ｃ系统、组织因子途径抑制物。

1. 丝氨酸蛋白抑制物 血浆中有多种丝氨酸蛋白抑制物，主要有抗凝血酶Ⅲ、C1抑制物、α_1抗胰蛋白酶、α_2抗纤溶酶、α_2巨球蛋白，肝素辅助因子Ⅱ等。其中抗凝血酶Ⅲ最为主要，重点描述如下。

（1）抗凝血酶Ⅲ的抗凝作用：①产生部位：主要由肝和内皮细胞产生；②抗凝机制：通过与凝血酶、凝血因子Ⅸa、Ⅹa、Ⅺa、Ⅻa等分子活性中心的丝氨酸残基结合抑制其活性；③生理作用：在缺乏肝素存在的情况下，抗凝血酶Ⅲ的直接抗凝作用慢且弱；生理情况下，循环血液中几乎无肝素存在，抗凝血酶Ⅲ主要通过与内皮细胞表面的硫酸乙酰肝素结合而增加内皮细胞抗凝作用。但当与肝素结合后，其抗凝作用可增加2000倍。

（2）肝素的抗凝作用：①产生部位：肝素是一种酸性黏多糖，主要由肥大细胞和嗜碱性粒细胞产生。肺、肝、心脏、肌肉中含量丰富，生理情况下血浆含量甚微；②生理作用：肝素有很强的抗凝作用，但在缺乏抗凝血酶Ⅲ的作用下，其抗凝作用十分微弱，故肝素主要通过增强抗凝血酶Ⅲ的活性而发挥间接抗凝作用。

2. 蛋白Ｃ系统

（1）组成成分：蛋白Ｃ系统包括蛋白Ｃ、蛋白Ｓ、凝血酶调节蛋白、蛋白质Ｃ的抑制物等。

（2）抗凝机制：通过灭活Ⅴa和Ⅷa凝血因子发挥抗凝作用。

（3）生理作用：凝血酶与血管内皮细胞血栓调节蛋白（thrombomodulin）结合，激活蛋白Ｃ系统，灭活Ⅴa和Ⅷa凝血因子，从而抑制Ⅹa和凝血酶的产生。蛋白Ｓ是蛋白Ｃ的辅助因子，可以使蛋白Ｃ的作用大大加强（图2-6）。

3. 组织因子途径抑制物 组织因子途径抑制物是一种糖蛋白，由血管内皮细胞产生，是外源性凝血途径的特异性抑制物。目前认为，组织因子途径抑制物是体内主要的生理性抗凝物质。其抗凝机制通过两步完成：第一步：与Ⅹa结合，抑制Ⅹa的催化活性，同时自身发生变构；第二步：在Ca^{2+}存在的条件下，与Ⅶa因子－组织因子复合物结合，从而灭活Ⅶa因子－组织因子复合物。

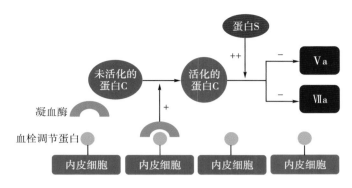

图 2-6 蛋白 C 系统组成及其抗凝原理示意图

三、纤维蛋白的吸附、血流的稀释及单核吞噬细胞的吞噬作用

①凝血过程产生的凝血酶 80%～90% 被纤维蛋白吸附,这不仅有利于局部凝血反应的加速,同时有利于避免凝血酶作用的周围扩大;②进入血液的凝血因子可以被血液稀释,并被血液中的抗凝物质灭活;③单核吞噬细胞系统对凝血物质有吞噬作用。

第三节 纤 溶

正常生理情况下,组织损伤后所形成的止血栓在完成止血生理功能后将逐渐溶解,从而保证血管的通畅性,同时也有利于组织的再生和修复。凝血过程产生的纤维蛋白液化的过程被称为纤维蛋白的溶解(fibrinolysis)。参与纤维蛋白溶解的众多分子物质统称为纤溶系统。生理情况下,血栓的溶解同样在空间和时间上受着严格的调控。

一、纤溶系统的组成

纤溶系统的组成主要包括:①纤维蛋白溶解酶原(plasminogen);②纤溶酶(plasmin);③纤溶酶原激活物(plasminogen activator);④纤溶抑制物。

二、纤溶的生理过程(图 2-7)

1. 纤溶酶原的激活和纤溶酶的形成

(1)产生部位:纤溶酶原由肝产生,嗜酸性粒细胞也可合成少量纤溶酶原。

(2)种类划分:纤溶酶原激活物主要包括,组织型纤溶酶原激活物(tissue-type plasminogen activator,t-PA)和尿激酶型纤溶酶原激活物(urokinase-type plasminogen activator,u-PA),t-PA 主要由血管内皮细胞产生,U-PA 则主要由肾小管、集合管上皮细胞产生。

(3)生理作用:纤溶酶原在纤溶酶原激活物的存在条件下,发生有限水解,脱下一段肽链形成有活性的纤溶酶。

2. 纤维蛋白的降解 纤维蛋白在纤溶酶存在下,由不溶性的多聚体结构降解为可溶性的单聚体的过程称纤维蛋白的降解。

(1)纤溶酶属丝氨酸蛋白酶,其最敏感的底物是纤维蛋白和纤维蛋白原。

(2)纤溶酶是血浆中最强的蛋白酶,其特异性低,除主要降解纤维蛋白、纤维蛋白原外,对 Ⅱ、Ⅴ、Ⅷ、Ⅹ、Ⅻ 等凝血因子也有一定的降解作用。

(3)纤维蛋白的降解产物通常不发生凝固,其中部分肽链还具有抗凝作用。

三、纤溶过程的调节

生理情况下,机体内有很多物质可以抑制纤溶系统的活性,其中主要包括:

1. 纤溶酶原激活物抑制物－1(plasminogen activator inhibitor-type I,PAI-1) 主要由血管内皮细

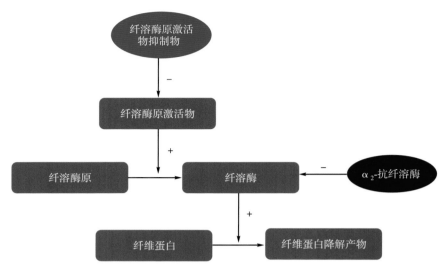

图 2-7　纤维蛋白溶解和抗纤维蛋白溶解过程模式图

+：催化；－：抑制

胞产生，通过与组织型纤溶酶原激活物和尿激酶结合使之灭活而发挥生理作用。

2．α$_2$-抗纤溶酶　主要由肝产生，血小板 α 颗粒中也有少量，其主要抑制纤溶酶的活性。生理情况下，血管内皮细胞分泌 PAI-1 是 t-PA 的 10 倍，加之 α$_2$-抗纤溶酶的作用，因此血液中的纤溶活性很低。

血栓形成和抗血栓形成是一个高度复杂的调控化的网络系统，其中血小板活化、抗血小板系统、凝血系统、抗凝系统、纤溶系统和抗纤溶系统之间存在着非常复杂的相互关系。了解这些相互作用关系，将为临床缺血性脑血管病的干预奠定良好的理论基础。图 2-8 显示，"血栓形成"和"抗血栓形成"网络系统调控的模式图。

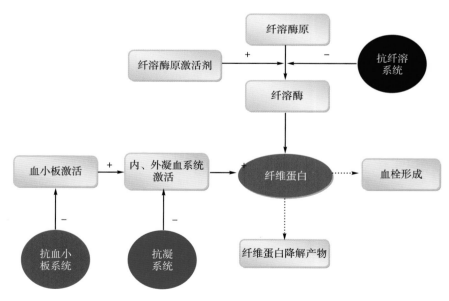

图 2-8　血栓形成与抗血栓形成调控网络工作原理模式图

（冀瑞俊　贾　军　郭秀海）

参 考 文 献

1. Colman RW, Clowes AW, George JN, et al. Overview of hemostasis. In：Hemostasis and Thrombosis：Basic Principles and Clinical Practice. 5th ed. Philadelphia, Pa：JB Lippincott Co. 2006, 3 – 16

2. Goodnight SH Jr, Hathaway WE, eds. Mechanisms of hemostasis and thrombosis. In：Disorders of Hemostasis and Thrombosis. 2nd ed. New York, NY：McGraw-Hill, 2001, 3 – 19

3. Butenas S, Orfeo T, Brummel-Ziedins KE, et al. Tissue factor in thrombosis and hemorrhage. surgery. 2007, 142 (suppl 4)：S2 – 14

4. Davie, EW, Kulman, JD. An overview of the structure and function of thrombin. Semin Thromb Haemost. 2006, 32 (suppl 1)：3 – 15

5. Duga S, Asselta R, Tenchini ML. Coagulation factor V. Int J Biochem Cell Biol. 2004, 36 (8)：1393 – 1399

6. Laurens N, Koolwijk P, de Maat MP. Fibrin structure and wound healing. J Thromb Haemost. 2006, 4 (5)：932 – 939

7. Lorand L. Factor ⅩⅢ and the clotting of fibrinogen：from basic research to medicine. J Thromb Haemost. 2005, 3 (7)：1337 – 1348

8. Mosesson MW. Fibrinogen and fibrin structure and functions. J Thromb Haemost. 2005, 3 (8)：1894 – 1904

9. Stafford DW. The vitamin K cycle. J Thromb Haemost. 2005, 3：1873 – 1878

10. Langdell RD, Wagner RH, Brinkhous KM. Effect of antihemophilic factor on one-stage clotting tests：a presumptive test for hemophilia and a simple one-stage antihemophilic factor assay procedure. J Lab Clin Med. 1953, 41：637 – 647

11. Morawitz P. Die chemie der blutgerinnung. Ergebn Physiol. 1905, 4：307 – 422

12. Owen CA Jr. A History of Blood Coagulation. Nichols WL, Bowie EJW, eds. Rochester, Minn：Mayo Foundationfor Medical Education and Research. 2001

13. QuickAJ, Stanley-BrownM, Bancroft FW. Astudy of the coagulation defect in hemophilia and in jaundice. Am J Med Sci. 1935, 190：501

14. Wintrobe MM, ed. Blood, Pure and Eloquent：A Story of Discovery, of People, and of Ideas. New York, NY：McGraw-Hill. 1980, 601 – 657

15. Davie EW, Ratnoff OD. "Waterfall sequence for intrinsic blood clotting". Science 1964, 145：1310 – 1312

16. Wright IS. the nomenclature of blood clotting factors. Can Med Assoc J. 1962, 86：373 – 374

17. Furie B, Furie BC (2005). "Thrombus formation in vivo". J. Clin. Invest. 115 (12)：3355 – 3362

18. Dahlback B. Advances in understanding pathogenic mechanisms of thrombophilic disorders. Blood. Jul 12008, 112 (1)：19 – 27

19. Clouse LH, Comp PC. The regulation of hemostasis：the protein C system. N Engl J Med. May 15 1986, 314 (20)：1298 – 1304

20. Walker FJ. Regulation of activated protein C by a new protein. A possible function for bovine protein S. J Biol Chem. Jun 25 1980, 255 (12)：5521 – 5524

21. Mosnier LO, Zlokovic BV, Griffin JH. The cytoprotective protein C pathway. Blood. Apr 15 2007, 109 (8)：3161 – 3172

第三章　急性缺血性脑血管病相关病理生理学

按照病理生理学特征的不同，脑血管病可以分为缺血性卒中（ischemic stroke）和出血性卒中（hemorrhagic stroke）。其中，缺血性卒中约占80%，非外伤性脑出血占10%～15%。因脑组织缺乏"葡萄糖储备"和"无氧酵解"的能力，故通常缺血性神经损伤的病理生理过程发生较快。出血性卒中的发生通常是深穿支血管病变、破裂所致，而导致局部脑组织受压，从而通过多种物理和化学机制引起脑组织损伤。本章主要阐述急性缺血性脑血管病相关的主要病理生理学概念、现象和机制。

一、缺血性脑血管病主要分类

1. 血栓形成（thrombosis）　动脉粥样硬化（arthrosclerosis）是血栓形成、血管闭塞的主要病理生理基础。动脉粥样硬化斑块可以通过多种病理生理机制而引起血管事件（vascular events）的发生，如斑块破裂（disruption）、溃疡（ulceration）、继发血栓形成（thrombosis）和斑块内出血（intra-plaque hemorrhage）等。动脉粥样硬化斑块发生溃疡、破裂的易感性与斑块的结构、成分、致密程度等因素密切相关。动脉粥样硬化斑块的这些病理生理现象可以导致内皮细胞破坏（disruption of the endothelium）。内皮细胞的破坏，一方面使内皮下胶原组织暴露，引起血小板激活、黏附、聚集、释放等病理生理过程，最终激活凝血瀑布效应，导致动脉粥样硬化性血栓形成（atherosclerotic thrombosis）；另一方面内皮细胞的破坏尚可以通过释放多种血管活性酶类（vasoactive enzymes），引起血管通透性增加、局部血管收缩等反应。同时，伴随上述这些病理生理反应的发生，白细胞也在病变局部聚集而促发一系列炎症反应。这些病理生理反应的综合作用，最终导致血栓形成，血管闭塞，灌注下降，梗死发生。图3-1显示动脉粥样硬化血栓形成过程。

2. 脑栓塞（embolism）　脑栓塞是临床常见的病理生理现象。脑栓塞的发生是运行于血液循环中的栓子（embolus）阻塞相应管径的供血动脉导致脑组织缺血、缺氧，而发生坏死的病理生理过程。根据构成成分的不同，栓子可以分为纤维蛋白源性、血小板源性、动脉粥样硬化斑块成分源性、脂肪源性、空气源性、肿瘤细胞源性、细菌源性等栓子。根据栓子形成的部位不同，脑栓塞可以分为心源性（心房、二尖瓣、左心室、主动脉瓣、反常栓子）、动脉源性（动脉－动脉栓塞）和其他栓子来源的脑栓塞。

大脑半球和小脑半球的皮层动脉分支是栓塞好发部位。因大脑中动脉负责全脑80%的血供，故大脑中动脉供血区也是栓塞最为好发的区域。

脑栓塞后的神经功能障碍不仅与栓塞的血管相关，同时与栓塞后继发的血管痉挛也存在密切的关系。栓塞后的血管痉挛不仅可以发生在栓塞的局

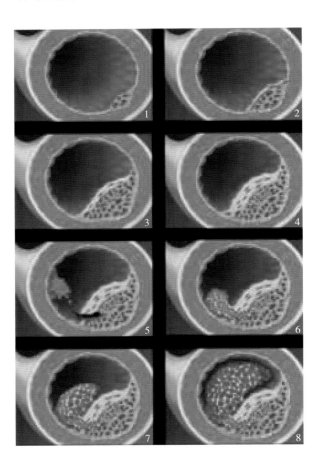

图3-1　动脉粥样硬化血栓形成模式图

部，同时也可累及受累血管的多级血管分支结构。

脑栓塞时易引起继发性脑出血的发生，病理生理学称其为出血性梗死（hemorrhagic infarction）。出血性梗死是一个复杂的病理生理过程，确切的机制尚不明了。目前有两种假说：①脑栓塞发生后，阻塞血管的栓子由于某种机制自溶或向远端移行，从而使闭塞血管再通、缺血脑组织恢复供血。由于缺血后的脑组织和脑血管变得相对比较脆弱、易损，当受损区域的血管床恢复再灌注后，因灌注突破作用而发生渗血和出血；②出血性梗死有时发生在主干血管持续闭塞的情况下，这时侧支循环的代偿建立可能是出血性梗死发生的另一个可能的原因。通常出血性梗死与梗死的面积大小、侧支循环代偿的情况以及抗凝、溶栓等治疗相关。大面积脑梗死、侧支循环丰富、应用溶栓或抗凝治疗时出血性梗死的发生概率增加（图3-2）。

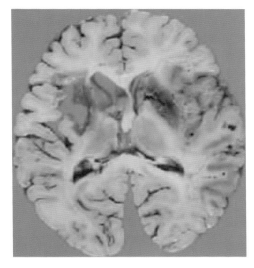

图3-2 左侧大脑中动脉分布区出血性梗死

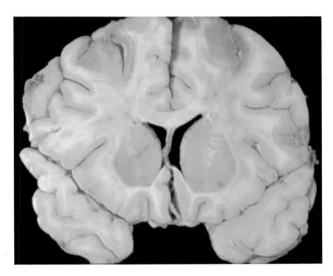

图3-3 低血压后双侧 MCA-ACA 间分水岭梗死

3. 低灌注性脑梗死 各种原因导致的"系统性"血压下降将导致低灌注性脑梗死，又被称为低血压性脑梗死（hypotensive infarction）（图3-3）。另外，除系统性灌注压的下降外，由于主干供血动脉狭窄，导致局部灌注压的下降，同样可以引起"区域性"灌注压的下降，而导致低灌注性脑梗死，如颈内动脉起始段、大脑中动脉 M1 段狭窄引发的分水岭区脑梗死（图3-4）。

不同的神经结构对缺血的耐受程度是不同的。海马的锥体细胞层、大脑半球的灰质团块和小脑半球的普肯野细胞层对缺血损伤最为敏感。低灌注性脑梗死最容易导致大脑半球、小脑半球的各个主干血管供血交界地带的损伤，被称为分水岭梗死（watershed infarction）。根据发生的部位的不同，分水岭梗死可以分为皮层分水岭和皮层下分水岭。前者是大脑前动脉、大脑中动脉和大脑后动脉皮层支之间的交界区域的梗死；后者是豆纹动脉和皮层分支的深穿支之间的交界区域的梗死（图3-4）。

二、脑组织局部缺血性损伤（focal ischemic injury）

局部血栓形成或栓子栓塞可导致脑组织供血动脉管腔闭塞，引起局部供血障碍，从而引发缺血性脑组织损伤。急性缺血性卒中的发生、发展、转归、结局是一个动态的病理生理过程，多种因素均将影响缺血神经损伤的严重程度和最终的临床转归结局。

1. 缺血发生的速度和持续时间（rate of onset and duration） 缺血事件发生的速度和持续时间是影响缺血神经损伤严重程度、临床转归预后的重要因素。通常，逐渐发生的缺血事件较突然发生者神经功能损伤轻，预后好；持续时间短者较持续时间长者损伤轻，预后好。

2. 侧支循环代偿建立的程度（collateral circulation） 侧支循环代偿建立与否及其程度是影响缺血事件病理生理过程的一个重要因素，良好的侧支循环代偿的建立可以减轻、延缓缺血性神经功能障碍的

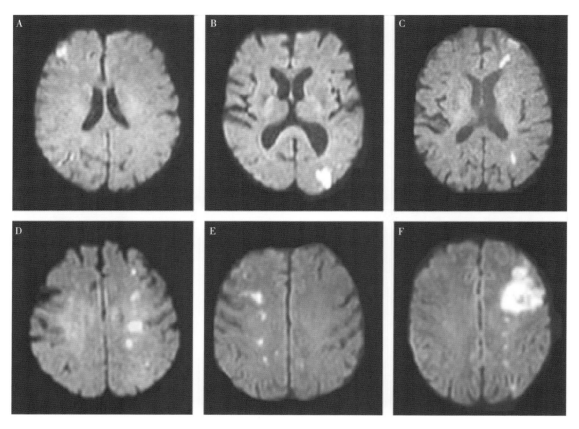

图 3-4　双侧颈内动脉起始段狭窄引发皮层、皮层下分水岭脑梗死

发生；甚至完全代偿，而不出现缺血神经功能障碍。

3. 系统灌注压（health of systematic circulation）　脑组织灌注压的维系依赖于系统灌注压的稳定。系统灌注压的下降将导致全脑缺血。因此，缺血事件发生后要对全脑血管、系统血压进行全面评价，避免过度降压而加重缺血神经功能障碍。

4. 血液流变学因素（hematologic factors）　血液的高凝状态将有利于血栓的延续和进展，从而导致更为严重缺血事件的发生。

5. 温度（temperature）　体温升高与神经组织更严重损伤、不良预后密切相关。

6. 糖代谢情况（glucose metabolism）　过高或过低的血糖水平均可加重缺血神经功能损伤的病理生理过程。

三、缺血性神经损伤的分子机制

目前研究结果显示，缺血事件发生后可启动多种分子机制，最终导致缺血组织神经功能障碍、神经元变性死亡的发生，其中主要包括兴奋性毒性作用（excitotoxicity）、离子失平衡（ionic imbalance）、氧化应激反应（oxidative stress）、炎症反应（inflammation）、凋亡（apoptosis），以及梗死组织周围去极化反应（pre-infarction depolarization）等。这些缺血后病理生理反应并非孤立存在，它们之间相互重叠、相互影响、共同作用，最终导致缺血组织功能障碍和变性死亡（图 3-5）。明确这些病理生理途径和环节将为缺血性卒中的治疗提供有益的治疗靶点。

1. 兴奋性毒性作用和离子失平衡（excitotoxicity and ionic imbalance）　缺血事件的发生导致脑组织供血、供氧障碍，从而脑组织的三羧酸循环途径能量产生障碍，从而导致神经元细胞膜 $Na^+ - K^+$ ATP 酶功能障碍，这一系列的缺血反应最终导致神经元细胞内、外离子失平衡，神经递质的释放以及兴奋性

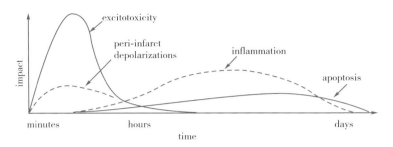

图 3-5　缺血后神经损伤主要分子机制发生时程及相互关系模式图
（From Dirnagel et al. *Trends Neurosci* 1999，22：391 – 397）

氨基酸再摄取障碍。

谷氨酸是神经突触末端生理储存的神经递质，其突触外释放是一能量依赖的生理过程。缺血性神经损伤后，细胞的完整性遭到破坏，导致大量谷氨酸在细胞外堆积，其又通过与 NMDA 受体和 AMPA 受体结合，导致大量钙离子内流。钙超载激活下游反应的多种磷脂酶和蛋白酶，包括蛋白酶、磷脂酶、核酸内切酶等，这些酶类进一步导致细胞膜的降解和破坏，从而形成恶性循环。

2. 氧化应激与氮化应激反应（oxidative and nitrative stress）　反应氧类（reactive oxygen species，ROS）是缺血再灌注损伤的主要中间环节。氧自由基通常是线粒体呼吸链代谢过程中的中间产物。缺血事件发生后，细胞内过多的 Na^+、Ca^{2+}、ADP 刺激线粒体呼吸链产生更多的氧自由基。当过多的氧自由基超出机体抗氧自由基系统（包括超氧化物酶、过氧化氢酶、谷胱甘肽、维生素 E、维生素 C 等）的缓冲能力时，就会对神经组织的脂质、蛋白、核酸、糖类等物质造成损害。更为重要的是氧自由基促进线粒体转运孔（mitochondrial transition pore，MTP）的形成，从而阻碍了氧化磷酸化及能量产生的过程。

氧化应激与氮化应激（nitrative stress）均受超氧化物歧化酶（SOD）和一氧化氮合酶系统调节。动物研究发现，SOD 表达增高。大鼠缺血事件发生的缺血后损伤较轻；相反，SOD 表达较低，其缺血损伤反应相对较严重。当一氧化氮合酶表达相对较低时，其缺血后损伤反应也相对较低。

3. 凋亡（apoptosis）　又称程序化死亡（programmed cell death），在缺血神经损伤中占有十分重要的作用。凋亡和坏死（necrosis）有着本质的区别。前者由于各种凋亡促发因素作用下，导致细胞的 DNA 结构破坏，早期细胞的胞质、细胞膜、线粒体等细胞器的结构相对保持完好。凋亡的组化特征为 DNA 梯（DNA laddering）的形成。后者在早期即表现细胞核和线粒体肿胀，细胞器的破坏。

目前，分子生物学研究结果显示，凋亡的发生是通过 caspase 依赖机制（caspase-dependent mechanism）和非 caspase 依赖机制（caspase-independent mechanism）两种途径完成。caspase 是半胱氨酸天冬氨酸家族的蛋白分解酶，富含于成年和新生儿的神经元内。因 caspase 依赖机制需要 ATP，故缺血神经损伤的凋亡通常发生于缺血半暗带组织。正常人脑内即表达 caspases-1，3，8，9、凋亡蛋白激活因子、p53、死亡受体（death receptor）以及 Bcl-2 家族等凋亡相关的蛋白成分。caspases-3 在凋亡的病理生理过程中发挥着重要的作用。在各种促凋亡因素的作用下，caspases-3，7 等蛋白被激活，从而引起一系列蛋白的降解过程，其中包括凝胶蛋白、激动蛋白、PARP-1（poly-ADP polymerase activation，PARP）、caspases 激活的脱氧核糖核酸酶抑制蛋白（caspase-activated deoxyribonuclease inhibitor protein，ICAD）等，最终导细胞核 DNA 的降解和细胞的程序化死亡。

非 caspase 依赖机制是最近被逐渐认识的一个凋亡病理生理机制，研究显示，其在细胞死亡的过程中发挥着十分重要的作用。缺血事件的发生，导致 NMDA 受体功能障碍，从而进一步活化 PARP-1。PARP-1 的产生又促进线粒体内凋亡促发因素（apoptosis inducing factor，AIF），AIF 不断在细胞核、DNA 等部位聚集，最终导致染色质的浓集、DNA 的破坏、细胞死亡。

4. 炎症反应（inflammation）　炎症反应贯穿于缺血事件发生、发展、转归的整个过程。急性缺血性脑血管病可以触发脑组织内的炎症反应，诸如小胶质细胞、巨噬细胞、淋巴细胞被激活并在缺血局部不断聚集，并不断释放各类炎症介质，如可诱导的 NO 合酶、环氧化酶 2、多种白细胞介素、热休克蛋白、肿瘤坏死因子等，这些炎症介质通过复杂的生化网络反应参与神经结构的损伤和修复过程。

5. 梗死周围组织去极化现象（per-infarction depolarizations） 目前认为，缺血后脑组织的去极化现象在缺血半暗带组织向梗死组织转化的过程中起着非常重要的作用。皮层播散性电活动抑制（cortical spreading depression，CSD）是大脑皮层神经元的一种自发性电生理现象，CSD 可以引起神经元较长时间的去极化（prolonged cellular depolarization），神经元电活动抑制（depressed neuro-electrical activity），钾离子和谷氨酰胺向细胞外释放，以及细胞膜离子梯度的改变。CSD 是一种可逆的皮层电生理现象，常出现于偏头痛，通常认为不会造成神经系统损伤。然而，在缺血发生的局部，能量严重的匮乏，细胞膜离子梯度不能保持，神经元发生持续的去极化反应（anoxic depolarization），这种去极化反应可能通过过度的能量需求和消耗而加速了缺血神经元的损伤。

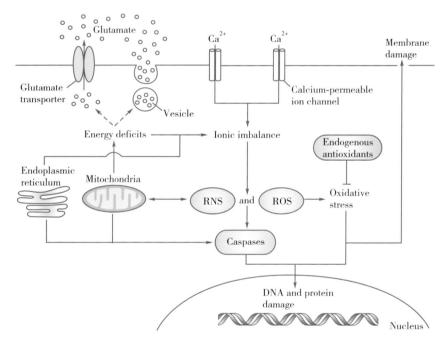

图 3-6　缺血性神经功能损伤的主要分子机制作用模式图
(From Lo. et al. *Nat Rev Neurosci* 2003, 4 : 399 - 415)

图 3-6 显示兴奋性氨基酸毒性、离子失平衡、氧化应激反应和凋亡等主要缺血神经损伤的病理生理过程，他们之间存在十分复杂的相互影响、相互联系的过程。当缺血事件发生后，供血、供氧障碍（energy deficits）引起脑组织功能下降，导致线粒体功能异常，从而产生大量的反应氧类（reactive oxygen species，ROS）和反应氮类（reactive nitrogen species，RNS）物质。与此同时，能量不足引发细胞膜完整性破坏（membrane damage），导致离子失平衡、兴奋性氨基酸外流、钙离子内流。这些异常的病理生理过程最终通过氧自由基损伤、钙离子活化的蛋白酶途径、Caspase 介导凋亡途径等导致下游细胞膜磷脂、细胞质蛋白、细胞核 DNA 成分损伤和破坏，最终导致细胞组织不可逆的损伤。

四、脑血流

正常生理情况下，心排出量的 15% ~ 20% 用于脑组织的供血、供氧。通常脑组织的供血用脑血流量（cerebral blood flow）评价。脑血流量（cerebral blood flow）为单位时间内通过每 100g 脑组织的血流量，单位为 ml/(100g·min)，正常的脑血流量约为 75ml/(100g·min)。不同部位局部脑血流量各不相同，其中灰质约为 80ml/（100g·min），白质约为 20ml/（100g·min）。脑灌注压是脑组织血流灌注的主要动力，当脑部供血大血管狭窄时（＞70%），由于血流克服局部狭窄做功造成血流动能消耗，可以引起局部灌注压的下降。

当脑组织局部灌注压下降后，脑组织将启动血管的自动调节机制（Balysis 效应），使血管扩张，循环阻力下降，以代偿脑血流的下降。当某种机制导致脑组织灌注压上升时，脑血管即表现为收缩，血管阻力增加，以使脑血流稳定在一定范围内。脑血管的这种自动调节机制通常灌注压在 60～160mmHg 范围内发挥正常的调节作用（图 3-7）。当局部脑血流量下降至 20 ml/（100g·min）时，细胞膜的电活动停止（电静息，electrical silence），同时突触的活动也降至最低，以适应缺血、缺氧、能量衰竭的病理生理状态。当局部脑血流速度下降至 10 ml/（100g·min）时，细胞膜的完整性将不能维系，发生神经的不可逆损伤。

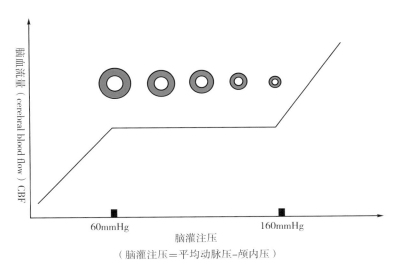

图 3-7　Bayliss 效应血管调节作用模式图

五、缺血半暗带（penumbra）

1977 年，Astrup 和他的同伴首次提出了缺血半暗带概念。Astrup 在对局灶缺血动物模型的研究显示中发现，部分缺血脑组织的电活动异常但尚没有消失。在缺血的中心部位，缺血的程度最为严重，神经细胞很快坏死，而在缺血的周边脑组织，缺血的程度相对较轻，这部分脑组织虽然失去了触发动作电位的能力，但是仍能保持 -70mv 的膜电位。当 Astrup 增加系统灌注压而提高侧支循环代偿时，这些组织的触发动作电位的能力得到恢复。相反，如果延长缺血发生的时间，这些组织终将发生缺血性去极化，最终死亡。Astrup 用了一个天文学的术语 "半暗带" 来形容这部分脑组织，意即 "半明半暗"。从病理生理学的特点分析，缺血半暗带组织的脑血流降低至正常组织的 25%～50%，脑组织的能量代谢部分保存，该区域组织、细胞的完整性尚保持完整。及时恢复灌注，缺血半暗带组织的功能则可以得到改善和恢复；而缺血事件持续加重，则缺血半暗带组织终将发生不可逆的死亡（图 3-8）。

从缺血半暗带概念的提出，经过 30 年的研究，人们对缺血半暗带的探索经过了三个阶段：第一阶段：对缺血性半暗带的研究主要集中在电生理方面；另外，尚通过脑血流、葡萄糖和氧的消耗的定量分析来研究缺血半暗带的判定界值；第二阶段：研究重点是揭示缺血神经坏死的病理生理机制，其中包括对兴奋性氨基酸毒性作用、氧化应激反应、凋亡机制等的研究。这一阶段缺血半暗带的研究成为分子生物学的热点研究领域，而且发现了许多可能的神经保护治疗的靶点；第三阶段：是缺血半暗带的具体临床应用实践。PET 检查可以发现脑血流下降而脑代谢相对保存的组织，即缺血半暗带。MRI 检查技术利用 DWI 和 PWI 的不匹配，可以初步判定缺血半暗带的存在。另外，CT 灌注技术不同参数的对比情况，

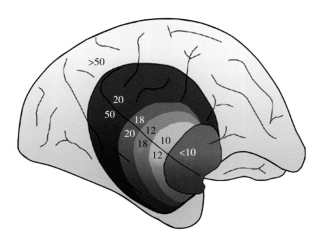

图 3-8　MCA 闭塞后缺血区局部脑血流分布模式图［（ml/（100g·min）］。

红色为梗死区；蓝色为缺血半暗带；灰色为正常脑灌注区

也是一种新兴的缺血半暗带的评价方法。利用这些方法，我们可以在活体水平判定缺血半暗带的存在情况，从而为更好地指导临床治疗奠定基础。

六、血管神经单元（neurovascular unit）

随着分子生物学理论和技术的不断进步，目前对缺血神经损伤的分子机制研究也越来越深入，然而在针对其中特定的分子损伤途径和环节进行干预时，都未得到预期的缺血神经保护效果，因此整合这些缺血损伤相关途径，进行整体化干预，可能是解决这一问题的一个可能有效途径。因此，在 2001 年神经系统疾病和卒中委员会（national institute of neurological disorders and stroke）组织的一次大会中首次提出血管神经单元的概念。

血管神经单元的概念强调将血管内皮细胞、血管平滑肌细胞、神经元、神经胶质细胞，以及血管神经相关的基质成分作为一个动态的、交互的整体，称为血管神经单元（neurovascular unit）（图 3-9）。血管神经单元在卒中、血管性痴呆、外伤、偏头痛、多发性硬化等多种病理生理过程中均可能发挥着重要的作用。血管神经单元概念的提出将为进一步以多途径、多环节的整体观点治疗缺血性脑血管病奠定了重要的理论基础。

循环中的血细胞、血管内皮细胞、星型胶质细胞、细胞外基质、神经元等成分是神经血管单元的重要组成部分。当缺血事件发生后，引起神经血管单元完整性的破坏，同时启动多个瀑布式病理生理反应，造成缺血神经功能损伤。缺血事件发生后通过氧化应激反应、中性粒细胞、血小板、激活的血管内皮细胞等环节，激活基质金属蛋白酶、纤溶酶原激活物以及其他蛋白酶的表达，从而可破坏基质成分，引起血脑屏障功能障碍；炎症细胞通过破坏的血脑屏障，向血管外浸润，引发炎症反应，加重缺血组织的损伤；另外，血管外基质成分的平衡破坏，加剧神经细胞和血管成分的凋亡的发生。

七、缺血后脑组织的代偿反应

缺血性脑血管病是一个复杂的病理生理过程，同时缺血性脑血管病是一个缺血与抗缺血的动态演变过程。当缺血事件发生后，脑组织可以通过多种机制、多种途径代偿缺血反应。目前国际上尚无对缺血代偿反应的系统分类和命名。作者根据代偿机制作用靶点不同，将缺血后代偿反应分为脑血流代偿、脑灌注代偿和脑代谢代偿三种类型。

1. 脑血流代偿（cerebral blood-flow compensation）

（1）Balysis 效应：当脑血管由于各种原因发生狭窄时，脑组织可以通过 Balysis 效应，一定程度上（灌注压在 60～160mmHg 范围内）达到稳定脑组织灌注压的目的。

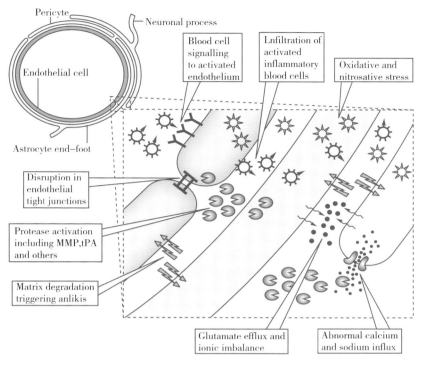

图 3-9　神经血管单元模式图

（2）脑血管侧支循环代偿（collateral circulation）：当脑血管继续狭窄，甚至发生闭塞时，脑组织局部灌注压急剧下降。局部灌注压的下降可以引起该血管与其他血管间产生灌注压力差。在新的灌注压力差作用下，部分血液可以通过侧支代偿血管，由相对高灌注区向缺血区域进行代偿供血，这个代偿反应被称为脑血管侧支循环代偿。侧支血管的存在和灌注压差的形成是脑血管侧支循环建立的两个重要前提基础。

2．脑灌注代偿（cerebral perfusion compensation）　由于系统性或区域性灌注压的下降，脑组织供血、供氧下降，通过复杂的神经和体液调节，缺血脑组织局部血管床代偿性扩张，进而增加缺血脑组织区域的脑血容量（cerebral blood volume），即单位脑组织可以得到更多的供血，从而一定程度上代偿脑灌注的不足。

3．脑代谢代偿（cerebral metabolism compensation）　随着灌注压的继续下降，当超出了脑血流代偿、脑灌注代偿的代偿范围时脑组织将增加从毛细血管床摄取氧分的能力，即通过提高氧气摄取分数（oxygen extraction fraction）代偿缺氧反应。目前关于缺血脑组织对葡萄糖利用的能力和情况尚无充分的相关研究。

如果灌注压继续下降，这时脑血流代偿、脑灌注代偿和脑代谢代偿均已达到极限，脑组织将不可避免地发生梗死。关于各种缺血代偿反应的启动、机制、程度及其相互关系有待于进一步深入研究。

（冀瑞俊　黄小钦　董　恺）

参　考　文　献

1. Wang X，Shimizu-Sasamata M，Moskowitz MA，et al. Lo EH Profiles of glutamate and GABA efflux in core versus peripheral zones of focal cerebral ischemia in mice. Neurosci Lett，2001，313：121－124

2. Bruno V，Battaglia G，Copani A，et al. Metabotropic glutamate receptor subtypes as targets for neuroprotective drugs. J Cereb

Blood Flow Metab, 2001, 21：1013 – 1033

3. Calabresi P, Centonze D, Gubellini P, et al. Synaptic transmission in the striatum：from plasticity to neurodegeneration. Prog Neurobiol, 2000, 61：231 – 265

4. Horn J, Limburg M. Calcium antagonists for ischemic stroke：a systematic review. Stroke, 2001, 32：570 – 576

5. Chan PH. Reactive oxygen radicals in signaling and damage in the ischemic brain. J Cereb Blood Flow Metab, 2001, 21：2 – 14

6. Kim GW, Kondo T, Noshita N, et al. Manganese superoxide dismutase deficiency exacerbates cerebral infarction after focal cerebral ischemia/reperfusion in mice：implications for the production and role of superoxide radicals. Stroke, 2002, 33：809 – 815

7. Yu SW, Wang H, Poitras MF, et al. Mediation of poly（ADP-ribose）polymerase-1-dependent cell death by apoptosis-inducing factor. Science, 2002, 297：259 – 263

8. Qiu J, Whalen MJ, Lowenstein P, et al. Upregulation of the fas receptor death-inducing signaling complex after traumatic brain injury in mice and humans. J Neurosci, 2002, 22：3504 – 3511

9. Friedlander RM. Apoptosis and caspases in neurodegenerative diseases. N Engl J Med, 2003, 348：1365 – 1375

10. Hartings JA, Rolli ML, Lu XC, et al. Delayed secondary phase of peri-infarct depolarizations after focal cerebral ischemia：relation to infarct growth and neuroprotection. J Neurosci, 2003, 23：11602 – 11610

11. Petty MA, Lo EH. Junctional complexes of the blood-brain barrier：permeability changes in neuroinflammation. Prog Neurobiol, 2002, 68：311 – 323

12. Wang X, Mori T, Jung JC, et al. Secretion of matrix metalloproteinase-2 and -9 after mechanical trauma injury in rat cortical cultures and involvement of map kinase. J Neurotrauma, 2002, 19：615 – 625

13. Lee SR, Lo EH. Induction of caspase-mediated cell death by matrix metalloproteinases in cerebral endothelial cells after hypoxia-reoxygenation. J Cereb Blood Flow Metab, 2004, 24：720 – 727

14. Abilleira S, Montaner J, Molina CA, et al. Matrix metalloproteinase-9 concentration after spontaneous intracerebral hemorrhage. J Neurosurg, 2003, 99：65 – 70

15. Fukuda S, Fini CA, Mabuchi T, et al. Focal cerebral ischemia induces active proteases that degrade microvascular matrix. Stroke, 2004, 35：998 – 1004

16. Montaner J, Rovira A, Molina CA, et al. Plasmatic level of neuroinflammatory markers predict the extent of diffusion-weighted image lesions in hyperacute stroke. J Cereb Blood Flow Metab, 2003, 23：1403 – 1407

17. Astrup, J., Symon, L., Branston, N. M. & Lassen, N. A. Cortical evoked potential and extracellular K + and H + at critical levels of brain ischemia. Stroke, 1977, 8：51 – 57

18. Lo, E. H. Experimental models, neurovascular mechanisms and translational issues in stroke research. Br J Pharmacol, 2008, 153：S396 – S405

19. Papadia, S., Stevenson, P., Hardingham, N. R., et al. Nuclear Ca^{2+} and the cAMP response element-binding protein family mediate a late phase of activity-dependent neuroprotection. J Neurosci, 2005, 25：4279 – 4287

20. Cunningham, L. A., Wetzel, M. & Rosenberg, G. A. Multiple roles for MMPs and TIMPs in cerebral ischemia, 2005, 50：329 – 339

21. Zhao, B. Q. et al. Role of matrix metalloproteinases in delayed cortical responses after stroke. Nat Med, 2006, 12：441 – 445

22. Lee, S. R. et al. Involvement of matrix metalloproteinase in neuroblast cell migration from the subventricular zone after stroke. J. Neurosci, 2006, 26：3491 – 3495

23. Zhao, B. Q., Tejima, E. & Lo, E. H. Neurovascular proteases in brain injury, hemorrhage and remodeling after stroke. Stroke, 2007, 38：748 – 752

24. Gao, Y. et al. Neuroprotection against focal ischemic brain injury by inhibition of c-Jun N-terminal kinase and attenuation of the mitochondrial apoptosis-signaling pathway. J. Cereb. Blood Flow Metab, 2005, 25：694 – 712

25. Waetzig, V., Zhao, Y. & Herdegen, T. The bright side of JNKs—multitalented mediators in neuronal sprouting, brain development and nerve fiber regeneration. Prog. Neurobiol, 2006, 80：84 – 97

26. Savitz, S. I. & Fisher, M. Future of neuroprotection for acute stroke：in the aftermath of the SAINT trials. Ann Neurol,

2007，61∶396－402

27. Rhee，S. G. Cell signaling. H2O2，a necessary evil for cell signaling. Science，2006，312∶1882－1883

28. Chen，J. et al. Niaspan increases angiogenesis and improves functional recovery after stroke. Ann Neurol，2007，62∶49－58

29. Ushio-Fukai，M. Redox signaling in angiogenesis：role of NADPH oxidase. Cardiovasc Res，2006，71∶226－235

30. Shin，H. K. et al. Vasoconstrictive neurovascular coupling during focal ischemic depolarizations. J Cereb. Blood Flow Metab，2006，26∶1018－1030

31. Bazan，N. G.，Marcheselli，V. L. & Cole-Edwards，K. Brain response to injury and neurodegeneration：endogenous neuroprotective signaling. Ann. NY Acad. Sci，2005，1053∶137－147

32. Stenzel-Poore，M. P.，Stevens，S. L.，King，J. S. & Simon，R. P. Preconditioning reprograms the response to ischemic injury and primes the emergence of unique endogenous neuroprotective phenotypes：a speculative synthesis. Stroke，2007，38∶680－685

33. Moustafa，R. R. & Baron，J. C. Pathophysiology of ischaemic stroke：insights from imaging，and implications for therapy and drug discovery. Br J Pharmacol，2008，153∶S44－S54

34. Chopp，M.，Zhang，Z. G. & Jiang，Q. Neurogenesis，angiogenesis，and MRI indices offunctional recovery from stroke. Stroke，2007，38∶827－831

第四章　急性缺血性脑血管病相关病理学

第一节　急性缺血性脑血管病病理机制的分类

　　缺血性脑血管病是一组由多种危险因素、多种病因、多种病理机制相互影响、共同作用，最终引起脑组织缺血、缺氧，并表现局灶性神经功能障碍的一组复杂临床综合征。明确缺血性脑血管病的病理机制，对其临床诊断、治疗、预防以及基础研究均有着十分重要的现实意义。然而目前，国际上对于缺血性脑血管病的病理机制尚无统一、公认、明确的分类和分型。作者根据缺血事件主要"始动因素"的不同，将缺血性脑血管病的病理机制划分为五种类型：①脑血管自身病变型（cerebral arterial abnormalities）；②脑栓塞型（cerebral embolism）；③凝血功能异常型（coagulation abnormalities）；④血流动力学异常型（hemodynamic abnormalities）；⑤混合病理机制型（mixed type）。关于缺血性脑血管病病理机制及其对应病因见表4-1。

表4-1　缺血性脑血管病病理机制及相应的病因

1. 脑血管自身病变型（cerebral arterial abnormalities）
　　①动脉粥样硬化（atherosclerosis）
　　②脂透明变性（lipohyalinosis）
　　③感染性动脉病变（infectious arteritis/arteriopathy）：细菌性（化脓菌、结核菌等）、病毒性（水痘带状疱疹病毒、人免疫缺陷病毒等）、真菌性（曲菌、念珠菌、隐球菌）、螺旋体性（梅毒、莱姆等）、寄生虫性（猪囊虫等）
　　④炎症性动脉病变（inflammatory arteritis/arteriopathy）：巨细胞动脉炎（giant-cell arteritis）、结节性多动脉炎（polyarteritis nodosa）、Churg-Strauss综合征（Churg-Strauss syndrome，CSS）、Takayasu动脉炎（Takayasu arteritis）、贝赫切特病、系统性红斑狼疮、风湿关节炎动脉炎、苏塞综合征（Susac syndrome）等
　　⑤遗传性血管病（hereditary arteriopathy）：常染色体显性遗传脑动脉病伴皮层下梗死和白质脑病（cerebral autosomal dominant arteriopathy with subcortical infarction and leukoencephalopathy，CADASIL）、法布里病（Fabry disease）、马凡方综合征（Marfan syndrome）、遗传性内皮细胞病伴眼动脉病、肾动脉病及卒中（hereditary endotheliopathy with retinopathy、nephropathy and stroke，HERNS）等
　　⑥血管肿瘤病变（tumor）：颈动脉球瘤（carotid glomus tumor）、弹性纤维性假黄瘤（pseudoxanthoma elasticum）、血管内淋巴瘤（intravascular lymphoma）
　　⑦其他病因或不明原因引起脑血管病变：头颈部动脉夹层（cervico-cephalic arterial dissection）、纤维肌性发育不良（fibromuscular dysplasia）、烟雾病（moyamoya disease）、违禁药品性动脉病（substance abuse arteriopathy）、淀粉样血管病（cerebral amyloid angiopathy，CAA）、可逆性脑血管痉挛综合征（reversible cerebral vasoconstriction syndrome，RCVS）、偏头痛（migraine）、放射性脑动脉病（radiation-induced arteriopathy）、线粒体脑肌病（MELAS）等
2. 脑栓塞型（cerebral embolism）
　　①心源性脑栓塞（cardioembolism）
　　②动脉–动脉栓塞（artery-to-artery embolism）
　　③反常性栓塞（paradoxical embolism）
　　④其他性质的脑栓塞：气体栓塞或减压病（decompression disease），脂肪栓塞（fat embolism），肿瘤栓塞（tumor embolism），脓毒性栓塞（septic embolism）等

3. 凝血功能异常型（coagulation abnormalities）
　①遗传性凝血功能异常：蛋白 C 缺乏（protein C deficiency）、蛋白 S 缺乏（protein S deficiency）、抗凝血酶Ⅲ缺乏（antithrombin Ⅲ deficiency）、五因子 leiden 突变（factor V Leiden mutation）、凝血酶 20210A 突变（prothrombin 20210A mutation）、高同型半胱氨酸血症（hyperhomocysteinemia）等
　②获得性凝血功能异常：抗磷脂抗体综合征（anti-phospholipid antibody syndrome）、血栓性血小板减少性紫癜（thrombotic thrombo-cytopenic purpura）、恶性肿瘤（malignancy）、妊娠及产褥期（pregnancy and postpartum）等
4. 血流动力学异常型（hemodynamic abnormalities）
　①系统性低灌注（systematic hypoperfusion）：心源性休克、过度降压治疗等
　②区域性低灌注（localized hypoperfusion）：头颈部入颅大动脉严重狭窄、锁骨下动脉盗血综合征等
　③混合型低灌注（mixed type hypoperfusion）：上述两种类型并存
5. 混合病理机制型（mixed types）：上述诸病理机制并存

一、脑血管自身病变型

1. **动脉粥样硬化（atherosclerosis）**　动脉粥样硬化主要累及大型弹力型动脉（如主动脉）和中型弹力型动脉（如冠状动脉、脑动脉、肾动脉、肢体动脉、肠系膜动脉等），其主要病理生理学特点可表现为内膜功能障碍、血管炎性反应、脂质内膜下沉积。

目前，关于动脉粥样硬化形成的确切机制尚不十分明了，曾经有多种学说，其中包括脂质浸润学说、血栓形成学说和平滑肌细胞克隆学说。近年来，内皮损伤应答学说（endothelium response-to-injury theory）为更多的学者所接受。该学说认为，多种因素可引起血管内皮细胞的损伤；血管内皮细胞的损伤继发血管内炎性反应；动脉粥样硬化病变的形成是血管内炎性反应、纤维结缔组织增生的结果。能够引起血管内膜损伤的因素包括氧化低密度脂蛋白（oxidized low-density lipoprotein，ox LDL）、感染因素（infectious agent）、毒素（toxins）、高血糖（hyperglycemia）、高同型半胱氨酸血症（hyperhomocysteine-mia）等。

血液中大量的氧化低密度脂蛋白超出了血管内皮细胞的抗氧化能力，从而引起内皮细胞和白细胞（单核细胞和淋巴细胞）表面特性发生变化，黏附因子表达增多。单核细胞黏附于内皮细胞表面的数量增多，并从内皮细胞之间移入内皮下成为吞噬细胞。吞噬细胞通过清道夫受体，吞噬 ox LDL，转化为泡沫细胞，并形成最早的动脉粥样硬化病变脂质条纹。巨噬细胞能氧化 LDL，形成过氧化物和超氧化离子，同时合成多种细胞因子。在这些因子的作用下，脂质条纹逐渐转变成纤维脂肪病变，再发展成纤维斑块。在血流动力学发生变化的情况下，如血压增高、血管局部狭窄所产生的湍流和切应力变化等，动脉内膜内皮细胞的连续性中断，内皮细胞回缩，从而暴露内皮下胶原组织。此时，血小板活化因子激活血液中的血小板，使之黏附、聚集于内膜上，形成附壁血栓。活化的血小板能够释放许多细胞因子，这些细胞因子进入动脉壁，对促进动脉粥样硬化斑块中平滑肌细胞增生发挥着重要作用。

正常的动脉由内膜、中膜和外膜三层结构组成（图 4-1）。动脉粥样硬化时，血管壁可相继出现脂质点和脂质条纹、粥样和纤维粥样斑块、复合型病变 3 种类型。美国心脏学会根据动脉粥样硬化斑块发展的进程，将其进一步划分为 6 型。

Ⅰ型（脂质点）：为动脉粥样硬化的最早期的改变。病理表现为动脉内膜出现小黄点。这些病变为巨噬细胞吞噬脂质成分所形成的泡沫细胞。

Ⅱ型（脂质条纹）：即动脉内膜的"黄色条纹"（图 4-2），病理表现为巨噬细胞成层排列，并含有脂滴。同时，血管内膜中出现平滑肌细胞、T 淋巴细胞浸润。

Ⅲ型（斑块前期）：病理主要表现为在细胞外出现大量的脂滴，可于血管内膜和中膜平滑肌之间形成脂核，但尚未形成脂质池。

Ⅳ型（粥样斑块）：病理特征主要表现为脂质池的形成。同时，可见内膜结构受到破坏，动脉壁变

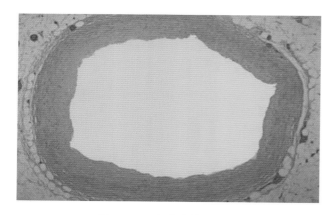

图 4-1 正常动脉管壁结构

HE 染色显示动脉的正常内膜、中膜和外膜等结构

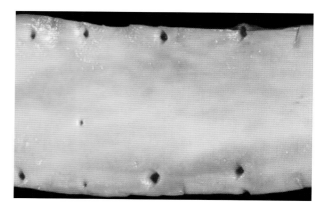

图 4-2 动脉粥样硬化大体病理（Ⅱ型条纹）

大体病理显示主动脉弓动脉粥样硬化脂质条纹

形等病理改变（图 4-3）。

Ⅴ型（纤维粥样斑块）：为动脉粥样硬化斑块最具特征的病变。动脉粥样硬化斑块表面内膜结构受到破坏，代之以增生的纤维结缔组织（纤维帽）。纤维帽下为脂质池。同时，病变可进一步向血管中膜扩展，造成血管管壁破坏、纤维结缔组织增生、血管变形坏死等病变（图 4-4）。

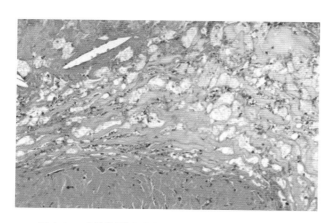

图 4-3 动脉粥样硬化镜下病理（Ⅳ型粥样斑块）

HE 染色高倍镜观察显示大量的泡沫细胞及少量胆固醇结晶和炎细胞浸润

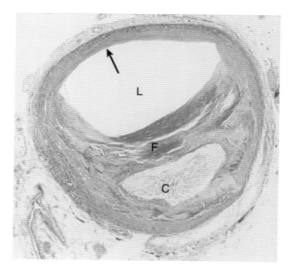

图 4-4 动脉粥样硬化镜下病理（Ⅴ型 纤维粥样斑块）

HE 染色提示动脉粥样硬化斑块的纤维帽（F）、脂质池（C）和狭窄的管腔（L）

Ⅵ型（符合病变）：为动脉粥样硬化最严重的病变。病理主要表现为纤维斑块发生出血（图 4-5、图 4-6）、坏死、溃疡、钙化（图 4-7）和附壁血栓形成（图 4-8）等。

2. 脂透明变性（lipohyalinosis） Fisher 教授于 1971 年提出了脂透明变性的概念。脂透明变性通常累及直径于 80～300μm 之间的小动脉，患者常常伴有高血压。脂透明变性多发生于基底节区、丘脑、皮层等部位穿支动脉（penetrating artery）的近端，其主要病理改变表现为纤维样成分于全层血管壁的沉积和吞噬脂肪的巨噬细胞的形成。在脂透明变性的血管区域还常常发现合并微小动脉硬化斑块（microatheroma）的形成（图 4-9）。临床上，脂透明变性好发部位常合并高血压性脑出血和腔隙性脑梗死的

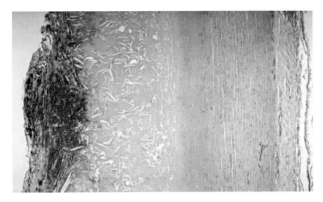

图 4-5　动脉粥样硬化镜下病理（Ⅵ型复合型病变）

HE 染色镜下可见动脉粥样硬化斑块内大量胆固醇结晶沉积，表面可见溃疡和出血

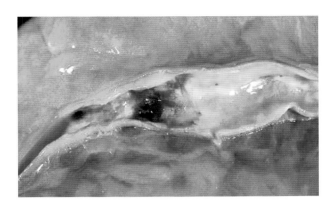

图 4-6　动脉粥样硬化斑块复合病变（斑块内出血）大体病理

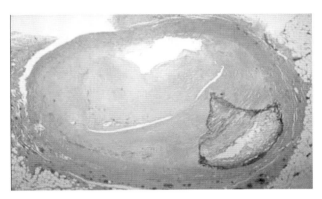

图 4-7　动脉粥样硬化镜下病理（Ⅵ型复合型病变）

HE 染色显示动脉粥样硬化斑块内钙质沉积（右下方）

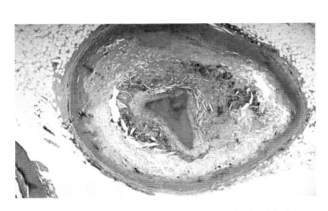

图 4-8　动脉粥样硬化镜下病理（Ⅵ型复合型病变）

HE 染色显示动脉粥样硬化斑块表面血栓形成

发生。

3. 感染性动脉病变　病毒、细菌、真菌、螺旋体、寄生虫、支原体、立克次体等多种中枢神经系统感染性疾病均可引起脑血管病的发生，其中可能的病理生理机制包括：①病原体微生物直接感染供血动脉；②感染继发炎症反应，并介导的动脉炎发生；③凝血途径的激活，并继发血栓形成；④栓子的形成，发生动脉 - 动脉栓塞等。

（1）病毒感染与脑血管病：临床上常见的可引起脑血管病的中枢神经系统病毒性感染包括人类免疫缺陷病毒（human immunodeficiency virus，HIV）、水痘带状疱疹病毒（varicella zoster virus，VZV）和多种致脑炎病毒（如麻疹病毒、EB 病毒、西尼罗河病毒等）等。HIV 可直接感染动脉引起动脉炎（或动脉病）或通过诱导血液高凝状

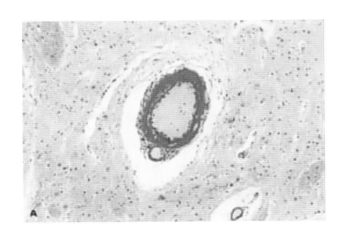

图 4-9　脂透明变性镜下病理

HE 染色显示豆纹动脉脂透明变性（急性期病变），纤维素样坏死和淋巴细胞套袖样浸润

态引起缺血性卒中的发生。水痘带状疱疹病毒可以通过病毒直接侵入动脉壁引起弥漫性或节段性动脉炎（或动脉病）。

（2）细菌感染与脑血管病：临床上常见的可引起脑血管病的中枢神经系统细菌性感染包括化脓菌（流感嗜血杆菌、脑膜炎奈瑟球菌、肺炎球菌等）、布氏杆菌和结核杆菌等。

化脓菌的感染可以通过多种病理生理机制引起脑血管病的发生，其中主要包括：①脓性渗出物对脑基底部大血管的侵蚀；②炎性细胞对中小管径血管的浸润，引起管壁坏死、内膜断裂和血栓形成；③颅内感染引起远隔部位血管的痉挛；④细菌直接侵入脑表面的浅静脉，进而进入静脉窦，引起脓毒性静脉窦血栓形成。另外，当血管管壁破坏严重时可形成动脉瘤，成为出血性脑血管病发生的病理基础。

布氏杆菌病是由布鲁士菌属革兰阴性杆菌引起，由进食未灭菌的羊奶或奶制品而发病。急性期表现为发热、寒战、肌痛，部分患者可表现为神经系统症状体征，被称为神经布氏杆菌病（neurobrucellosis）。神经布氏杆菌病可表现为多发性神经根病、脊髓炎、视神经病和慢性脑膜炎等。布氏杆菌性脑膜炎可引起蛛网膜下腔脑血管炎性反应。当血管发生闭塞时，可表现为脑梗死；当病变血管破坏严重形成动脉瘤时，可表现为脑出血。

结核病是结核分枝杆菌（mycobacterium tuberculosis）引起。这种抗酸杆菌经呼吸道侵入人体，于肺寄居，经血液进入神经系统。中枢神经系统结核的早期病变为脑实质内形成小的结核结节（tubercles），被称为 Rich 灶（Rich foci）。随后，结核结节可破入蛛网膜下腔，形成结核性脑膜脑炎或在脑实质内形成结核瘤（tuberculomas）。结核性脑膜炎可产生大量黏稠的分泌物，从而侵蚀蛛网膜下腔的脑血管，引起血管炎性反应和血管闭塞。病理组织检查可见中小血管壁炎性反应、血管内膜纤维素或透明变性、内皮下细胞增生、管腔狭窄闭塞、血管周围淋巴细胞套袖样浸润（图4-10）。当血管壁损伤严重时，可形成动脉瘤。

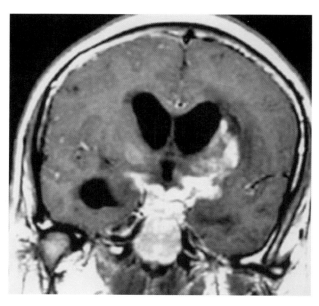

图4-10　结核性脑膜炎强化磁共振表现

磁共振强化提示结核性脑膜炎软膜血管强化、脑积水和基底节区脑梗死等表现

（3）真菌感染与脑血管病：中枢神经系统真菌感染引起脑血管病相对少见，其中以曲菌（aspergillus）、念珠菌（candida）、隐球菌（cryptococcus）为主，另外毛霉菌（mucor）和组织胞浆菌（histoplasmosis）也有引起真菌性动脉炎的病例报道。

曲菌是一种条件致病菌，易发生于免疫功能低下的患者。脑组织感染多见于播散性曲菌感染的患者，临床可表现为脑膜脑炎、脑实质病变及卒中。曲菌菌丝经过血液途径进入中、小管径的颅内动脉，引起血管壁凝固性坏死（coagulative necrosis）。这种凝固性坏死可引起血栓形成和管腔闭塞，从而引起缺血性卒中的发生；如血管壁破坏严重可形成动脉瘤，从而引起脑出血的发生。另外，鼻窦的曲菌感染可通过局部炎症蔓延引起海绵窦段颈内动脉闭塞。

球孢子菌病由球孢子菌属真菌（coccidioides immitis）感染引起，通常因吸入该病原体而致病。C. immitis 虽可感染正常人群，但多见于免疫缺陷的患者。C. immitis 于感染组织内形成干酪样肉芽肿性反应（caseating granulomatous reaction），酷似结核感染。仅有不到1%的患者可出现神经系统的症状和体征，多表现为弥漫性蛛网膜炎。球孢子菌性蛛网膜炎时，病变组织析出大量黏稠分泌物。这些黏稠分泌物，侵蚀蛛网膜下腔的血管，引起血管炎、血管闭塞和梗死形成（图4-11）；管壁破坏严重时，可形成动脉瘤。少数病例真菌性病变可侵入脑静脉窦，从而形成静脉窦血栓形成引起出血性梗死。

隐球菌病是由隐球菌属新性隐球菌（cryptococcus neo-formans）感染引起。虽然新性隐球菌可以感染正常人，但多发生于 HIV 阳性人群，是艾滋病流行地区主要神经系统感染的致病菌。隐球菌性脑膜炎通常表现为低热、性格改变和昏睡。部分患者可因脑组织内隐球菌结节形成或动脉炎引起的脑梗死而表现出局灶性神经功能障碍。

毛霉菌病（mucormycosis）是根霉菌属真菌感染引起。静脉毒品使用者、免疫抑制和糖尿病酮症酸中毒患者为高危人群。该病最严重的类型表现为鼻窦感染局部扩散至海绵窦，引起海绵窦血栓形成和颈内动脉海绵窦段闭塞。如双侧海绵窦受累，患者可形成双侧颈内动脉闭塞。毛霉菌菌丝侵入血管可引起血管壁破坏，以及真菌性动脉瘤的形成。

（4）螺旋体感染与脑血管病：钩端螺旋体病、Lyme 病和梅毒是临床上常见的中枢神经系统螺旋体感染性疾病。

钩端螺旋体病是由问号钩端螺旋体（leptospira interrogans）感染引起，多见于亚洲和拉丁美洲，患者因接触感染动物的尿液或螺旋体污染的水源、土壤而发病。内毒素是钩端螺旋体致病的主要物质，可引起急性肾小管坏死、出血素质、血管炎、心肌炎、脑膜炎和葡萄膜炎等多种器官和组织损伤。钩端螺旋体感染性动脉炎可表现为颅内血管进行性狭窄，并伴有侧支血管生成，类似 Moyamoya 病的表现。

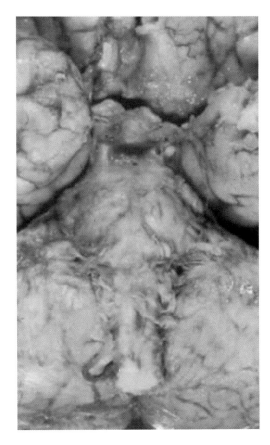

图 4-11　球孢子菌性脑膜炎大体病理
大体病理可见弥漫性蛛网膜炎，并包绕脑神经和软膜血管

Lyme 病是由疏螺旋体（borrelia burgdorferi）感染引起，主要临床表现为皮肤慢性游走性红斑、关节炎和神经系统病变（脑膜炎、脑炎、脊髓炎、卒中、视神经炎、脑神经麻痹、周围神经病变等）。Lyme 病脑血管损伤主要表现为颅内各级管径动脉的阶段性、炎性动脉病变。

梅毒是由苍白密螺旋体（treponema pallidum）感染引起。梅毒为性传播疾病，主要在艾滋病高发地区流行传播。早期梅毒表现为自限性生殖器下疳（genital chancre）；二期梅毒主要表现为皮肤和黏膜病损；数月至数年后，未治疗患者可出现三期梅毒，主要表现为心血管及神经系统并发症（脑膜炎、血管炎和神经元变性等）。梅毒性血管炎特征性表现为增殖性动脉内膜炎伴有透壁性或血管周围淋巴细胞、浆细胞浸润，内膜下纤维组织增生，血管弹力层和平滑肌细胞发生不可逆损伤（图4-12）。当大中管径动脉受累时，被称为 Heubner 动脉炎（Heubner arteritis）；当微小动脉受累时，则被称为 Nissl-Alzeimer 动脉炎（Nissl-Alzeimer arteritis）。

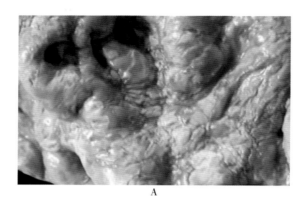

A

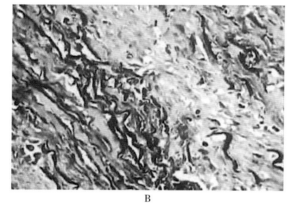

B

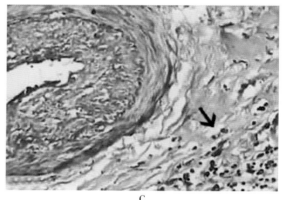

C

图 4-12　梅毒性主动脉弓炎病理表现

三期梅毒大体病理（A）示主动脉弓炎表面大量瘢痕，表面伴有动脉粥样硬化斑块形成；镜下病理示动脉中膜炎（B）和外膜炎（C）。可见血管周围浆细胞浸润（箭头）

4. 炎症性动脉病变

（1）颞动脉炎（temporal arteritis）：又称巨细胞动脉炎（giant cell arteritis），是一系统性疾病，好发于老年人群，通常累及大、中管径动脉。临床上除经典的头痛、下颌跛行（jaw claudication）、风湿性多肌痛（polymyalgia rheumatica）等临床表现外，颞动脉炎常常表现神经系统症状和体征，其中以缺血性视神经病（ischemic optic neuropathy）和卒中最为常见。

颞动脉炎通常累及大、中动脉，因此主动脉弓的头颈部动脉分支常常受累；此外，颞动脉炎常累及富含弹力成分的血管，因此眼动脉、后睫状动脉、椎动脉颅外分支也常受累。当肠系膜动脉受累时患者可表现为腹痛；肢体血管受累时可出现间歇跛行和雷诺现象。颅内血管受累比较少见。颞动脉炎镜下病理可见血管壁炎性浸润，病变通常呈局灶性或节段性分布。经典的病理改变为位于动脉内膜和中膜交界处的肉芽肿性炎症（granulomatous inflammation）和巨细胞（giant cell）浸润（图 4-13）。

（2）Takayasu 动脉炎：又称大动脉炎或无脉病（pulseless disease），多见于轻、中年女性，通常累及主动脉弓及其主要分支（如无名动脉、颈总动脉和锁骨下动脉等）（图 4-14）。急性期时，Takayasu 动脉炎主要表现为动脉中膜淋巴质浆细胞炎症（lynphoplasmacytic inflammation），并伴有弹力层断裂。亚急性期时，炎症反应逐渐退却，代之以新生滋养血管。随后继发的纤维组织增生引起血管管壁增粗和顺应性下降。受累血管最终管壁僵硬、管腔狭窄或闭塞及血栓形成。有时，病变血管失去弹性从而形成囊状动脉瘤。

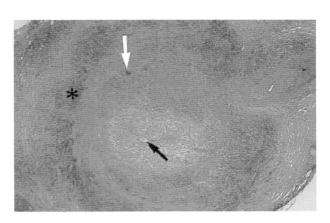

图 4-13 颞动脉炎镜下病理
颞前动脉横断面低倍镜观察，可见血管管腔呈裂隙样狭窄（黑箭头）、内弹力层断裂（星号）、多核巨细胞浸润（白箭头）

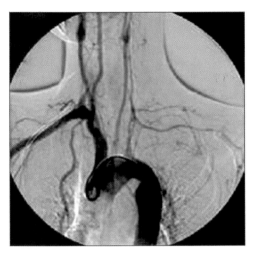

图 4-14 Takayasu 动脉炎 DSA 血管造影
Takayasu 动脉炎 DSA 血管造影示左侧锁骨下动脉闭塞、左侧颈总动脉高度狭窄

（3）贝赫切特病动脉炎：贝赫切特病（behcet disease）是一种病因未明的多系统受累的炎性病变，皮肤、黏膜、关节、血管、视觉系统、呼吸系统、消化系统、泌尿系统、神经系统均可受累。贝赫切特病神经系统病理表现可分为神经系统实质性病变和血管病变。前者主要累及脑干、基底神经节、间脑和内囊等部位；后者可表现为脑静脉系统血栓形成、大动脉闭塞、动脉瘤形成。贝赫切特病动脉病变多表现为动脉中膜和外面的炎性反应，可见淋巴细胞和中性粒细胞于管壁的浸润。当中膜受损较重时，可形成动脉瘤。

5. 遗传性血管病

（1）常染色体显性遗传脑动脉病伴皮层下梗死和脑白质病（cerebral autosomal dominant arteriopathy with subcortical infarctions and leukoencephalopathy，CADASIL）：是 19 号染色体 *NOCTH*3 基因突变引起的小血管病变。临床上通常表现为伴有先兆的偏头痛、情感障碍、缺血性卒中及痴呆等神经系统症状体征。大体病理可表现为脑白质苍白、疏松，病变多位于脑室周围及半卵圆中心。镜下观察，CADASIL 表现为脑组织和软膜部位血管管壁增厚、管腔狭窄。特征性病理改变为嗜锇颗粒于动脉中膜的沉积（图 4-15）。电镜观察，这些颗粒直径为 10～15nm，主要分布接近于平滑肌细胞膜的表面。平滑肌细胞被大量这样的颗粒成分所分隔。这种典型的嗜锇颗粒于血管

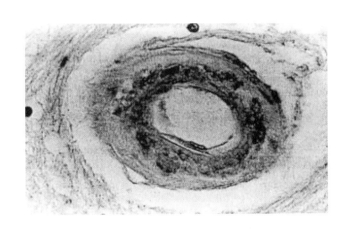

图 4-15 CADASIL 脑组织活检
HE 染色镜下示嗜锇颗粒于血管病中膜大量沉积

中膜沉积的病理改变同样存在于皮肤、肝、脾、肾、肌肉等组织器官内。

（2）遗传性内皮细胞病伴眼动脉病、肾病和卒中（hereditary endotheliopathy with retinopathy，nephropathy and stroke，HERNS）：其确切的遗传机制尚不十分清楚，其典型的临床表现为视力丧失、肾病和卒中等。光镜下检查可见脑组织梗死发生；同时，可见海绵状变性。闭塞血管内可见纤维素样血栓。电镜观察可见典型的血管基底膜呈层排列（multilaminate vascular basement membrane）（图 4-16）。内皮

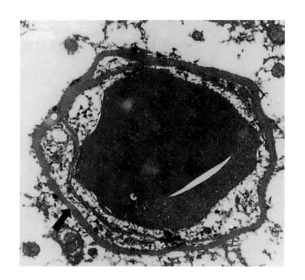

图 4-16 HERNS 病脑组织电镜观察
电镜观察示脑组织毛细血管内皮细胞下基底膜
呈多层排列（箭头）

细胞细胞质正常或轻度肿胀。

（3）法布里病（Fabry disease）：是一种 X 染色体连锁的遗传性鞘糖脂（glycosphingolipid）代谢障碍性疾病，其病理生理学机制为 α 半乳糖苷酶 A（enzyme α-galactosidase A）缺陷所致。该酶的缺陷可导致中性鞘糖脂（主要为三己糖酰基鞘氨醇，ceramide trihexoside）于小血管内皮细胞溶酶体内的大量沉积，最终导致组织缺血和梗死形成。中枢神经、周围神经、后跟神经节、肾小球、管状上皮细胞、心肌细胞均可受累。典型的临床表现为慢性疼痛、肢端感觉异常、胃肠功能障碍、皮肤损害、进行性肾功能障碍、心肌病和卒中。神经病理检查多见脑梗死，少数情况可表现为脑出血。Willis 环的血管病理检查可见管壁增厚、管腔狭窄、血管迂曲、细胞内沉积物形成等（图 4-17、图 4-18）。

6. 血管肿瘤病变

（1）血管内淋巴瘤（intravascular lymphoma）：是一种少见的，以中、小管径血管受累为主的 B 淋巴细

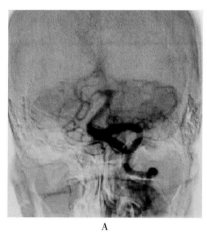

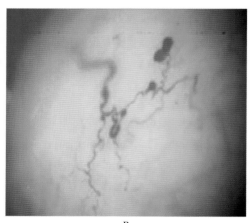

A

B

图 4-17 Fabry 病的血管改变
椎动脉选择性血管造影显示 Fabry 患者椎动脉、基底动脉走行迂曲（A）；结膜异常迂曲的血管（B）

胞性淋巴瘤。该病可以累及全身多种器官、组织的血管而引起多种临床表现。中枢神经系统血管内淋巴瘤的诊断必须依靠病变组织的病理检查。病理检查可见脑组织小动脉、毛细血管和小静脉被增生的恶性淋巴细胞所阻塞，这些恶性淋巴细胞通常呈现 B 淋巴细胞表型，少数情况可表现为 T 淋巴细胞或自然杀伤细胞（natural killer）源性淋巴细胞（图 4-19）。血管的闭塞，常常伴有梗死和（或）出血，病变常常广泛分布于脑和脊髓。除中枢神经系统外，皮肤、肝、脾、肾、肺、骨髓、前列腺也常常受累，肾上腺、甲状腺、胆囊、鼻黏膜、肌肉也可受累。淋巴结通常不受累。

7. 其他病因或病因不明血管病变

（1）夹层动脉瘤：头颈部动脉夹层（cervico-cephalic arterial dissection，CAD）是一组以血管内膜撕裂（intimal tear）和管壁内出血（intramural hemorrhage）为特征的血管病的总称，其中颈内动脉颅外段（58%～75%）和椎动脉颅外段（19%～30%）最易受累。颅内动脉夹层动脉瘤相对少见。夹层动脉瘤

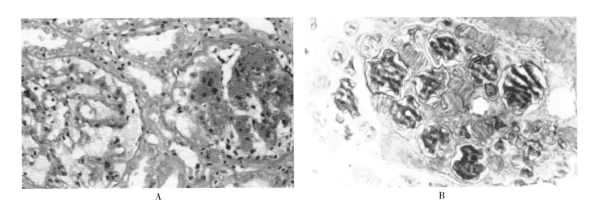

图 4-18　Fabry 病的病理改变

过碘酸 – 希夫（periodic acid-schiff）染色提示肾小球上皮细胞空泡样改变（A）；电镜观察提示 Fabry 病典型的溶酶体内同心圆层状包涵体形成（B）

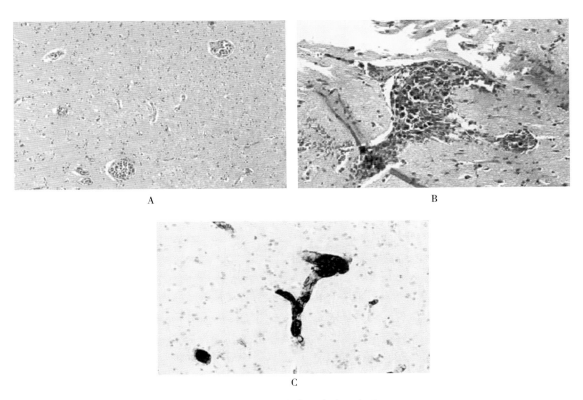

图 4-19　血管内淋巴瘤病理表现

HE 染色提示淋巴细胞于中、小管径血管内聚集（A 为低倍镜观察，B 为高倍镜观察）。血管内淋巴细胞呈 CD20 阳性（C）

多发生于内膜撕裂，在动脉血压的驱动下，血液进入血管壁而形成管壁内出血，又被称为假腔（false lumen）。动脉夹层的管壁内出血通常位于血管中膜内，但也可呈偏心分布：如位于内膜下可引起管腔狭窄、闭塞，从而引起缺血性症状和体征；如位于外膜下则多表现血管扩张形成假性动脉瘤（pseudoaneu-rysm），临床多表现为局部压迫性症状（图 4-20）。

（2）纤维肌发育不良（fibromuscular dysplasia）：是一组原因不明的非动脉粥样硬化性、非炎症性动脉病变，全身动脉均可累及，但肾动脉和颈内动脉最易受累。根据病变主要累及的部位不同，纤维肌发

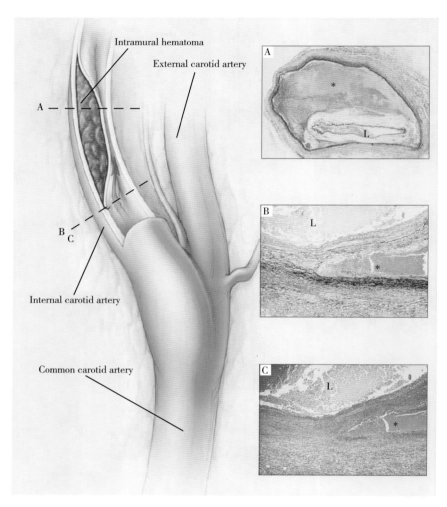

图4-20　颈内动脉夹层动脉瘤病理改变

颈内动脉夹层动脉瘤引起血管腔狭窄。A. Van Gieson 染色提示动脉内出血（星号）和颈内动脉管腔狭窄（L）；B. 高倍镜下观察提示弹力组织断裂；C. 黏多糖蓝染提示灰白色磨玻璃样物质于血管中膜内的沉积。这些病理改变符合囊性中膜坏死病理改变。引自 Schievink WI. Spontaneous dissection of the carotid and vertebral artery. NEJM，2001，344，12：898－906

育不良可分为内模型、中膜型和外模型三种病理类型。内模型相对少见（约10%），血管造影通常表现为局限性、向心性狭窄。中膜型纤维肌发育不良最为常见（约80%），血管造影表现为典型的串珠样（string of beads）外观（图4-21）。组织学检查，血管狭窄部分表现为中膜的纤维结缔组织和平滑肌细胞增生；而血管扩张部分则表现为中膜萎缩和弹性组织断裂。外模型纤维肌发育不良最为少见（<5%）。血管造影时，病变血管可表现为管状狭窄。

（3）Moyamoya 病和 Moyamoya 综合征：Moyamoya 病和 Moyamoya 综合征是一组以进行性颈内动脉及其近段分支狭窄、闭塞，并伴有大量新生侧支血管为特征的脑血管病的总称（图4-22）。极少数情况下，Moyamoya 现象也可累及椎动脉和基底动脉等主要后循环供血动脉。当患者伴有 moyamoya 现象可能的相关病因和（或）危险因素时，被称为 moyamoya 综合征（moyamoya syndrome）；而当患者未发现任何 moyamoya 现象可能相关的病因和（或）危险因素时，则被称为 moyamoya 病（moyamoya disease）。Moyamoya 综合征血管狭窄通常发生于颈内动脉的远段，大脑前动脉和大脑中动脉通常受累。镜下病理

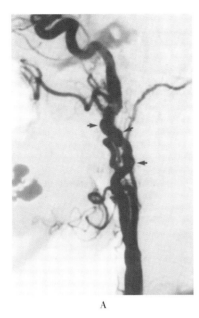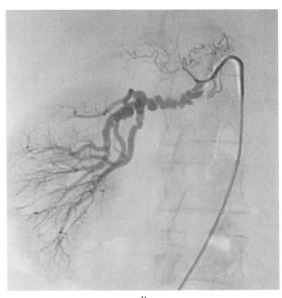

A   B

图 4-21   颈内动脉、肾动脉中膜型纤维肌发育不良血管造影

数字剪影血管造影（digital subtraction angiopathy，DSA）显示颈内动脉（A）和肾动脉（B）

中膜型纤维肌发育不良典型串珠样改变

观察，狭窄的血管可见平滑肌细胞增生和管腔内血栓形成（图 4-23），伴有血管中膜稀薄和弹力层欠规则，无动脉粥样硬化及血管炎的典型病理改变。Moyamoya 综合征的新生侧支血管通常为扩张的穿支血管，镜下可见弹力层断裂、中膜稀薄及微小动脉瘤的形成。这些病理改变可能是 moyamoya 综合征出血性临床表现的病理基础。而另外一些新生侧支血管则表现为管腔塌陷和血栓形成，这些病理改变可能为 moyamoya 综合征缺血性表现的病理基础。

二、脑栓塞（cerebral embolism）

根据栓子来源的不同，脑栓塞可以分为心源性栓塞、动脉 – 动脉栓塞和反常性栓塞。

1. 心源性栓塞（cardioembolism）   多种心脏疾病均可以在心腔内（左心房、心脏瓣膜、左心室等部位）形成栓子而引起脑栓塞，表 4-2 列出了临床常见的引起心源性栓塞的心脏疾患。同时，根据引发脑栓塞风险的高低，这些疾患又可以进一步分为高危（high-risk）和中危（medium-risk）疾患（表 4-3）。

心源性脑栓塞时，约 80% 的栓子进入颈内动脉系统，其余 20% 的栓子进入椎 – 基底动脉系统，这种比例可能与前、后循环血流量分配相关。心源性脑栓塞发生后，栓子栓塞的部位除取决于栓子的大小外，栓子的性质也是影响栓塞部位的一个重要因素。钙化性栓子在"移动性"和"顺应性"方面均低于富含红细胞 – 纤维蛋白成分的红色血栓和富含血小板 – 纤维蛋白成分的白色血栓。在一定程度上，循环的血液可以跨过胆固醇结晶栓子而不影响前向供血，这种现象尤多见于视网膜动脉栓塞。

颈内动脉系统和椎 – 基底动脉系统的动脉均有一些特定的栓塞好发部位。体积较大的栓子进入颈内动脉系统后，可以栓塞于颈总动脉或颈内动脉，尤其多见于动脉粥样硬化斑块形成伴血管狭窄时。颈内动脉系统另一个容易引起栓塞的部位是颈内动脉末端。栓子通过颈内动脉，多数情况下进入大脑中动脉及其分支。大脑中动脉 M1 段是栓塞好发的部位。栓子进入椎 – 基底动脉系统后，可以栓塞于椎动脉的颅外段或颅内段。当伴随椎动脉基底化或基底动脉由于动脉粥样硬化管腔狭窄时，栓子可以直接栓塞于基底动脉，其中以基底动脉中、远 1/3 处最为常见。椎 – 基底动脉系统另一个容易发生栓塞的部分为基

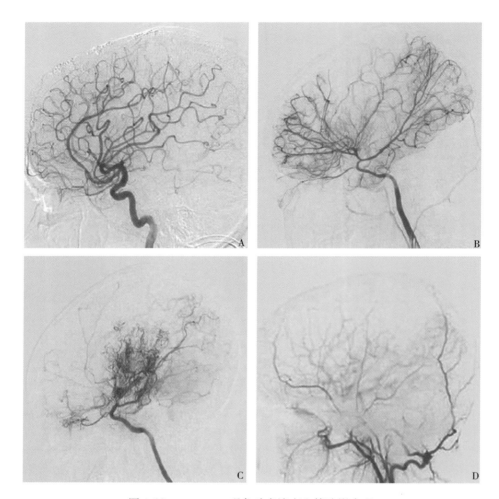

图 4-22　moyamoya 现象动态演变血管造影表现

A. 正常侧位颈内动脉超选择性血管造影；B. 颈内动脉狭窄，但尚无新生侧支血管生成；C. 颈内动脉远段
严重狭窄，大脑皮层灌注降低，并伴有明显的烟雾状新生侧支血管生成；D. 颈内动脉完全闭塞。引自 Scott RM,
Smith ER. Moyamoya disease and Moyamoya syndrome. NEJM, 2009, 3, 60：1226 – 1237

底动脉尖部（top of basilar artery）。基底动脉尖部发生栓塞时往往可以引起双侧大脑后动脉、双侧小脑
上动脉、供血中脑、丘脑的穿支血管而引起严重的神经功能障碍，临床上被称为基底动脉尖综合征。此
外，大脑后动脉、小脑后下动脉也是心源性脑栓塞好发的部位之一。

心源性脑栓塞时，缺血时间发生骤然，侧支循环代偿体系尚不能有效建立，因此脑组织很快发生缺
血、缺氧、坏死。脑栓塞发生后栓子可以通过崩解、自溶、向远端移动等机制使闭塞的血管发生再通，
缺血的脑组织恢复供血，从而引起梗死脑组织发生灌注突破，而易出现出血性梗死。

2. 动脉 – 动脉源性栓塞（artery-to-artery embolism）　近年来，动脉 – 动脉源性栓塞在缺血性卒中
病理生理机制中的角色越来越引起人们的重视。动脉 – 动脉源性栓塞的栓子常常起源于主动脉弓、头颈
部入颅动脉，以及颅内主要动脉的开口部位。

主动脉弓是动脉 – 动脉栓塞的一个重要栓子来源，尤其好发于心脏手术期间夹闭主动脉时。夹闭主
动脉弓可引起主动脉弓的动脉粥样硬化性斑块成分发生脱落，从而引起脑组织和（或）其他组织动
脉 – 动脉源性栓塞。主动脉弓脱落的栓子成分可以是多种多样，如胆固醇结晶、钙化成分、白色血栓和
红色血栓等。头颈部入颅动脉的开口也是动脉 – 动脉源性栓塞栓子来源的主要部位，如颈内动脉起始

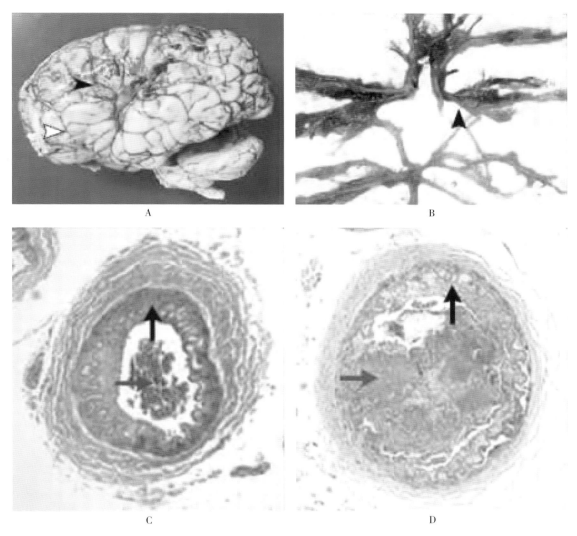

图 4-23　Moyamoya 病的病理改变

Willis 环血管显示双侧大脑中动脉狭窄，右侧为著（A）；脑组织病理可见新鲜梗死（白箭头）与陈旧梗死并存（B）；镜下病理显示血管中膜增生（黑箭头）并伴有管腔内血栓形成（蓝箭头）

端、椎动脉开口处等。

虽然动脉粥样硬化是导致动脉-动脉源性栓塞的主要病理基础，但其他多种疾患同样可以损伤血管、继发血栓，引起动脉-动脉源性栓塞的发生。夹层动脉瘤是缺血性卒中相对少见的病因，破入血管壁的血液凝固可以在局部形成血栓。血栓成分在血流的不断冲击下脱落，进而引起动脉-动脉源性栓塞的发生。头颈部血管的炎性疾病，如颞动脉炎、大动脉炎等也可破坏血管内膜，引起局部血栓形成，从而引发动脉-动脉源性栓塞的发生。纤维肌发育不良是一个相对少见的病因，可累及颈内动脉和椎动脉，病变血管常常成为远段血管栓塞的重要栓子来源。

表 4-2　临床常见心源性脑栓塞疾病

1. 心律失常
(1) 房颤（atrial fibrillation）
(2) 病态窦房结综合征（sick-sinus syndrome）
2. 心脏瓣膜疾病
(1) 风湿性二尖瓣、主动脉瓣疾病（rheumatic mitral and aortic valve disease）
(2) 主动脉弓、二尖瓣钙化（calcific aortic and mitral valve disease）
(3) 人工心脏瓣膜（prosthetic valves）
(4) 感染性心内膜炎（bacteria endocarditis）
(5) 非感染性心内膜炎（non bacteria endocarditis）
　　系统性红斑狼疮（lupus erythematosis）
　　抗心磷脂抗体综合征（antiphospholipid syndrome）
　　肿瘤（cancer）
　　黏液瘤瓣膜变性（myxomatous valve degeneration）
3. 心肌疾病
(1) 心肌梗死（myocardial infarction）
(2) 心肌活动减低（hypokinetic region）
(3) 室壁瘤（myocardial aneurysms）
(4) 心肌炎（myocarditis）
(5) 心肌病（myocardopathies）
4. 间隔缺损
(1) 卵圆孔未闭（patent foramen ovale，PFO）
(2) 房间隔缺损（atrial septal defects，ASD）
(3) 室间隔缺损（ventricular septal defects，VSD）
(4) 房间隔动脉瘤（atrial septal aneurysm，ASA）
5. 心腔损伤
(1) 心脏肿瘤（cardiac tumors）
　　黏液瘤（myxomas）
　　横纹肌瘤（rhabdomyomas）
　　纤维弹性组织瘤（fibroelastomas）
(2) 球形血栓（ball thrombi）
(3) 自发性回声反差（spontaneous echo contrast）

表 4-3　临床常见心源性脑栓塞疾病危险分级

高危组疾患（high-risk categories）
1. 瓣膜手术（valve surgery）
2. 房颤、房扑、病窦合并瓣膜疾患（A-fib，A-flutter，sick sinus with valve disease）
3. 房颤、房扑、病窦不合并瓣膜疾患（A-fib，A-flutter，sick sinus without valve disease）
4. 室壁瘤（ventricular aneurysm）
5. 附壁血栓（mural thrombus）
6. 心肌病或左室运动不良（cardiomyopathy or left ventricle hypokinesis）
7. 心室无运动区（akenetic region）

中危组疾患（medium-risk categories）
1. 6个月内心肌梗死（myocardial infarction within 6 mo）
2. 心脏瓣膜病不伴房颤、房扑、病窦（valve disease without A-fib，A-flutter，sick sinus）
3. 充血性心力衰竭（congestive heart failure）
4. 左室功能减低（decreased left ventricle function）
5. 左室壁节段运动减低（hypokinetic segment）
6. 二尖瓣脱垂（mitral valve prolapse）
7. 二尖瓣环形钙化 mitral annulus calcification

动脉-动脉源性的栓塞，由于血流方向的限制，栓子只能栓塞于下游、远端的动脉。颈内动脉起源的动脉-动脉源性栓塞，栓子往往栓塞在大脑中动脉及其分支，少数情况下可以栓塞在大脑前动脉或脉络膜前动脉。起源于椎动脉开口的动脉-动脉源性栓塞，栓子沿同侧椎动脉前行，可栓塞于同侧和（或）对侧后循环的分支血管。

3. 反常性脑栓塞（paradoxical embolism） 指静脉源性栓子通过一些特殊的通道进入动脉系统，而造成组织器官栓塞、缺血事件发生的病理生理过程。从病理生理机制分析，反常性栓塞的发生必须满足3个前提条件：①静脉系统血栓的形成；②静脉系统和动脉系统相互交通的通道；③静脉系统的压力高于动脉系统。临床上最为常见的静脉系统与动脉系统相互交通的通道为房间隔缺损（atrial septal defects，ASD）和卵圆孔未闭（patent foramen ovale，PFO），少见的病理状况包括室间隔缺损（ventricular septal defects，VSD）和肺动-静脉畸形。

房间隔缺损或卵圆孔未闭时，静脉源性栓子伴随血液循环进入上、下腔静脉及右心房，由于右心房与左心房之间存在潜在的通路，同时，在右心房压力高于左心房压力的情况下（如伴有肺动脉高压、咳嗽、Valsalva动作），这时便产生了右向左分流（right-to-left shunt），随即静脉源性栓子便由静脉系统"反常性"进入动脉系统引起脑栓塞（图4-24）。

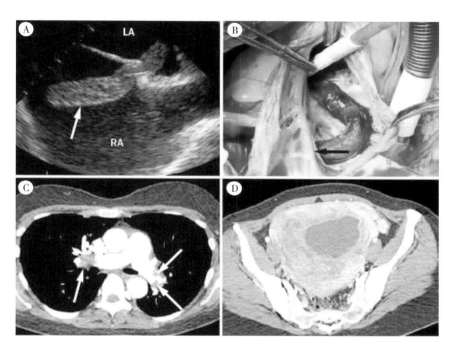

图4-24 卵圆孔未闭（PFO）与反常性栓塞
A. 二维经食管心脏超声显示血栓骑跨于PFO（箭头）；B. 心脏外科手术直视下血栓骑跨于PFO（箭头）；C. 肺动脉栓塞（箭头）；D. 子宫肌瘤压迫至盆静脉血栓形成

表4-4对比了不同性质脑栓塞栓子的性质和成分。

表 4-4　不同性质脑栓塞栓子主要成分比较

心源性脑栓塞	动脉 - 动脉脑栓塞	反常性脑栓塞
1. 红色富含红细胞 - 纤维蛋白性栓子	1. 红色富含红细胞 - 纤维蛋白性栓子	1. 红色富含红细胞 - 纤维蛋白性栓子
2. 白色富含血小板 - 纤维蛋白性栓子	2. 白色富含血小板 - 纤维蛋白性栓子	2. 白色富含血小板 - 纤维蛋白性栓子
3. 钙化栓子	3. 钙化栓子	
4. 细菌性栓子	4. 胆固醇结晶栓子	
5. 纤维性栓子	5. 动脉粥样硬化斑块成分栓子	
6. 黏液瘤成分栓子		
7. 人工瓣膜成分		

三、凝血功能障碍

1. 蛋白 C 缺乏（protein C deficit）　蛋白 C 是一种维生素 K 依赖的血浆抗凝血因子。生理情况下，蛋白 C 以双链的酶原形式存在于循环血液中。当蛋白 C 通过血栓调节蛋白（thrombomodulin）结合于血管内膜后，在凝血酶的作用下，蛋白 C 被活化（活化的蛋白 C）。在蛋白 S 的协同作用下，蛋白 C 可以灭活凝血因子 V a 和Ⅷa，并促进纤维蛋白溶解。

蛋白 C 缺乏通常为 2 号染色体蛋白 C 编码基因突变，基因转录效率降低，血浆蛋白 C 水平降低引起；另外，少数病例可表现为蛋白 C 功能异常。家族性蛋白 C 缺乏可分为两种类型：①表现为蛋白 C 数量和功能平行性降低；②主要表现为蛋白 C 功能异常。蛋白 C 缺乏的人群发病率为 0.2%~0.4%，临床通常可引起静脉系统血栓形成（包括脑静脉窦血栓形成），然而，蛋白 C 在动脉系统血栓形成的作用尚无肯定的结论，尚需相关大规模、前瞻性临床试验的论证。

2. 蛋白 S 缺乏（protein S deficit）　蛋白 S 是一种维生素 K 依赖的血浆糖蛋白，主要在肝内合成。在血浆中，2/3 的蛋白 S 系与 C4b 结合蛋白（C4b binding protein）结合存在，仅 1/3 是以游离的活性蛋白形式存在。蛋白 S 的生理功能为活化蛋白 C 的辅助因子。临床上蛋白 S 缺乏通常表现为三种类型：①蛋白 S 数量降低；②蛋白 S 功能异常；③蛋白 S 总量正常，但游离的活性蛋白 S 数量减少。高加索人群中，蛋白 S 缺乏的发病率小于 0.2%。虽然蛋白 S 缺乏是静脉系统血栓形成的重要因素，但蛋白 S 缺乏与动脉系统血栓形成的关系尚有待于相关临床试验的验证。

3. 抗凝血酶Ⅲ缺乏（antithrombin Ⅲ deficit）　抗凝血酶Ⅲ是一种糖蛋白，由肝细胞和血管内皮细胞合成。抗凝血酶除可抑制凝血酶的活性外，尚可通过灭活凝血因子Ⅸa、Ⅹa、Ⅺa、Ⅻa 和Ⅶa 抑制血栓的形成。在缺乏肝素存在的情况下，抗凝血酶Ⅲ的直接抗凝作用慢且弱；生理情况下，循环血中几乎无肝素存在，抗凝血酶Ⅲ主要通过与内皮细胞表面的硫酸乙酰肝素结合而增加内皮细胞抗凝作用。但当与肝素结合后，其抗凝作用可增加 2000 倍。

抗凝血酶Ⅲ缺乏可表现为遗传性和获得性两种类型。遗传性蛋白 C 缺乏是位于 1 号染色体抗凝血酶Ⅲ编码基因突变引起，临床可表现两种类型：①表现为抗凝血酶数量降低；②表现为抗凝血酶Ⅲ功能异常。抗凝血酶Ⅲ人群发病率为 0.02%~0.2%。遗传性抗凝血酶Ⅲ可增加静脉系统血栓形成的危险增高 25%，然而其与动脉系统血栓形成的关系尚无肯定结论。

4. 五因子 Leiden 突变（factor five Leiden mutation）　活性蛋白 C 抵抗（activated protein C resistance）是指功能正常的蛋白 C 失去其生理性抗凝特性的一种病理生理状态。90%~95% 的活性蛋白 C 抵抗是由于 1 号染色体凝血因子 V 基因碱基置换（G1691A），即五因子 Leiden 突变引起。这种突变导致 V 因子的活性蛋白 C 剪切位点（Arg506Gln）发生修饰，从而使活性蛋白 C 失去对凝血因子 V a 灭活的生理功能。在高加索人群中，五因子 Leiden 突变的发生率为 5%~6%。五因子 Leiden 突变可以增加 5~8 倍的静脉系统血栓形成的风险，然而其与动脉系统血栓形成的关系尚无肯定结论。

5. 凝血酶基因 G20210A 突变（prothrombin G20210A mutation） 凝血酶基因 G20210A 突变可以引起血浆中凝血酶含量增高，从而增加静脉系统血栓形成的风险。在欧洲人群中凝血酶基因 G20210A 突变的发生率为 2% 。凝血酶基因 G20210A 可增加 3 倍静脉系统血栓形成的风险。类似于其他遗传性高凝状态，凝血酶基因 G20210A 与动脉系统血栓形成的关系尚不明了。

四、低灌注（hypoperfusion）

根据低灌注性脑梗死发生病理机制的不同，作者将其进一步划分为系统性低灌注性脑梗死、区域性低灌注性脑梗死和混合型低灌注性脑梗死。

1. 系统性低灌注性脑梗死 系统性低灌注（systematic hypoperfusion）脑梗死是指在系统性灌注压下降时，引起脑组织缺血、缺氧而发生的缺血性脑血管病。引起系统性灌注压下降的疾病主要包括：①各类引起心功能障碍，心排出量下降的心脏疾病，如心脏骤停、严重心律失常等；②各类引起有效血容量下降、组织灌注不足的疾病，如失血性休克、大量脱水等；③各类引起血流携氧能力下降，脑组织供氧不足的疾病（氧灌注下降），如肺栓塞、严重贫血、一氧化碳中毒等。上述各种原因引起系统性低灌注时，临床除表现为脑组织缺血、缺氧性神经功能障碍外，常常伴随其他系统器官的缺血、缺氧表现。

2. 区域性低灌注性脑梗死 区域性低灌注（localized hypoperfusion）是相对于系统性低灌注而言。心脏每次完成泵血后，血流在动脉系统内不断地通过"动能"和"弹性势能"之间的相互转化，由近心端血管向远心端血管不断移行。当脑组织主干供血动脉由于动脉粥样硬化等各种原因发生血管狭窄时，由于狭窄局部的动脉结构、组织成分的改变，单位体积的动脉血流跨过狭窄部位时，需要克服更大的阻力完成做功，从而导致更多的能量消耗和狭窄远段血管灌注压的下降。当能量消耗达到一定限度时，局部灌注压的降低已不能满足脑组织正常生理活动需求时，即引起组织缺血缺氧和梗死发生。这个病理生理过程被称为区域性低灌注性脑梗死。

3. 混合型低灌注性脑梗死 混合型低灌注（mixed type hypoperfusion）脑梗死指既存在脑动脉狭窄引起的区域性灌注压下降，同时又合并系统性灌注压的降低，在区域性低灌注和系统性低灌注共同作用下引起脑组织缺血、缺氧和梗死的发生。临床上，混合型低灌注常常见于对长期高血压患者进行降压治疗时：长期的高血压，可引起患者头颈部入颅血管的动脉粥样硬化改变和血管狭窄（区域性低灌注）；此时，若合并"过度降压"（甚至是控制在通常认为合理的水平）（系统性低灌注），就有可能在区域性低灌注和系统性低灌注的共同作用下，引起缺血性脑血管病的发生。此时脑血管病变常常相对比较"隐蔽"，往往被临床医生所忽略，因此，重视混合型低灌注的病理生理机制具有十分重要的现实临床意义。

第二节 血栓形成的相关病理学

一、血栓分类

血栓形成可以分成两个基本过程：即血小板的黏集和凝血途径的激活。血栓形成首先是血小板自血流中不断析出，并黏附在受损的血管内膜上。黏附于血管内膜的血小板发生肿胀、伪足形成，并释放出 ADP、TXA_2 等多种细胞因子。这些细胞因子又进一步促进其他血小板发生黏附、聚集和释放等反应，从而不断地聚集在已经被活化的血小板表面。同时，由于凝血途径的激活，在凝血因子、凝血酶、ADP、TXA_2 等因子相互协同作用下，血小板黏附、聚集作用进一步扩大，最终形成血小板源性血栓。随后血栓的成分及其转归则由于血栓发生的部位、局部血流速度等因素的不同而有较大的差异。

1. 白色血栓

（1）形成过程：血小板血栓形成的同时，由于趋化作用，白细胞不断附着于血小板表面。同时，在血小板与血小板之间可存在少量的纤维素成分。由于该部位血流速度较快，在血流的冲刷和稀释作用，凝血因子相对不易在局部形成有效的浓度以充分激活凝血途径。

（2）病理特性：外形呈灰白色、质地较坚硬。

（3）常见部位：白色血栓通常见于心脏和血管系统；同时亦可见于静脉血栓的起始部。

2．红色血栓

（1）形成过程：当白色血栓进一步扩大，直至血管腔被完全闭塞时，血栓下游局部血流停止，血液迅速凝固，此过程如体外血液凝固类似。在纤维素网格内填充按正常比例分布的红细胞和白细胞。

（2）病理特点：红色血栓形成初期，表面光滑，呈暗红色，富有弹性。随时间推移，水分被逐渐吸收，变得干燥、粗糙，同时红细胞逐渐降解，颜色转为灰白色。

（3）常见部位：动脉、静脉内均可发生。

3．混合血栓

（1）形成过程：白色血栓呈小团块状突入血管腔内，使流经的血液发生涡流，血液的涡流又促进新的血小板不断发生黏附和聚集。这一过程不断发生，最终使血小板堆的数目不断增加，形成许多分支的小梁。小梁间血流速度逐渐减慢，凝血因子、凝血酶的浓度增高，最终凝血途径被激活，使纤维蛋白多聚体生成。纤维蛋白的框架结构网络大量的红细胞和白细胞等血液成分，最终形成混合血栓。

（2）病理特点：肉眼观察，血栓表面呈崎状，横行排列，呈波浪形。这种灰白色横向纹理称 Zahn's 线。这种血栓呈灰白色和灰红色相互交叠的圆柱形，构成延续血栓的体部。

（3）常见部位：混合血栓主要见于静脉系统。在动脉血栓的下游或房颤时心房内的血栓也可为混合血栓。

4．纤维素性血栓　又称透明血栓（hyaline thrombus），多发生于微循环的小血管内，仅纤维镜下能够发现，故又称微血栓（mircrothrumbus）。主要发生于弥散性血管内凝血时，主要成分为纤维素结构。

二、血栓的结局

1．血栓溶解、吸收和软化　血栓形成的同时，纤溶系统也有不同程度的激活，血栓中的纤维蛋白吸附大量的纤溶酶，可以使血栓发生溶解、软化。小的血栓溶解液化后被全部吸收或被血液冲刷而不留痕迹。

2．血栓－栓塞　较大的血栓不可能被完全吸收而被机化，或部分发生软化，在血流的不断冲刷下，血栓部分成分脱落，形成栓子随血流运行，最终可阻塞于相应管径的血管而发生血栓－栓塞。

3．血栓机化和再通　血栓形成后被新生肉芽组织所逐渐取代的过程，称为血栓机化。当形成的血栓较大，不能为完全吸收时，则可由病变部位的血管壁生长出肉芽组织将血栓机化。由于血栓部分溶解或部分水分被吸收而出现收缩，使血栓内部出现裂隙。继之，在紧接血栓处的血管内皮细胞增生，并延裂隙生长，覆盖于裂隙表面，形成新的血管管腔，血流又得以通过，这种使阻塞血管重新恢复血流的过程，称为再通（recanalization）。

这些新生的毛细血管之间会逐渐扩张，并血流应力作用下发生改建，形成新的小动脉或小静脉。血栓机化早在血栓形成第一天已经开始，第三四天就比较牢固地附着于血管壁。完全机化后，血栓一般不再延伸，也不会脱落。机化往往从血栓的周边开始。机化的速度与血管大小、血管壁状况，以及阻塞程度有关。较小血管血栓机化快，原来有炎症反应血管比正常血管机化快。血管壁有动脉粥样硬化机化速度慢，如血管壁完全坏死，机化不能进行。

4．血栓钙化　如果形成的血栓较大，既不能软化，又不能被完全机化，则往往有钙盐沉着而发生钙化，使血栓变成坚硬的质块，称静脉石（wenolith）或动脉石（arteriolith）。

5．同质化　血栓的同质化，即红细胞、白细胞崩解，纤维蛋白失去其网状结构形成同质性质块。此后，血栓变成灰色，均匀一致的外观，体积也因血栓内部水分吸收，而变得干燥、缩小。

三、不同部位血栓形成的特点

1．心房内附壁血栓　心房附壁血栓形成以风心病、二尖瓣狭窄、心房纤颤、充血性心力衰竭时最为常见。二尖瓣狭窄时，左房内的血流不能有效排空，引起血流淤滞，因而有利于血小板的析出。另外，充血性心力衰竭时，分钟心排出量减少，心脏各腔室内残留血量明显增加，血流速度减慢，有利于血小板的沉积和局部凝血因子的聚集。心房纤颤时，由于左房无节律的收缩，不能有效地排空左房内的血流，引起血流淤滞甚至血流停滞，有利于心房内血栓形成。风湿性心肌炎及心肌纤维化，风湿性心内膜炎、二尖瓣钙化、人造瓣膜等可使血液中的血小板更容易黏附于心房而形成血栓。此外，心肌纤维化、瓣膜钙化可激活内源性凝血系统，也可促进血栓形成。

心房内附壁血栓形成部位以心耳最为常见，因为此处血流速度缓慢，内壁的梳妆肌排列成交织状，易形成涡流；当心房出现充血性扩张，此处血流受影响更大，甚至停滞，从而有利于血栓形成。

另一常见部位是心房后壁。此时，在扩大的心房和心耳内可见呈斑块状、暗红色的延续性血栓。大的血栓可充满心房和心耳，在心房仅留下一条不规则狭长通道。心房内的血栓有时可呈球形，切面为红白相间的同心圆排列。该血栓在心房内可上下活动，偶尔可嵌入瓣膜口造成致死性栓塞。血栓也可脱落形成血栓－栓塞。

2. 心室内附壁血栓 心室附壁血栓形成常见于心肌梗死、各种心肌病、心肌炎、心内膜心肌纤维化、心内膜弹性纤维增生症和克山病等。上述疾病往往合并有心内膜的损伤和（或）心功能下降，以及心室腔的扩大。心功能下降使心肌摄血分数降低、血流速度减慢、摄血末期心室内残血量增多；心室腔扩大时可形成涡流；长期反复的心力衰竭、心脏扩大和心肌肥厚并存，使肉柱呈索状隆起或多层交织架桥状，肉柱间隐窝深陷有如迷路，血流容易形成涡轮，均有利于附壁血栓形成。心室扩张以心尖部最突出，甚至呈心尖出和或乳头肌、肉柱之间常见。

肉眼所见：心室附壁血栓以混合性血栓常见，灰红、质较松软、表面欠光滑、呈团块状粘连在心室内膜上或呈小的碎片状散布于乳头肌、肉柱之间。镜下所见，血栓基底部可见血小板梁与心内膜相连，血小板小梁之间有大量交织成网的纤维，纤维网眼中分布着大量血细胞。有细菌感染时可见细菌菌落。病程较长的病例，血栓可被机化；当有心室内膜覆盖后，血栓便呈灰白色斑块，成为心室壁的一部分，引起心室壁增厚、心腔缩小，影响心肌收缩，进一步加重心功能障碍。血栓未被机化或机化不完全时，部分血栓可以脱落，造成血栓－栓塞。

3. 大血管内血栓 动脉血栓形成的概率大大低于静脉血栓，尤其是大、中动脉，因其血流速度快、动脉有搏动，血小板和凝血因子不易在局部滞留，故形成血栓的机会较低。但由于其生理功能的重要性，动脉血栓的危害性比静脉血栓更大。

动脉血栓形成常见于动脉粥样硬化、动脉炎时。这些情况下，均有动脉内膜的破坏，伴有或不伴涡流形成，可使血小板与内皮下胶原黏附，引发血栓形成。

脑动脉粥样硬化性血管狭窄、血栓形成的发生部位有较大的性别和种族的差异。白种人当中，动脉粥样硬化血管闭塞好发于颈内动脉颅外段和椎动脉颅外段。非洲裔美国人（african-americans）、亚裔人群和女性患者动脉粥样硬化血管闭塞好发于 Willis 动脉环及其较大的血管分支，而颅外血管病变发生率相对较低。绝经期后的女性，颅外血管病变的发生率开始增加。

前循环动脉粥样硬化闭塞性血管病常常发生在颈内动脉起始段。动脉粥样硬化病变通常起于颈总动脉，沿后侧壁向颈内动脉移行。随着动脉粥样硬化斑块体积不断增大，斑块逐渐向颈总动脉、颈内动脉、颈外动脉管腔内突出。前循环颅内动脉粥样硬化的其他好发部位包括：颈内动脉入颅近段、颈内动脉虹吸弯、大脑中动脉 M1 段等。后循环动脉粥样硬化闭塞性血管病常常发生于椎动脉起始段，另外椎动脉的颅内段、基底动脉也是动脉粥样硬化好发部位。

早期动脉血栓是以血小板为主的白色血栓，在病变部位可见灰白、质硬的小团块。大动脉瘤时，动脉瘤的部位有涡流形成，可见呈层状、红白相间分布的球形血栓。此血栓形成增加了患处动脉壁的厚度，可以防止动脉瘤破裂，故具有一定的保护作用。中动脉的疾患，如动脉粥样硬化、血栓闭塞性脉管炎、特发性动脉血栓形成等时，往往可形成混合血栓，此时，血栓呈灰白、灰红相间，斑块或息肉状，当管腔完全阻塞后，在血栓形成上下方可见红色血栓。

动脉血栓形成后，体积小者可被机化，机化后可再通；更大者可被钙化，形成动脉石。如果血栓未被及时、完全机化，便有可能脱落形成血栓性栓子，造成下游动脉分支栓塞。血栓形成如果使管腔完全阻塞，则可使病变部位血流中断，出现缺血性梗死。常见部位有心、脑、四肢、肾、脾等脏器。

（冀瑞俊 李存江 宣 琪）

参 考 文 献

1. Fuster V, Badimon L, Badimon J, et al. The pathogenesis of coronary artery disease and the acute coronary syndromes. N Engl J Med, 1992, 326：242 - 250

2. Fisher M, Paganini-Hill A, Martin A, et al. Carotid plaque pathology. Thrombosis, ulceration, and stroke pathogenesis. Stroke, 2005, 36：253 - 257

3. Farb A, Burke AP, Tang AL, et al. (1996). Coronary plaque erosion without rupture into a lipid core. A frequent cause of coronary thrombosis in sudden coronary death. Circulation, 1996, 93：1354 - 1363

4. Amarenco P, Duyckaerts C, Tzourio C, et al. The frequency of ulcerated plaques in the aortic arch in patients with stroke. N Engl J Med, 1992, 326：221 - 225

5. Arbustini E, Dal Bello B, Morbini P, et al. Plaque erosion is a major substrate for coronary thrombosis in acute myocardial infarction. Heart, 1999, 82：269 - 272

6. Bladin PF, Berkovic SF. Striatocapsular infarction：large infarcts in the lenticulostriate arterial territory. Neurology, 1984, 34：1423 - 1430

7. Bornstein NM, Krajewski A, Leweis AJ, et al. Clinical significance of carotid plaque hemorrhage. Arch Neurol, 1990, 47：958 - 959

8. Brandt T, Orberk E, Weber R, et al. Pathogenesis of cervical artery dissections. Association with connective tissue abnormalities. Neurology, 2001, 57：24 - 30

9. Caplan LR. Intracranial branch atheromatous disease：a neglected, understudied, and underused concept. Neurology, 1989, 39：1246 - 1250

10. Caplan LR, Estol CJ, Massaro AR (2005). Dissection of the posterior cerebral arteries. Arch Neurol 62：1138 - 1143

11. Cerebral Embolism Task Force. Cardiogenic brain embolism. Arch Neurol, 1986, 43：71 - 84

12. Chabriat H, Vahedi K, Iba-Zizen MT, et al. Clinical spectrum of CADASIL：a study of 7 families. Lancet, 1995, 346：934 - 939

13. Dichgans M, Mayer M, Uttner I, et al. (1998). The phenotypic spectrum of CADASIL：clinical findings in 102 cases. Ann Neurol, 1998, 44：731 - 739

14. Joutel A, Corpechot C, Ducros A, et al. Notch3 mutations in CADASIL, a hereditary adult-onset condition causing stroke and dementia. Nature, 1996, 383：707 - 710

15. Chaves C, Estol C, Esnaola M, et al. Spontaneous intracranial internal carotid artery dissection. Arch Neurol, 2002, 59：977 - 981

16. Di Tullio M, Sacco RL, Gopal A, et al. Patent foramen ovale as a risk factor for cryptogenic stroke. Ann Intern Med, 1992, 117：461 - 465

17. Fisher CM. Lacunes：small, deep cerebral infarcts. Neurology, 1964, 15：774 - 784

18. Fisher CM (1969). The arterial lesions underlying lacunes. Acta Neuropathol (Berl), 1969, 12：1 - 15

19. Fisher M, Paganini-Hill A, Martin A, et al. Carotid plaque pathology. Thrombosis, ulceration, and stroke pathogenesis. Stroke, 2005, 36：253 - 257

20. Greenberg SM. Cerebral amyloid angiopathy and vessel dysfunction. Cerebrovasc Dis, 2002, 13：42 - 47

21. Hagen PT, Scholz DG, Edwards WD. Incidence and size of patent foramen ovale during the first 10 decades of life：an autopsy study of 965 normal hearts. Mayo Clin Proc, 1984, 59：17 - 20

22. Jones HR Jr, Caplan LR, Come PC, et al. Cerebral emboli of paradoxical origin. Ann Neurol, 1983, 13：314 - 319

23. Judge RD, Currier RD, Gracie WA, et al. (1962). Takayasu's arteritis and the aortic arch syndrome. Am J Med, 1962, 32：379 - 392

24. Lechat P, Mas JL, Lascault G, et al. Prevalence of patent foramen ovale in patients with stroke. N Engl J, 1988, Med 318：1148 - 1152

25. Masuda J, Ogata J, Yutani C, et al. Artery-to-artery embolism from a thrombus formed in stenotic middle cerebral artery：report of an autopsy case. Stroke, 1987, 18：680 - 684

26. Masuda J, Yutani C, Ogata J, et al. （1994）. Atheromatous embolism in the brain: a clinicopathologic analysis of 15 autopsy cases. Neurology, 1994, 44:1231 - 1237

27. Numano F, Okawara M, Inomata H, et al. Takayasu's arteritis. Lancet, 2000, 356:1023 - 1025

28. Peters N, Opherk C, Bergmann T, et al. Spectrum of mutations in biopsy-proven CADASIL: implications for diagnostic strategies. Arch Neurol, 2005, 62:1091 - 1094

29. Rolfs A, Bo̎ttcher T, Zschiesche M, et al. Prevalence of Fabry disease in young patients with cryptogenic stroke: a prospective study. Lancet, 2005, 366:1794 - 1796

30. Schiffmann R, Ries M. Fabry's disease-an important risk factor for stroke. Lancet, 2005, 366:1754 - 1756

31. Rubinstein SM, Peerdeman SM, van Tulder MW, et al. A systemic review of the risk factors for cervical artery dissection. Stroke, 2005, 36:1575 - 1580

32. Schievink WI. Spontaneous dissection of the carotid and vertebral arteries. N Engl J Med, 2001, 344:898 - 906

33. Scott RM, Smith ER. Moyamoya disease and Moyamoya syndrome. NEJM, 2009, （3）, 60:1226 - 1237

34. Schievink WI. Spontaneous dissection of the carotid and vertebral artery. NEJM, 2001, （344）, 12:898 - 906

第五章 急性缺血性脑血管病溶栓药物相关药理学

第一节 纤溶酶原激活剂发展简史

药物溶栓（pharmacological thrombolysis）或化学溶栓（chemical thrombolysis）是指通过化学药物的作用，激活人体生理性纤溶系统，从而达到溶解血栓，再通血管，恢复供血的一种缺血性血管病临床治疗方法。溶栓药物通常属于纤溶酶原激活物（plasminogen activator），其可以将血液中存在的无活性的纤溶酶原（plasminogen）激活为有活性的纤溶酶（plasmin），而后者可以降解血栓的纤维蛋白框架结构，从而达到溶解血栓的目的。纤溶酶原激活物作为目前临床主要的溶栓药物，经历了近百年的发展历程。按照年代的发展顺序，表5-1汇总了与纤溶酶原激活剂诞生、发展相关的主要历史事件：

表 5-1 纤溶酶原激活剂诞生和发展相关的主要历史事件

年代	主 要 事 件
1933 年	科学家 Tillet 和 Garner 发现链球菌素（streptococcal substance），也就是后来的链激酶（streptokinase）。链激酶可以通过激活纤溶酶原，进而激活生理性纤溶系统
1947 年	科学家 Astrup 和 Permin 发现动物机体组织中含有一种物质可以激活纤溶酶原，即后来的组织型纤溶酶原激活物（tissue-type plasminogen activator，t-PA）
1948 年	科学家研究发现，葡萄球菌属（staphylococcus aureus）可以分泌一种蛋白酶，被称为葡萄球菌激酶（staphylokinase，sak），并证实其具有纤溶活性
1951 年	科学家 William 证实尿液中存在一种具有纤溶活性的物质，即尿激酶（urokinase）。尿激酶属于尿激酶型纤溶酶原激活物（urokinase-type plasminogen activator，u-PA）
20 世纪 70 年代	科学家 Bernik 和 Nolan 发现一些人体的组织细胞在特定条件下可表现出尿激酶样的纤溶活性，即后来的单链尿激酶型纤溶酶原激活物（single chain urokinase-type plasminogen activator，scu-PA）或 pro-UK
20 世纪 80 年代	在汇总纤溶系统相关生理学、生物化学、病理生理学研究的基础上，人们逐渐明确了纤维蛋白选择性生理纤溶过程的分子机制，为随后的纤维蛋白选择性纤溶酶原激活物（fibrin-selective plasminogen activator）和非纤维蛋白选择性纤溶酶原激活物（non fibrin-selective plasminogen activator）的分类奠定了理论基础
1996 年	美国 FDA 证实批准重组组织型纤溶酶原激活物应用于急性缺血性脑血管病的溶栓治疗

第二节 纤溶酶原激活剂的分类

根据不同的分类标准，纤溶酶原激活剂可以进行不同的划分。

1. 根据生理组织来源的不同进行分类 根据生理组织来源不同，纤溶酶原激活物可以分为组织型纤溶酶原激活物（tissue-type plasminogen activator，t-PA）和尿激酶型组织纤溶酶原激活物（urokinase-type plasminogen activator，u-PA）（表5-2）。

表 5-2 组织型纤溶酶原激活剂和尿激酶型纤溶酶原激活剂种类和来源

	组织型纤溶酶原激活物	尿激酶型纤溶酶原激活物
包含种类	组织型纤溶酶原激活物（t-PA）	尿激酶（urokinase）
	重组组织型纤溶酶原激活物（rt-PA）	单链尿激酶型纤溶酶原激活物（scu-PA）
	tenecteplase 和 reteplase	双链尿激酶型纤溶酶原激活物（tcu-PA）
组织来源	组织细胞	人体尿液
	基因工程	

2. 根据纤维蛋白选择性的不同进行分类　根据纤维蛋白选择性的不同，纤溶酶原激活物可以分为纤维蛋白选择性纤溶酶原激活物（fibrin-selective plasminogen activator）和非纤维蛋白选择性纤溶酶原激活物（non fibrin-selective plasminogen activator）。

（1）纤维蛋白选择性纤溶酶原激活物（包括 t-PA，单链 u-PA）的主要纤溶特性：①优先激活与纤维蛋白结合的纤溶酶原（fibrin-bound plasminogen）；②被激活的纤溶酶仍保持与纤维蛋白结合；③因为蛋白的活性位点，以及赖氨酸结合位点（lysine binding site）发生改变，所以不易被生理性纤溶酶原抑制剂（如 α_2-抗纤溶酶）快速中和。

（2）纤维蛋白非选择性纤溶酶原激活物（包括链激酶，双链 u-PA）的主要纤溶特性：①不仅激活与纤维蛋白结合的纤溶酶原，而且激活血液循环中的纤溶酶原；②激活的纤溶酶很快被 α_2-抗纤溶酶所中和；③未被中和的纤溶酶可以降解其他血浆中的蛋白，造成所谓的纤溶状态（lytic state）。

纤维蛋白选择性纤溶酶原激活物和非纤维蛋白选择性纤溶酶原激活剂的组成和特性见表 5-3。

表 5-3 纤维蛋白选择性和非纤维蛋白选择性纤溶酶原激活物种类和特性

	纤维蛋白选择性纤溶酶原激活物	非纤维蛋白选择性纤溶酶原激活物
包含种类	组织型纤溶酶原激活物(t-PA)	链激酶（streptokinase）
	单链尿激酶型纤溶酶原激活物（scu-PA）	双链尿激酶型纤溶酶原激活物（tcu-PA）
纤溶特性	优先激活与纤维蛋白结合的纤溶酶原	激活与纤维蛋白结合的纤溶酶原，以及激活血液循环中的纤溶酶原
	被激活的纤溶酶仍保持与纤维蛋白结合	激活的纤溶酶很快被 α_2-抗纤维蛋白溶酶所中和
	不易被生理性纤溶酶原抑制剂（α_2-抗纤维蛋白溶酶）快速中和	未中和的纤溶酶可以降解其他血浆中的蛋白，造成纤溶状态

3. 根据发现和生产的年代不同进行分类　根据发现和生产的年代不同，纤溶酶原激活物可以分为第一代（first generation），第二代（second generation）和第三代（third generation）纤溶酶原激活物。不同时代纤溶酶原激活剂的种类和特性见表 5-4。

表 5-4　不同时代纤溶酶原激活物的种类和特性

	名称	半衰期（min）	生化特性
第一代	尿激酶（UK）	14～20	丝氨酸蛋白酶
	链激酶（streptokinase）	18～23	C 型 β 溶血性链球菌提炼
第二代	尿激酶前体（pro-UK）	20	尿激酶原前体
	alteplase（rt-PA）	3～5	丝氨酸蛋白酶
第三代	tenecteplase	17	rt-PA 变体
	reteplase	15～18	删除变异的 rt-PA

第三节　纤溶酶原激活剂的生化特性

一、组织型纤溶酶原激活物

1. 天然组织型纤溶酶原激活物（t-PA）　早在 1947 年，就有研究报道动物机体组织中存在一种物质可以激活纤溶酶原，这种物质在当时被称为纤溶激酶（fibrinokinase）。此后，连续有作者报道从不同组织提炼这种纤溶激酶，如猪的心脏、卵巢，以及人体妊娠后的血管组织，运动后的血液中等。第一个高度纯化的人 t-PA 是从子宫组织中提炼出来，在当时约 5kg 子宫组织可提炼约 1mg t-PA。此后，研究者利用子宫纤溶酶原激活物抗血清证实，组织中、血管中以及血液中存在的纤溶酶原激活物具有相同的免疫学特性。随后的研究证实，这些纤溶酶原激活物均来源于血管内皮细胞。

在 20 世纪 70 年代，随着蛋白纯化技术的提高、生物化学研究的深入、纤溶系统分子调控机制的阐明，在第十七届国际血栓与止血大会上，学者们提出了生理性纤溶过程的分子模型。在当时非纤维蛋白选择性纤溶酶原激活物，如链激酶和尿激酶，作为主要溶栓药物的时代，这个模型的提出为人们进一步探索纤维蛋白选择性纤溶酶原激活物的临床应用价值奠定了重要的理论基础。

20 世纪 70 年代，t-PA 主要是从人黑色素细胞系（Bowes，RPMI-7272）培养液中纯化而来。随着蛋白纯化技术的不断改进，人们可以从该细胞系中获得大量 t-PA 进行相关生物化学、生物学及物理学特性的研究。最初分离、纯化的 t-PA 是单链丝氨酸蛋白激酶（图 5-1），它包含 527 个氨基酸，分子量 70kD，N 末端氨基酸为丝氨酸。随后发现，天然 t-PA 的 N 末端尚包含一个由 3 个氨基酸组成的延伸结构。天然的 t-PA 分子共含有 17 个二硫键（disulfide bond），83 位氨基酸含有一个额外独立的半胱氨酸。纤溶酶对 275 位精氨酸[275]和 276 位异亮氨酸[276]（Arg275-Ile276）之间肽键进行有限性水解，可以将 t-PA 转换成一个由二硫键连接的双链分子结构。

天然 t-PA 分子共含有 4 个结构功能域：①N 末端 47 个氨基酸残基组成的结构域（F 域）：该结构与指域（finger domain）结构非常类似，其主要功能系介导 t-PA 与纤维蛋白之间的亲和力；②由 50～87 位氨基酸残基组成的结构域（E 域），该结构域类似表皮生长因子（epidermal growth factor），其功能与 t-PA 的机体内清除有关；③两个环状结构域（Kringle 结构）：包括由 87～176 位氨基酸残基组成的 K_1 域和由 177～256 位氨基酸残基组成的 K_2 域。这两个 K 结构与纤溶酶原的 5 个 K 结构十分相似；④丝氨酸蛋白酶结构域（P 域）：由 276～527 位氨基酸组成，有 322 位组氨酸、371 位天冬氨酸和 478 位丝氨酸 3 个活性位点。t-PA 的各功能域及其相应功能汇总见表 5-5。

在没有纤维蛋白存在的情况下，血液循环中 t-PA 的含量非常微小。当内、外凝血系统被激活，纤维蛋白不断产生时，纤维蛋白可以快速、高效激发 t-PA 的产生和分泌，从而大量激活生理性纤溶酶原。

纤溶酶原激活剂在激活纤溶酶原的过程中，首先是纤溶酶酶原与 t-PA 依次附着于纤维蛋白提供的一个接触表面，形成一个环形三重复合体（cyclic ternary complex）。三重复合体的产生不仅可以进一步

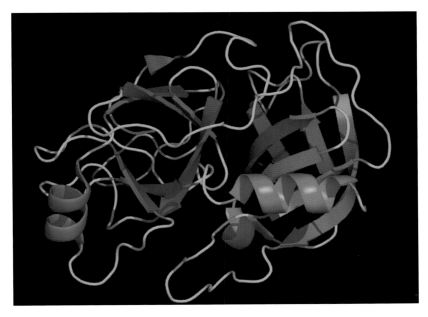

图 5-1 丝氨酸蛋白酶晶体结构示意图

增加纤溶酶原与 t-PA 的亲和力，而且可以提高 t-PA 的催化活性（约 3 倍），从而极大提高了纤溶酶原激活的效率。另外，结合在纤维蛋白表面的纤溶酶，由于其赖氨酸结合位点和活性部位均被占据，因此其被 α_2 抗纤溶酶结合并灭活的生化反应被大大抑制，从而更好的发挥了 t-PA 纤溶特性。图（5-2）显示纤溶酶原激活剂、纤溶酶、纤维蛋白结合形成的三重复合体，纤溶酶降解纤维蛋白，以及纤溶酶被 α_2 抗纤溶酶球蛋白中和的生理过程模式图。

表 5-5 t-PA 的主要功能域名称、组成和功能

功能域名称	氨基酸残基组成	生理功能
F 域	N 末端 47 个氨基酸残基	与纤维蛋白结合
E 域	50～87 氨基酸残基	与肝细胞清除有关
K_1 域	87～176 氨基酸残基	与肝内皮细胞清除有关
K_2 域	177～257 氨基酸残基	与纤维蛋白结合及活性激活相关
P 域	276～527 氨基酸残基	激活纤溶酶原；被纤溶酶原抑制物所结合
蛋白水解链		与血浆降解有关

2. 重组组织型纤溶酶原激活物　随着分子生物学研究的发展，随着基因工程技术的完善，人们利用基因克隆和基因表达技术，将 t-PA 的反转录 DNA（complementary DNA，cDNA）克隆到哺乳动物细胞系并进行基因表达，从而得到重组 t-PA（recombinant tissue type plasminogen activator，rt-PA）。rt-PA 表现出与 t-PA 相同的生化和纤溶特性。随后，中国仓鼠卵巢细胞系的诞生，使得大量生产单链 t-PA 成为可能，因此也促进了 t-PA 商业化的进程。图 5-3 显示重组组织型纤溶酶原激活物阿替普酶（alteplase）的生化结构。

3. 新型重组组织型纤溶酶原激活物　由于阿替普酶体内的半衰期较短（仅 6min），人们开始利用生物学技术，改进阿替普酶的缺陷，从而诞生了许多新型 rt-PA。

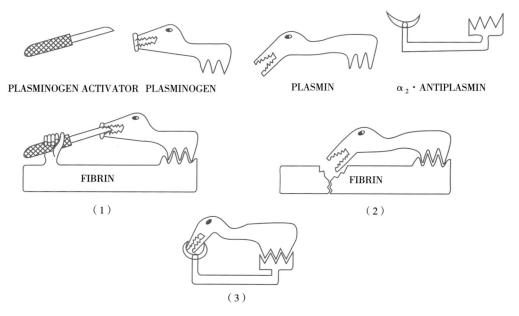

图 5-2　纤溶酶原激活、纤溶、抗纤溶生理过程模式图

纤溶酶原激活物（plasminogen activator）　　纤溶酶原（plasminogen）　　纤溶酶（plasmin）　　α₂-抗纤溶酶球蛋白（α₂-antiplasmin）　　纤溶酶原激活剂、纤溶酶原与纤维蛋白结合，并发生激活生化反应（1）　激活的纤溶酶降解纤维蛋白（2）　　纤溶酶被 α₂-抗纤溶酶球蛋白中和（3）（引自 D Collen，H．R．lignen．The tissue-type plasminogen activator story．Arthroscler Thromb Vasc Biol．2009，29：1151－1155）

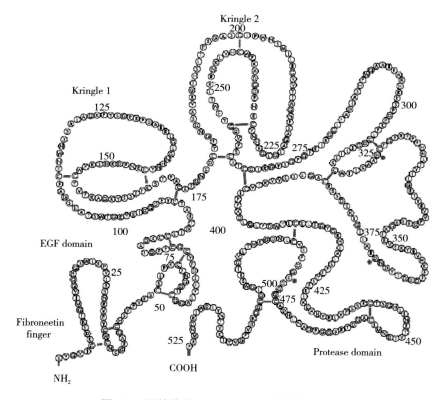

图 5-3　阿替普酶（alteplase）生化结构示意图

指域（finger domain）　　　　　　　　生长因子域（growth factor domain）

三环结构区（kingle region）　　　　　　丝氨酸蛋白酶活性区（serine protease part）

（1）瑞替普酶（reteplase）：是单链非糖基化的 rt-PA 变体，仅保留了 K_2 域和蛋白激酶域（剪掉 4～175位氨基酸）（图5-4）。通过这样的改造，瑞替普酶的血浆半衰期延长到14～18 分钟。在没有刺激物存在的情况下，瑞替普酶的纤溶酶原激活活性与阿替普酶相当。但在刺激物存在的情况下，瑞替普酶的纤溶酶原激活活性、纤维蛋白亲和性分别只有阿替普酶的 1/4 和 1/5。被纤溶酶原激活物抑制剂－1 中和的特性，瑞替普酶与阿替普酶相当。

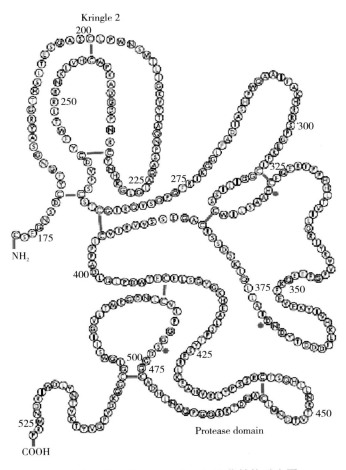

图 5-4　瑞替普酶（reteplase）生化结构示意图

（2）提娜普酶（tenecteplase，TNK-rt-PA）：通过用谷氨酸代替 117 位的天冬氨酸去掉 K_1 域的糖基化位点，同时通过天冬氨酸代替 103 位的苏氨酸又在 K_1 域引入一个新的糖基化位点。这些修饰明显地降低了提娜普酶的血浆清除率（血浆半衰期为 17～20min）。另外，通过用丙氨酸代替 296 位的赖氨酸、297 位的组氨酸、298 位的精氨酸和 299 位的精氨酸，降低了纤溶酶原激活物抑制物的结合；提娜普酶表现出与野生型 rt-PA 类似的纤维蛋白结合特性和纤溶活性，但其被纤溶酶原抑制物中和的过程被大大抑制了（图5-5）。

（3）其他重组纤溶酶原激活物：拉诺替普酶（lanoteplase）是 rt-PA 剪去指域（finger domain）和生长因素域（growth factor domain）后的变体，117 位天冬氨酸糖基化位点被剪除（图5-6）。孟替普酶（monteplase）用丝氨酸代替生长因素域的 84 位的半胱氨酸。帕米普酶（pamiteplase）剪除 K_1 域，并用谷氨酸代替原有 275 位的精氨酸。

（4）去氨普酶：吸血蝙蝠（desmodus）唾液中可以提取多个分子的纤溶酶原激活物（desmodus salivary plasminogen activator，DSPA）。其中，$DSPA\alpha_1$ 和 $DSPA\alpha_2$ 表现出与人类 t-PA 相似的结构（70%～

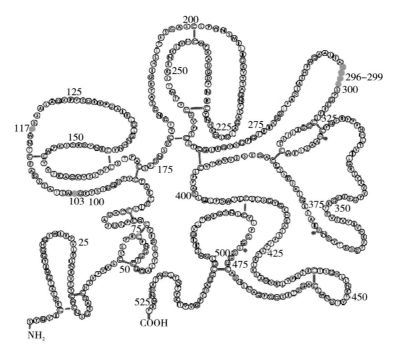

图 5-5　提娜普酶（tenecteplase）生化结构示意图

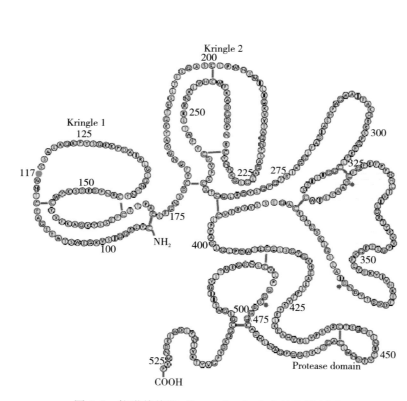

图 5-6　拉诺替普酶（lanoteplase）生化结构示意图

80%），但不含有 K_2 域和纤溶酶敏感剪切位点（plasmin-sensitive cleavage site）。DSPAβ 缺乏指域。DSPAγ 缺乏指域和生长因子域。体外实验显示，与人类 rt-PA 相比，DSPAα₁ 和 DSPAα₂ 表现更高的纤维蛋白特异性和更小的纤溶酶原抑制物结合特性。一些动物溶栓实验表明，DSPAα₁（去氨普酶，desmoteplase）的生物活性是人 rt-PA 的 2.5 倍，而清除率只有人 rt-PA 的 1/8～1/4。人体实验表明，其血浆清除率为 2 小时，这种特性有助于提高溶栓的血管再通率。

二、尿激酶型纤溶酶原激活物

尿激酶最早是从人体尿液中分离出来，但可以存在于血液中和细胞外基质。生理情况下可以有两种存在形式：单链尿激酶型纤溶酶原激活物（single-chain urokinase plasminogen activator，scu-PA），如 pro-UK；双链尿激酶型纤溶酶原激活物（two-chain urokinase plasminogen activator，tcu-PA）。尿激酶是一种丝氨酸蛋白酶。单链尿激酶由 411 个氨基酸组成，分子量为 54kD（图 5-7）。单链尿激酶含有 3 个功能域：①位于羧基末端（COOH-）的丝氨酸蛋白酶域（serine proteinase domain）：主要位于组氨酸 204、天冬氨酸 255、丝氨酸 356；②氨基末端（NH2-）的生长因子域（growth factor domain）；③氨基末端（NH2-）的环形结构（kingle structure）。单链尿激酶的 18 位苏氨酸被果糖化，仅含有 1 个 N-糖基化位点（天冬氨酸 302）。纤溶酶可以蛋白分解 158 位的赖氨酸和 159 位的异亮氨酸，两条单链通过二硫键相互连接，形成双链尿激酶。纤溶酶进一步通过分解位于 135 位的赖氨酸和 136 位的赖氨酸，而获得充分激活的双链尿激酶。重组单链尿激酶是分子量为 45kD 非糖基化的丝氨酸蛋白酶。

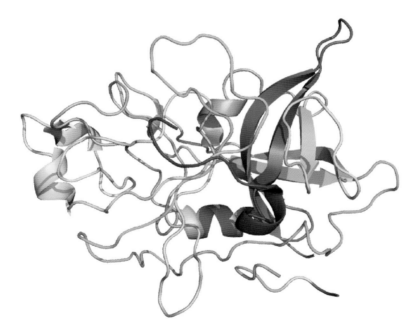

图 5-7　尿激酶型纤溶酶原激活物蛋白结构模式图

在无纤维蛋白存在的情况下，单链尿激酶非常稳定，无纤溶酶原激活的活性；当有纤维蛋白存在的情况下，单链尿激酶显示出纤维蛋白特异性纤溶酶原激活活性。机体内有两种尿激酶抑制物，即舍平类纤溶酶原激活物抑制物-1（serpins plasminogen activator inhibitor-1，PAI-1）和舍平类纤溶酶原激活物抑制物-2（serpins plasminogen activator inhibitor-2，PAI-2），这两类抑制物可以不可逆的与尿激酶结合，而使其丧失活性。单链尿激酶体内半衰期为 8 分钟。

（冀瑞俊　张　倩　马青峰）

参 考 文 献

1. Collen D, Lijnen HR. Basic and clinical aspects of fibrinolysis and thrombolysis. Blood 1991, 78 (3): 114 – 124

2. Astrup T, Permin PM. Fibrinolysis in animal organism. Nature 1947, 159 (68): 1 – 2

3. Rijken DC, Wijngaards G, Zaal-de JongM, Welbergen J. Purification and partial characterization of plasminogen activator from human uterine tissue. Biochim Biophys Acta 1979, 580: 140 – 153

4. Rijken DC, Wijngaards G, Welbergen J. Relationship between tissue plasminogen activator and the activators in blood and vascular wall. Thromb Res 1980, 18 (8): 15 – 30

5. Collen D. On the regulation and control of fibrinolysis. Thromb Haemost 1980, 43 (7): 7 – 89

6. Rijken DC, Collen D. Purification and characterization of the plasminogen activator secreted by human melanoma cells in culture. J Biol Chem 1981, 256 (70): 35 – 41

7. Hoylaerts M, Rijken DC, Lijnen HR, et al. Kinetics of the activation of plasminogen by human tissue plasminogen activator. Role of fibrin. J Biol Chem 1982, 257 (29): 12 – 9

8. Rijken DC, Juhan-Vague I, De Cock F, et al. Measurement of human tissue-type plasminogen activator by a two-site immunoradiometric assay. J Lab Clin Med 1983, 101 (2): 74 – 84

9. CollenD, Rijken DC, Van Damme J, et al. Purification of human extrinsic (tissue-type) plasminogen activator in centigram quantities from a human melanoma cell culture fluid and its conditioning for use in vivo. Thromb Haemost 1982, 48 (29): 4 – 6

10. Pennica D, Holmes WE, Kohr WJ, et al. Cloning and expression of human tissue-type plasminogen activator cDNA in E. coli. Nature 1983, 301 (2): 14 – 21

11. Upshall A, Kumar AA, Bailey MC, et al. Secretion of active human tissue plasminogen activator from the filamentous fungus Aspergillus nidulans. Bio/Technology 1987, 5: 1301 – 1304

12. Matsuo O, Rijken DC, Collen D. Thrombolysis by human tissue plasminogen activator and urokinase in rabbits with experimental pulmonary embolus. Nature 1981, 291: 590 – 591

13. Bergmann SR, Fox KAA, Ter-Pogossian MM, et al. Clot-selective coronary thrombolysis with tissue-type plasminogen activator. Science 1983, 220: 1 181 – 183

14. Van de Werf F, Bergmann SR, Fox KA, et al. Coronary thrombolysis with intravenously administered human tissue-type plasminogen activator produced by recombinant DNA technology. Circulation 1984, 69 (60): 5 – 10

15. Gold HK, Fallon JT, Yasuda T, et al. Coronary thrombolysis with recombinant human tissue-type plasminogen activator. Circulation 1984, 70: 700 – 707

16. Weimar W, Stibbe J, van Seyen AJ, et al. Specific lysis of an iliofemoral thrombus by administration of extrinsic (tissue-type) plasminogen activator. Lancet 1981, 2 (10): 18 – 20

17. Van de Werf F, Ludbrook PA, Bergmann SR, et al. Clot-selective coronary thrombolysis with tissue-type plasminogen activator in patients with evolving myocardial infarction. N Engl J Med 1984, 310: 609 – 613

18. GUSTO Ⅲ Investigators. A comparison of reteplase for acute myocardial infarction, N Engl J Med 1997, 337: 1118 – 1123

19. van de Werf F, Cannon CP, Luyten A, et al. Safety assessment of single-bolus administration of TNK tissue-plasminogen activator in acute myocardial infarction: the ASSENT-1 trial. Am Heart J 1999, 137: 786 – 791

20. Cannon CP, Gibson CM, McCabe CH, et al. TNK-tissue plasminogen activator compared with front-loaded alteplase in acute myocardial infarction: results of the TIMI 10B trial. Circulation 1998, 98: 2805 – 2814

21. ASSENT-2 Investigators. Single-bolus tenecteplase compared with frontloaded alteplase in acute myocardial infarction: the ASSENT-2 double-blind randomised trial. Lancet 1999, 354: 716 – 722

22. den Heijer P, Vermeer F, Ambrosioni E, et al. Evaluation of a weight-adjusted single-bolus plasminogen activator in patients with myocardial infarction: a double blind, randomized angiographic trial of lanoteplase versus alteplase. Circulation 1998, 98: 2117 – 2125

23. InTIME-Ⅱ Investigators. Intravenous NPA for the treatment of infracting myocardium early: InTIME-Ⅱ, a double-blind comparison of single-bolus lanoteplase vs accelerated alteplase for the treatment of patients with acute myocardial infarction. Eur Heart J 2000, 21: 2005 – 2013

24. Nordt TK, Moser M, Kohler B, et al. Augmented platelet aggregation as predictor of reocclusion after thrombolysis in acute myocardial infarction. Thromb Haemost 1998, 80 : 881 – 886

25. Antman EM, Giugliano RP, Gibson CM, et al. Abciximab facilitates the rate and extent of thrombolysis. Results of the TIMI 14 trial. Circulation 1999, 99 : 2710 – 2732

26. de Lemos JA, Antman EM, Gibson CM, et al. Abciximab improves both epicardial flow and myocardial reperfusion in ST-elevation myocardial infarction. Observations from the TIMI 14 trial. Circulation 2000, 101 : 239 – 243

27. SPEED Group. Trial of abciximab with and without low-dose reteplase for acute myocardial infarction. Circulation 2000, 101 : 2788 – 2794

28. GUSTO V Investigators. Reperfusion therapy for acute myocardial infarction with fibrinolytic therapy or combination reduced fibrinolytic therapy and platelet glycoprotein Ⅱb/Ⅲa inhibition: the GUSTO V randomised trial. Lancet 2001, 357 : 1905 – 1914

29. ASSENT-3 Investigators. Efficacy and safety of tenecteplase in combination with enoxaparin, abciximab, or unfractionated heparin: the ASSENT-3 randomised trial in acute myocardial infarction. Lancet 2001, 358 : 605 – 613

第六章　全脑血管数字减影血管造影解剖学

第一节　主动脉弓数字减影血管造影解剖特征

一、正常血管造影表现

左前斜位（left anterior oblique，LAO）30°～50°是显示主动脉弓的常用体位，该体位可较好的显示主动脉弓及其主要头颈部分支血管。当血管相互重叠时，可以加照其他体位或进行选择性血管造影以明确血管的开口、走行、分支以及相互关系。

1. 平滑的主动脉弓自右向左移行。

2. 主动脉弓自右向左依次发出头臂干、左侧颈总动脉和左侧锁骨下动脉。头臂干发出右侧颈总动脉和右侧锁骨下动脉。锁骨下动脉发出椎动脉、胸廓内动脉、甲状颈干和肋颈干（图6-1）。

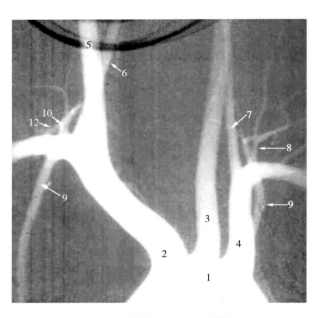

图6-1　主动脉正常血管造影表现

1. 主动脉弓　　2. 头臂干　　3. 左侧颈总动脉　　4. 左侧锁骨下动脉　　5. 右侧颈总动脉　　6. 右侧椎动脉
7. 左侧椎动脉　　8. 左侧甲状颈干　　9. 胸廓内动脉　　10. 右侧甲状颈干　　11. 右侧锁骨下动脉　　12. 右侧肋颈干

3. 根据头臂干、左侧颈内动脉和左侧锁骨下动脉开口的相对位置，主动脉弓可以分为3型。具体分型标准是以左侧颈内动脉近端管径作为参照标准，若各主要分支血管起于主动脉弓顶点上下1个参照标准内，则为Ⅰ型；如在2个参照标准内则为Ⅱ型；如在3个参照标准内则为Ⅲ型（图6-2）。主动脉弓的分型对于选择性颈动脉介入操作十分重要。

二、常见的变异及异常

根据主动脉弓的位置、主动脉弓的管径、分支血管的相对位置的不同，主动脉弓可以有多种变异及异常（图6-3）。这里仅介绍相对常见的变异及异常。

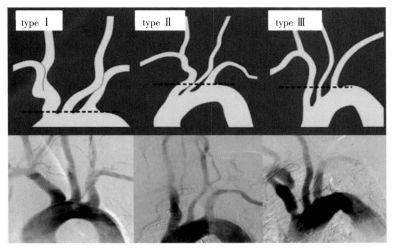

图 6-2　主动脉弓分型模式图（上）及相应 DSA 血管造影表现（下）

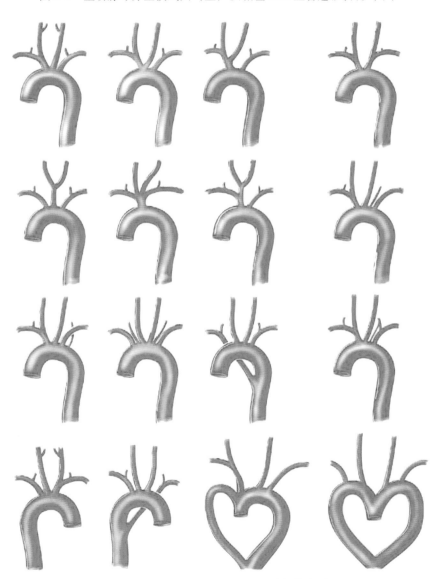

图 6-3　主动脉弓主要变异及异常模式图

1. 头臂干与左侧颈总动脉共干　是最为常见的主动脉弓变异类型（约占27%）。根据头臂干与左侧颈总动脉开口的相互关系，又可进一步分为头臂干与左侧颈总动脉开口融合和左侧颈总动脉从头臂干发出（图6-4）。

2. 左侧椎动脉起于主动脉弓　此变异时，主动脉弓有4支主要血管发出，自右向左依次发出头臂干、左侧颈总动脉、左侧椎动脉、以及左侧锁骨下动脉（约占0.5%）。同时，该变异时常常伴有左侧椎动脉常发育低下（图6-5）。

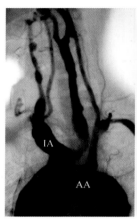
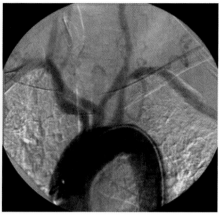
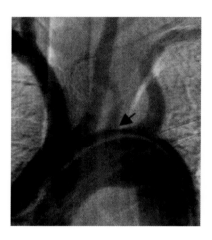

图6-4　头臂干与左侧颈总动脉共干 DSA 血管造影表现

IA：innominata artery　AA：aortic arch　左侧颈总动脉从头臂干发出（左）　左侧颈总动脉与头臂干开口相互融合（右）

图6-5　左侧椎动脉起自主动脉弓 DSA 血管造影表现

3. 右侧颈总动脉和右侧锁骨下动脉分别从主动脉弓发出　此变异时，右侧颈总动脉和右侧锁骨下动脉直接从主动脉弓发出，而非起自头臂干。

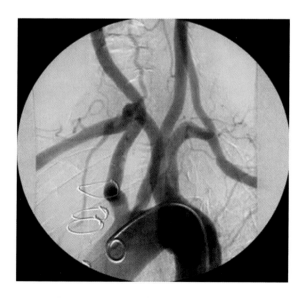

图6-6　左位主动脉弓伴迷行右侧锁骨下动脉 DSA 血管造影表现

4. 左位主动脉弓伴迷行分支　左位主动脉弓伴迷行右侧锁骨下动脉最为常见（0.4%~2%）。此时，左位主动脉弓自右向左依次发出右侧颈总动脉、左侧颈总动脉、左侧锁骨下动脉和右侧锁骨下动脉。右侧锁骨下动脉自左向右经食管后方跨过纵隔行向右方（图6-6）。

5. 右位主动脉弓伴迷行分支　右位主动脉弓伴迷行左侧锁骨下动脉最为常见。此时，右位主动脉弓自右向左依次发出左侧锁骨下动脉、右侧锁骨下动脉、右侧颈总动脉、左侧颈总动脉。左侧锁骨下动脉自右向左经食管后方跨过纵隔行向左方（图6-3）。

6. 双主动脉弓　升主动脉分为右主动脉弓和左主动脉弓。左、右主动脉弓围绕气管和食管，并在其后方联合形成降主动脉。左、右主动脉弓分别发出左、右颈总动脉和锁骨下动脉（图6-7）。

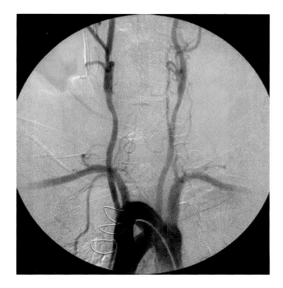

图 6-7　双主动脉弓 DSA 血管造影表现

第二节　颈内动脉数字减影血管造影解剖特征

神经介入放射学新标准将颈内动脉分为 7 段，即颈段（C1，cervical segment）、岩段（C2，petrous segment）、破裂孔段（C3，lacerum segment）、海绵窦段（C4，cavernous segment）、床突段（C5，clinoidal segment）、眼段（C6，ophthalmic segment）、交通段（C7，communicating segment）。

一、正常血管造影表现

1. 颈段（C1，cervical segment）（图 6-8）

（1）除颈动脉球外，颈段外形光滑，直径均等。

（2）颈内动脉起初位于颈外动脉后外侧，后逐渐行于颈外动脉前内侧。

（3）颈段血管造影时通常无可辨认的分支。

2. 岩段（C2，petrous segment）（图 6-9、图 6-10）

（1）为颈内动脉行于颞骨岩部颈动脉管内的部分，分为垂直段和水平段。

（2）高分辨率 DSA 可见翼管动脉和颈鼓动脉。

3. 破裂孔段（C3，lacerum segment）（图 6-9、图 6-10）

（1）起始于颈动脉管终止处，终止于岩舌韧带，相当于海绵窦段后膝下 1cm。转向上行向海绵窦。

（2）通常无血管分支发出。

4. 海绵窦段（C4，cavernous segment）（图 6-11）

（1）侧位上，C4 段由后垂直段、水平段、前垂直段组成。2 个弯曲分别称为后膝和前膝。

（2）颈内动脉海绵窦段主要分支有后干、下外干和内侧支。后干为起于后膝上缘的一支小血管；下外干起于水

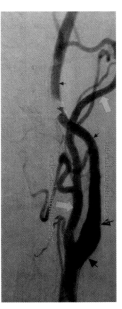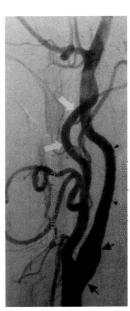

图 6-8　颈内动脉前后位（左）和侧位（右）DSA 血管造影表现

internal carotid artery：颈内动脉
external carotid artery：颈外动脉

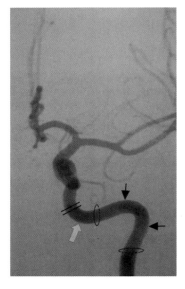

图 6-9　DSA 颈内动脉岩段正位（黑箭头）；破裂孔段正位（白箭头）

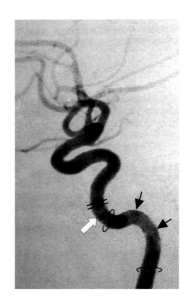

图 6-10　DSA 颈内动脉岩段侧位（黑箭头）；破裂孔段侧位（白箭头）

平段，不常显示；内侧支又称 McConnell 包膜动脉，不常显示。

5. 床突段（C5，clinoidal segment）（图 6-12）

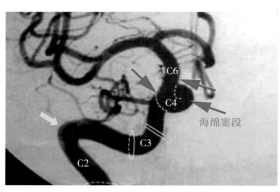

（1）C5 段是颈内动脉海绵窦前膝的上面一部分，是颈内动脉最短的一段。

（2）一般无可命名的分支，有时发出数支包膜动脉。

6. 眼段（C6，ophthalmic segment）（图 6-12）

（1）侧位显示清晰，与 C5 段向后上弯曲形成所谓的虹吸段。

（2）眼动脉多清晰可见，但垂体上动脉不容易看到。

7. 交通段（C7，communicating segment）（图 6-12）

图 6-11　颈内动脉海绵窦段前后位（上图）和侧位（下图）DSA 血管造影表现

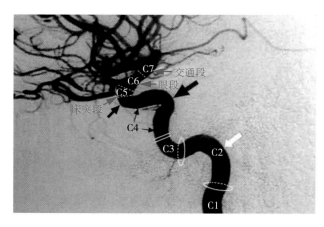

图 6-12　DSA 颈内动脉床突段、眼段、交通段侧位

（1）起于后交通动脉起始处，终于大脑前、中动脉分叉处。

（2）后交通动脉起于远侧颈内动脉背面，并向后走向大脑后动脉。

（3）脉络膜前动脉起于颈内动脉交通段的内侧面，向后上走行，分为脑池段和脑室内段（图6-13）。

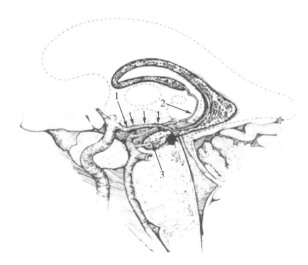

图6-13　脉络膜前动脉（AChA）及脉络膜后动脉侧位模式图

1. 脉络膜前动脉　2. 脉络膜后内动脉　3. 脉络膜后外动脉

小箭头示脉络膜前动脉脑池段，大箭头示脉络丛点，为 AChA 进入颞角脉络裂处

二、常见变异及异常

1. 颈段变异及异常

（1）起始水平：常见为高位或低位分叉。最高可至第1颈椎，最低可至第2胸椎（图6-14）。

（2）起始部位：常见为内侧起源的颈内动脉，临床表现为咽后搏动性肿块。

（3）走行特点：临床颈内动脉走行迂曲相对常见。

（4）不发育：先天颈内动脉缺如少见，多为单侧。检查颅底可以发现无骨性颈动脉管。

（5）发育低下：弥漫性颈内动脉狭窄多为后天性，伴有血流减少、夹层动脉瘤、纤维肌发育不良或节段性狭窄。发育小的颈内动脉常伴有小的骨性颈动脉管。

（6）重复症与有孔异常：颈内动脉重复与有孔异常是丛状胚胎血管不完全融合所致。

（7）异常分支：无分叉的颈段颈动脉，颈外动脉各分支起自颈动脉主干。常伴其他畸形，如通过中耳迷行的颈内动脉。

（8）颈动脉-基底动脉吻合：正常情况下，颈内动脉系统与椎-基底动脉系统胚胎期吻合血管在后交通动脉发育后即逐渐退化、消失。如退化不完全而保留至成人，即成为颈动脉-基底动脉吻合。颈内动脉颈段与椎-基底动脉连结的胚胎原始血管为永存的舌下动脉及寰前节间动脉。

1）永存的舌下动脉（persistent hypoglossal artery，PHA）：一般在 C1~C2 起源于颈内动脉颈段，向后内弯曲走向扩大的舌下神经管，与基底动脉吻合（图6-15、图6-16）。

2）寰前节间动脉（proatlantal intersegmental artery，PIA）：起源于

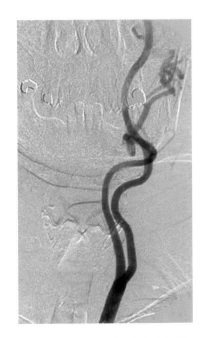

图6-14　左侧颈总动脉低位分叉（接近胸廓入口）

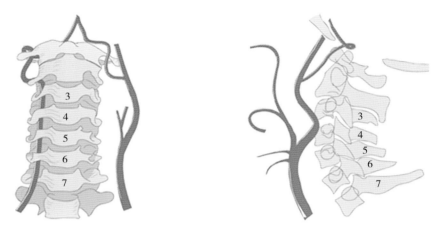

图 6-15　永存舌下动脉模式图

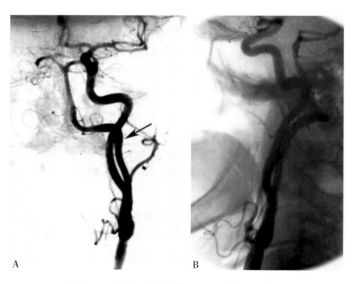

图 6-16　永存舌下动脉 DSA 血管造影表现

C2 ~ C3 水平的颈内动脉颈段的背侧，向上后外侧走行，上升至枕寰间隙并通过枕大孔进入颅，与同侧的椎动脉吻合。根据起始动脉的位置不同，寰前节间动脉可以分为 Ⅰ 型和 Ⅱ 型。Ⅰ 型起于颈内动脉分支，于寰枕间隙（atlanto-occipital space）与椎动脉吻合，继而供血基底动脉。Ⅱ 型 起始于颈外动脉分支，于 C1 ~ C2 椎间隙与椎动脉相互吻合，供血基底动脉（图 6-17）。

2. 岩段变异及异常

（1）迷行岩段颈内动脉：在外耳道后方进入颞骨，在面神经管与颈静脉球之间上升，进入中耳腔后向外前急剧成角，再转向内进入颈动脉管水平段（图 6-18）。

（2）永存镫骨动脉（persistent stapedial artery，PSA）：起自颈内动脉岩段的垂直部分，穿过镫骨的闭孔行走，自耳蜗岬上的骨管走出跨过镫骨底板，经过扩大的面神经管鼓室段，止于中颅窝成为脑膜中动脉（middle meningeal artery）（图 6-19）。

（3）永存耳动脉（persistent otic artery，POA）：极少见（图 6-20）。永存耳动脉自颈内动脉岩段发出，经内听道，进入后颅凹，与基底动脉吻合。

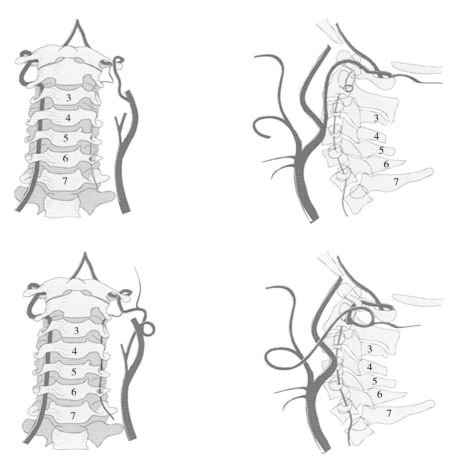

图 6-17 寰前节间动脉分型模式图（Ⅰ型，上图；Ⅱ型，下图）

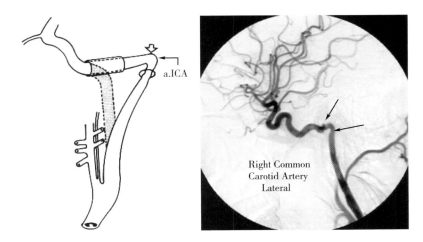

图 6-18 迷行的岩段颈内动脉模式图（左）及 DSA 血管造影表现（右）

DSA 血管造影示右侧颈内动脉岩段垂直段缺如，迷行经过中耳、呈直角转折，进入颈动脉管水平段

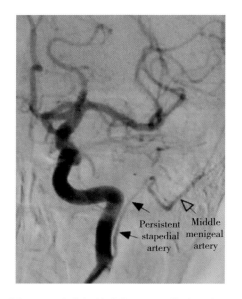

图 6-19 永存镫骨动脉 DSA 血管造影表现

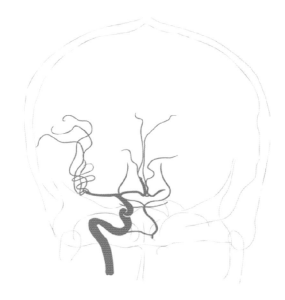

图 6-20 永存耳动脉模式图

3. 海绵窦段变异及异常

（1）过度迂曲及旁正中（接吻式）颈内动脉（图 6-21）。

（2）永存三叉动脉（persistent trigeminal artery）：是最为常见的原始动脉吻合，占成人的 0.1%～0.2%。永存的三叉动脉起始于颈内动脉海绵窦段，向后穿蝶鞍、斜坡周围的硬脑膜和小脑下前动脉与小脑上动脉之间的基底动脉相吻合（图 6-22）。

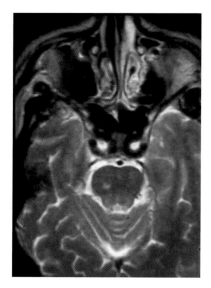

图 6-21 接吻式颈内动脉
（MR-T_2 成像）

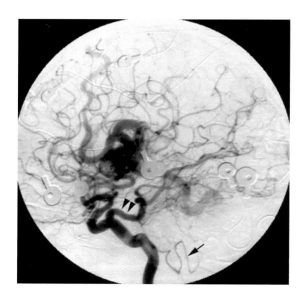

图 6-22 永存三叉动脉伴动静脉畸形 DSA 血管造影表现

（双箭头永存三叉动脉，单箭头小脑后下动脉）

4. 交通段变异及异常

（1）后交通动脉变异：大脑后动脉 P1 段缺如或发育低下时，后交通动脉供血大脑后动脉支配的全部区域，这种血管变异被称为大脑中动脉胚胎来源。

（2）少见情况下脉络膜前动脉（anterior choroid artery）起源于 PCoA 近侧，动脉瘤手术时须注意。

第三节 颈外动脉数字减影血管造影解剖特征

一、正常血管造影表现

颈外动脉起点和分支用多体位颈总动脉造影可清晰显示。远侧分支在颈内动脉闭塞时显示更为清楚。颈外动脉主要分支及造影特征见图 6-23、图 6-24。

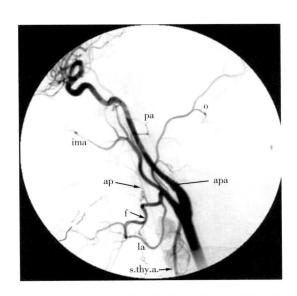

图 6-23　颈外动脉 DSA 血管造影表现（颈总动脉选择性造影）

ap，ascending palatine artery（腭升动脉）　　apa，ascending pharyngeal artery（咽升动脉）

o，occipital artery（枕动脉）　　ima，internal maxillary artery（上颌内动脉）

pa，posterior auricular artery（耳后动脉）　f，facial artery（面动脉）

la，lingual artery（舌动脉）

1. 甲状腺上动脉（superior thyroid artery）　甲状腺上动脉是颈外动脉的第一分支，发出后向下内走行，发出数个小分支走向甲状腺顶端。

2. 舌动脉（lingual artery）　起自颈外动脉前方的第二分支，在前后位、侧位上呈现"U"迂曲。其远侧供血舌部，呈扇形分开。

3. 面动脉（facial artery）　颈外动脉的第三分支，开始向下走行，最后当跨过面部走向鼻时，呈弯曲行程走向上外。

4. 枕动脉（occipital artery）　颈外动脉后部最大的分支，呈蜿蜒的蛇形，行向上外，走向枕部。

5. 咽升动脉（ascending pharyngeal artery）　起于颈总动脉分叉处或颈外动脉背侧，侧位或轻度斜位显示清楚。

6. 耳后动脉（posterior auricular artery）　小而迂曲的动脉，起于颈外动脉末端分叉部，向上后走向耳部。

7. 颞浅动脉（superficial temporal artery）　是颈外动脉末端分支中较小的一支，跨过颧弓时呈明显的发夹样弯曲，远侧分支分布于头皮，呈现螺旋形。

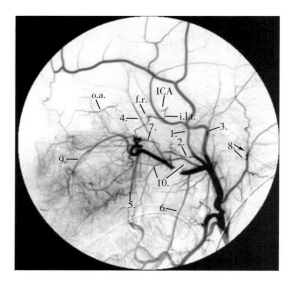

图 6-24　颈外动脉分支 DSA 血管造影（颈外动脉选择性造影）

1. middle meningeal artery（脑膜中动脉）
2. accessory meningeal artery（脑膜副动脉）
3. superficial temporal artery（颞浅动脉）
4. middle deep temporal artery（颞中深动脉）
5. greater descending palatine artery（大腭降动脉）
6. inferior alveolar artery（下牙槽动脉）
7. pterygovaginal artery
8. posterior auricular artery（耳后动脉）
9. infraorbital artery（眶下动脉）
10. transverse facial artery（面横动脉）

8. 上颌内动脉（internal maxillary artery）　颈外动脉末端分支中较大的一支，下颌骨颈部后方分出，转向前内走向深部。

二、常见变异及异常

颈外动脉起源、血管分布、分支均有较大的变异。供血给面部、眼眶、脑膜的多数动脉之间均存在"功能性血液动力平衡"。颈外动脉的变异甚为常见，但真正的异常却相对少见。

1. 颈外动脉起源变异　少数情况下颈外动脉直接起源于主动脉弓；另外还有"无分叉型颈动脉"：颈总动脉无真正意义上的分叉，颈外动脉直接起于颈总动脉干。这种变异常常伴有其他变异，最常见的是迷行的颈内动脉（图 6-25）。

2. 颈外动脉分支起源变异　原本起源于颈外动脉的分支，变异为起源于其他血管，如枕动脉起于颈内动脉或椎动脉、脑膜中动脉起源于眼动脉。

第四节　大脑中动脉数字减影血管造影解剖特征

通常大脑中动脉 DSA 血管造影分为 4 段，即 M1 为水平段、M2 为脑岛段、M3 为岛盖段、M4 为皮层支。

一、正常血管造影表现（图 6-26、图 6-27）

1. 水平段（M1）

（1）前后位显示清晰，M1 段自 ICA 起点至进入大脑侧裂通常相对平直横行；可进一步分为分叉前段和分叉后段。

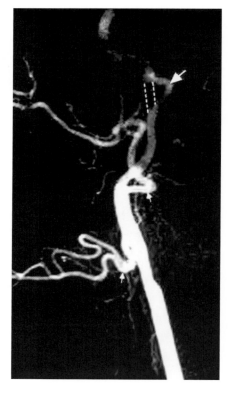

图 6-25　无分叉型颈动脉伴迷行颈内动脉 DSA 血管造影表现

颈外动脉分支（小箭头）直接起于颈动脉，伴迷行颈内动脉（大箭头）

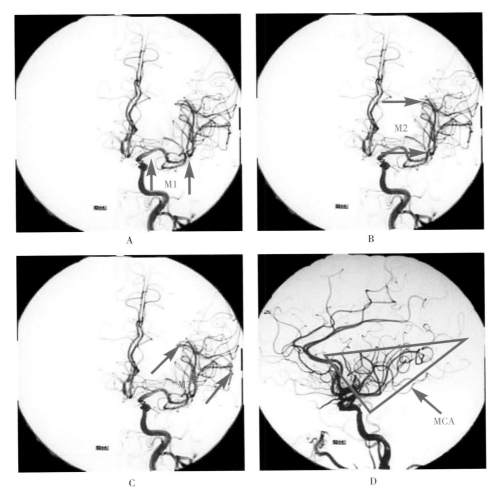

图 6-26 大脑中动脉 DSA 血管造影

A：大脑中动脉 M1 段正位　B：M2 侧位　C：M3 段　D：大脑中动脉侧位

（2）此处发出一组豆纹动脉，内侧组和外侧组，供血基底节区。

2. 脑岛段（M2）　起于 MCA 在岛域形成的膝部，终于环状沟顶，延续为 M3。

3. 岛盖段（M3）　起于环状沟顶端，止于侧裂表面；前后位各支血管相互重叠，侧位上可显示呈双曲线状。

4. 皮层支

（1）前后位相互重叠，一般不能在此位置加以区别；侧位常与大脑前动脉相互重叠。

（2）大脑中动脉皮层分支可分为 3 组

前组：眶额动脉、额前动脉。

中组：中央前动脉、中央沟动脉、中央后沟动脉。

后组：顶后动脉、角回动脉、颞枕动脉、颞后动脉、颞中间动脉、颞前动脉、颞极动脉。

二、常见变异及异常

1. M1 和 M2 变异及异常

（1）MCA 三分叉，提前分叉，大的颞前动脉，不可误认为副大脑中动脉。

（2）MCA 发育低下或不发育少见。

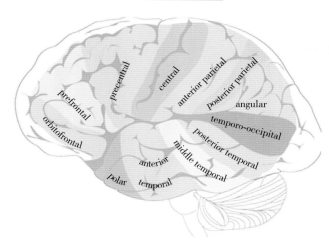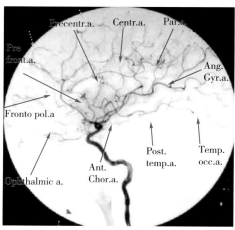

图 6-27　大脑中动脉皮层分支模式图（上）DSA 血管造影表现（下）

1. 眶额动脉（orbitofrontal artery）
2. 额前动脉（prefrontal artery）
3. 中央前沟动脉（artery of precentral sulcus）
4. 中央沟动脉（artery of central sulcus）
5. 中央后沟动脉（artery of postcentral sulcus）或顶前动脉（anterior parietal artery）；顶后动脉（posterior parietal artery）
6. 角回动脉（artery of angular gyrus）
7. 颞枕动脉（temporooccipital artery）
8. 颞后动脉（posterior temporal artery）
9. 颞中动脉（middle temporal artery）
10. 颞前动脉（anterior temporal artery）
11. 颞极动脉（temporal polar artery）

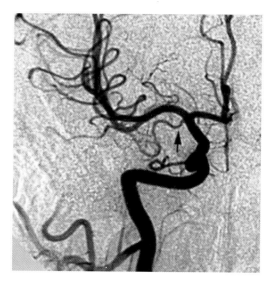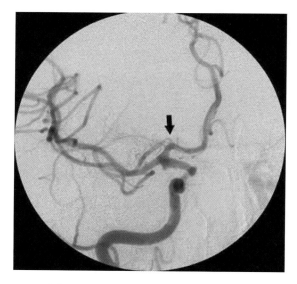

图 6-28　重复大脑中动脉 DSA 血管造影　　　　图 6-29　副大脑中动脉 DSA 血管造影

（3）MCA 重复症（duplication）发生在 ICA 终末分支之前，与大脑中动脉主干平行，供血给前颞叶（图 6-28）。

（4）副大脑中动脉（accessory MCA）是一支起源于大脑前动脉的 MCA，并平行于 M1 段，供血给额叶前下部。副大脑中动脉可合并动脉瘤的发生（图 6-29）。

（5）MCA 部分重复症或有孔型 MCA（图 6-30）。

2. M3 和 M4 变异　皮层分支及供血范围常见变异，真正异常少见。

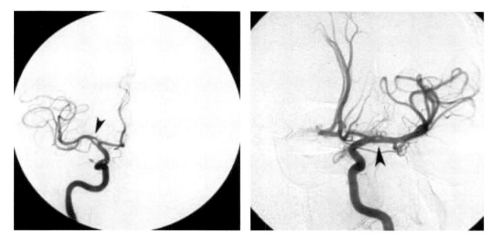

图 6-30 有孔型大脑中动脉 DSA 血管造影表现

第五节 大脑前动脉数字减影血管造影解剖特征

通常大脑前动脉 DSA 血管造影分为 3 段，即 A1 为水平段或交通前段、A2 为垂直段或交通后段、A3 为皮层分支。

一、正常血管造影表现（图 6-31、图 6-32、图 6-33）

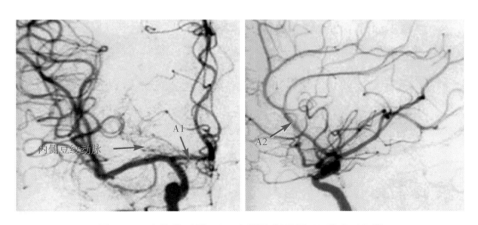

图 6-31 大脑前动脉 DSA 血管造影显示 A1 段和 A2 段

1. 水平段（A1 段）

（1）前后位，颈内动脉终末段形成"T"分叉，A1 即为短臂。

（2）A1 自起点走向半球间裂时形状不一，可以水平、上升、下降、波浪状。

（3）斜位 30°～45°是观察 A1 及前交通动脉的理想位置。

（4）A1 段常发出 1～12 支豆纹动脉，经前穿质供血脑基底部。有时 Heubner 返动脉起于 A1 段。

2. 垂直段（A2 段）

（1）前后位，A2 常呈现浅的波纹状，甚至跨过中线又回到中线。

（2）侧位，A2 显示十分清楚，常常形成一轻微的前凸弯曲，或向下的凹陷，甚至形成一锐角。最后延续为胼缘动脉。

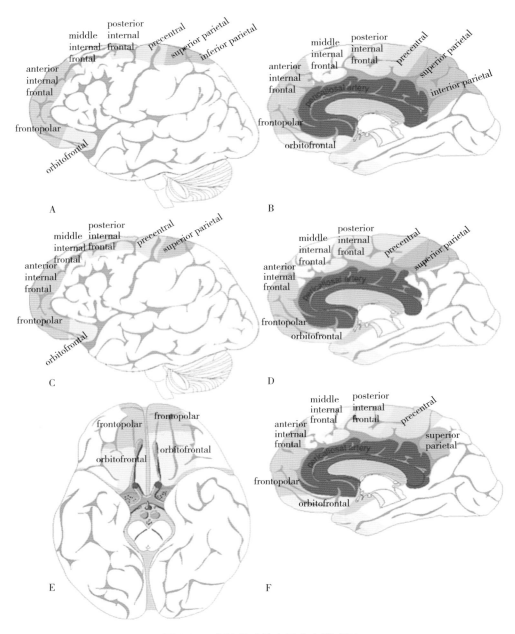

图 6-32　大脑前动脉皮层分支模式图

眶额动脉（orbitofrontal artery）　　　　额极动脉（frontopolar artery）　　　　额前动脉（prefrontal artery）
额中动脉（middle frontal artery）　　　 额后动脉（posterior frontal artery）　　中央前动脉（precentral artery）
顶上动脉（superior parietal artery）　　 顶下动脉（interior parietal artery）

3. 皮层支

（1）前后位，胼周动脉、胼缘动脉很难分辨。

（2）侧位，显示清晰，胼缘动脉（callosomarginal artery）在扣带回上缘走行；胼周动脉（perical-losal artery）在胼胝体沟内走行。

二、常见变异及异常

大脑前动脉各主要变异和异常汇总见图 6-34。

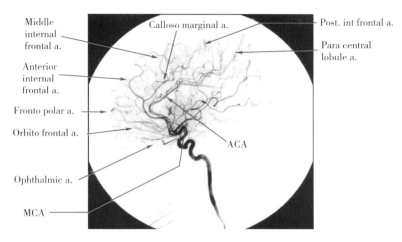

图 6-33 大脑前动脉 DSA 血管造影皮层支

眶额动脉（orbitofrontal artery） 额极动脉（frontopolar artery）

额前内侧动脉（anterior internal frontal artery）或额前动脉（prefrontal artery）

额中内侧动脉（middle internal frontal artery）或额中动脉（middle frontal artery）

额后动脉（posterior frontal artery） 旁中央动脉（paracentral artery）

胼缘动脉（calloso marginal artery）

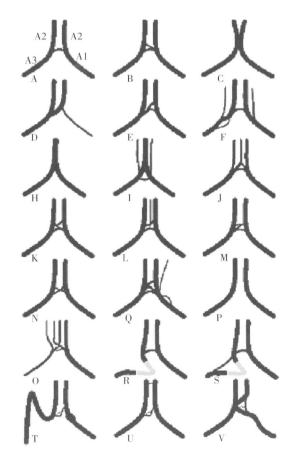

图 6-34 前交通动脉复合体（anterior communicating artery complex）常见变异模式图

1．A1 和 A2 的变异

（1）A1 段发育低下。

（2）异常的大脑前动脉起源：起源于对侧颈内动脉（图 6-35）。

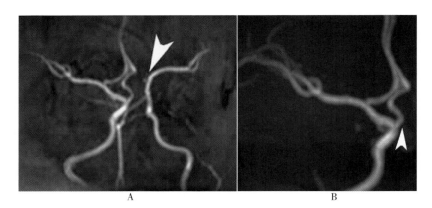

图 6-35　对侧颈内动脉起源的大脑前动脉（MRA）

A：左侧大脑前动脉 A1 段缺如　B：左侧大脑前动脉起于右侧颈内动脉末端

（3）双半球大脑前动脉：一侧 A2 段发育低下，另一侧 A2 段分为数支供血双侧大脑半球。

（4）奇大脑前动脉（azygous anterior cerebral artery）：为单一大脑前动脉，偶然发现而无特殊临床意义（图 6-36）。

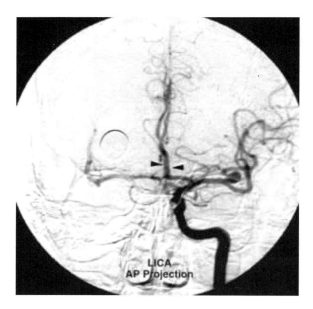

图 6-36　奇大脑前动脉 DSA 血管造影表现

（5）多通道型大脑前动脉：两支以上的 A2 段。

（6）迷走支：可有眼动脉及副大脑中动脉起自 A1 段。

2．A3 和 A4 的变异

（1）最常见的为一侧远侧大脑前动脉发出分支至对侧大脑半球内侧面。

（2）远侧大脑前动脉之间有一不常见交通支，名为前交通上动脉，常合并脉瘤的发生。

第六节　椎－基底动脉数字减影血管造影解剖特征

通常椎动脉 DSA 血管造影分为 4 段，即 V1 为骨外段，V2 为椎间孔段，V3 为脊椎外段，V4 为硬膜内段。

一、椎动脉正常血管造影（图 6-37）

1. 前后位，V2 段向头侧平直走行，穿过 C6～C3 横突孔；穿过 C2、C1 时形成半个方框。V3 段急转向上通过枕骨大孔。

2. 侧位，V2 上升通过 C2 横突孔时，向外后向上通过 C1 横突孔。V3 段延绕 C1 椎体向后走行，后陡然向前上弯曲，通过枕骨大孔。

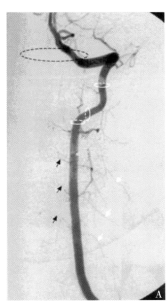
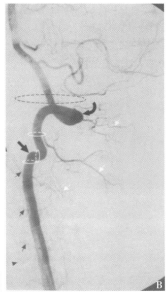
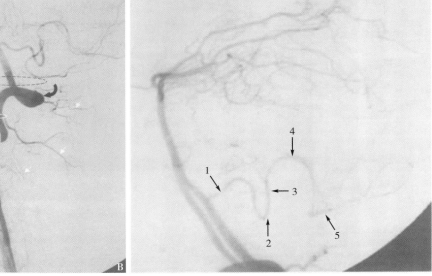

图 6-37　椎动脉前后位（A）和侧位（B）DSA 血管造影表现（小箭头代表椎动脉发出的肌支和脊髓支）

图 6-38　左椎动脉造影示小脑后下动脉
1. 延髓前及延髓外侧段　2. 小脑后下动脉的尾袢
3. 延髓后段　4. 扁桃体上段　5. 半球分支

3. 椎动脉沿途发出，颈支、脑膜支和皮层支（小脑后下动脉）。

4. 小脑后下动脉（posterior inferior cerebellar artery，PICA）侧位显示良好，分为延髓前段、延髓外段、延髓后段、小脑扁桃体上段，分两个袢，即头侧袢和尾侧袢（图 6-38）。

二、基底动脉正常血管造影（图 6-39）

（1）前后位造影，正常的基底动脉走行于中线或正中旁位。

小脑下前动脉（anterior inferior cerebellar artery，AICA）显示清晰，起自基底动脉近端，直接向外侧走向桥小脑角，在内耳道口，卷曲进入内耳道，形成向外的袢；近侧小脑上动脉显示良好，与大脑后动脉平行，二者相距数毫米，小脑上动脉绕过脑干后，二者彼此相互接近。

2. 侧位造影，基底动脉呈轻度前凸弯曲，位于斜坡后数毫米；小脑下前动脉呈特征性单弧或双弧弯曲进入内耳门；小脑上动脉的小脑半球分支在小脑幕上分支。

三、常见变异及异常

1. 两侧椎动脉的相对大小变化甚大，绝大部分左侧较右侧大。

2. 小脑后下动脉及小脑前下动脉共干。

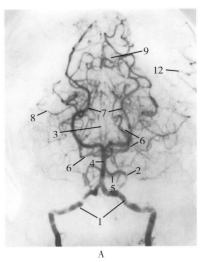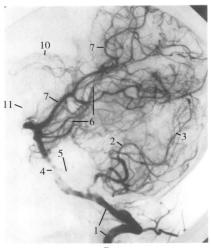

图 6-39　基底动脉正位（A）和侧位（B）DSA 血管造影表现

1. vertebral artery（椎动脉）
2. posterior inferior cerebellar artery（小脑后下动脉）
3. inferior vermian branch
4. basilar artery（基底动脉）
5. anterior inferior cerebellar artery（小脑下前动脉）
6. superior cerebellar artery（小脑上动脉）
7. posterior cerebral arteries（大脑后动脉）
8. posterior temporal branches（颞后分支）

9. internal occipital and calcarine branches（枕内分支和距状裂分支）
10. posterior choroidal arteries（脉络膜后动脉）
11. thalamoperforating arteries（丘脑穿动脉）
12. filling of middle cerebral arterial branches via posterior communicating artery（经后交通动脉，部分大脑中动脉分支显影）

3. 小脑后下动脉起源于颅外椎动脉。
4. 重复小脑后下动脉。
5. 椎动脉起源异常　多见起源于主动脉弓。
6. 重复及有孔型椎动脉（图 6-40）。
7. AICA 与 PICA 共干；副 AICA 代替部分 PICA 供血区。
8. 重复及有孔型基底动脉；永存性胚胎型交通异常。

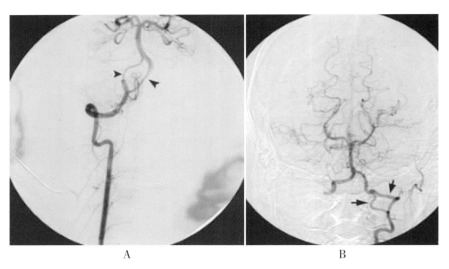

图 6-40　椎动脉颅内段开窗（A）和颅外段开窗（B）DSA 血管造影表现

第七节 大脑后动脉数字减影血管造影解剖特征

通常大脑后动脉 DSA 血管造影分 4 段，即 P1 为交通前段（中脑段），P2 段为环池段，P3 为四叠体段，P4 为距裂段（图 6-41）。

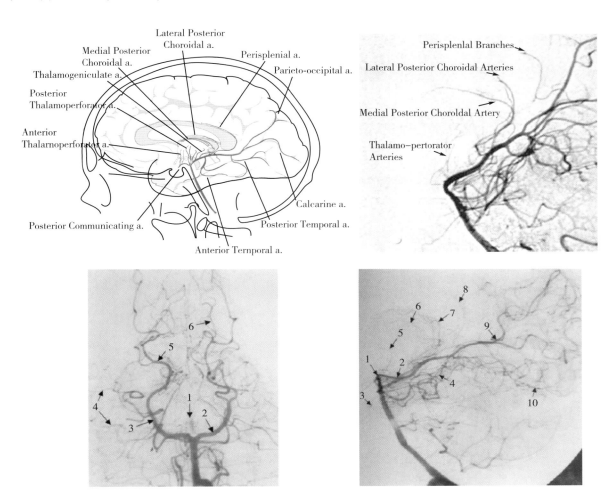

图 6-41 大脑后动脉分支模式图及 DSA 血管造影

posterior communicating artery（后交通动脉）；　　posterior cerebral artery（大脑后动脉）；

vertebral artery（椎动脉）；　　basilar artery（基底动脉）；

anterior thalamoperforator artery（前丘脑穿动脉）；　　posterior thalamoperforator artery（后丘脑穿动脉）；

thalamogeniculate artery（丘脑膝状体动脉）；　　medial posterior choroidal artery（脉络膜后内侧动脉）；

lateral posterior choroidal artery（脉络膜后外侧动脉）；　　perisplenial artery（胼胝体压部动脉）；

calcarine artery（距状动脉）；　　anterior temporal artery（颞前动脉）；

posterior temporal artery（颞后动脉）

1：PCA P1 段　2：P2 段　3：颞前动脉　4：颞后动脉　5：穿支　6：脉络膜后内动脉

7：脉络膜后外动脉　8：胼胝体压部动脉　9：顶枕动脉　10：距裂动脉

一、交通前段和环池段（P1 段，P2 段）

正常血管造影：

1. 侧位　P1 段显示不清晰；而 P2 段显示清晰，呈轻度向下凸出的外形。

2. 前后位　双侧大脑后动脉在中脑后彼此接近，同时弯曲向上，标志 P3 起始。

3. 分支

（1）穿支及大脑脚支显示清晰。

（2）丘脑穿动脉、丘脑膝状体动脉在脚间池内走行迂曲，经过中脑、丘脑时变平直。

（3）脉络膜动脉显示清晰：脉络膜后内侧动脉（medial posterior choroidal artery）绕过松果体向后弯曲，呈"3"型；脉络膜后外动脉（lateral posterior choroidal artery）向前凹，绕过丘脑，侧位较脉络膜后内动脉高数毫米。

（4）皮层支显示清晰，颞前动脉、颞后动脉、胼胝体压部动脉、顶枕动脉、距裂动脉。

二、四叠体段和距裂段（P3，P4）

正常血管造影：

1. 前后位　P3 段自中脑背侧至距状裂前面仅有数毫米，Towne 或颏顶位显示清晰；P4 段为远侧 PCA 的距状裂内终结段，P4 的内干、外干显示清晰，顶枕动脉、距状裂动脉可见。大脑后动脉各皮层分支供血模式图见图 6-42。

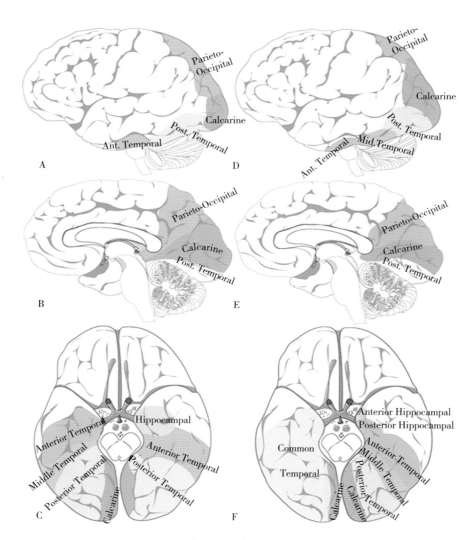

图 6-42　大脑后动脉皮层分支模式图

parieto-occipital artery（顶枕动脉）　　calcarine artery（距状动脉）　　anterior temporal artery（颞前动脉）

middle temporal artery（颞中动脉）　　posterior temporal artery（颞后动脉）

2．侧位 PCA 终末皮层支和胼周动脉可见，顶枕动脉是 3 支皮层支中最高的一支，走向后上方；距状裂动脉位于顶枕动脉下方，颞下后动脉上方，与之走行平行。

三、常见变异及异常

1．PCA 的近侧段左右不对称相当常见。

2．某些伴有永存颈动脉－基底动脉吻合的患者，大脑后动脉可能由这些异常吻合动脉或其分支供血。

3．大脑后动脉皮层分支及供血范围常见变异，真正异常相对少见。

（冀瑞俊　李慎茂　朱凤水）

参 考 文 献

1. Caplan LR，Wolpert SM. Angiography in patients with occlusive cerebrovascular disease：views of a stroke neurologist and neuroradiologist. AJNR Am J Neuroradiol 1991，12（4）：593－601

2. Legre J，Tapias PL，Nardin JY，et al. Embryonic intersegmental anastomosis between the external carotid and vertebral arteries. Classification problems of the proatlantal artery. J Neuroradiol 1980，7（2）：97－104

3. Bouthillier A，van Loveren HR，Keller JT. Segments of the internal carotid artery：a new classification. Neurosurgery 1996，38（3）：425－432；discussion 432－433

4. Gibo H，Lenkey C，Rhoton AL Jr. Microsurgical anatomy of the supraclinoid portion of the internal carotid artery. J Neurosurg 1981，55（4）：560－574

5. Lasjaunias P，Berenstein A. Surgical Neuroangiography：Functional Anatomy of Craniofacial Arteries. Berlin：Springer-Verlag. 1987

6. Debrun G，Lacour P，Vinuela F，et al. Treatment of 54 traumatic carotid-cavernous fistulas. J Neurosurg 1981，55（5）：678－692

7. Umansky F，Elidan J，Valarezo A. Dorello's canal：a microanatomical study. J Neurosurg 1991，75（2）：294－298

8. von Overbeeke JJ，Dujovny M，Dragovic L，et al. Anatomy of the sympathetic pathways in the carotid canal. Neurosurgery 1991，29（6）：838－843；discussion 843－844

9. McKissock W，Walsh L. Subarachnoid haemorrhage due to intracranial aneurysms；results of treatment of 249 verified cases. Br Med J 1956，32（4992）：559－565

10. Given CA Ⅱ，Morris PP，Recognition and importance of an infraoptic anterior cerebral artery：case report. AJNR Am J Neuroradiol 2002，23（3）：452－554

11. Friedlander RM，Ogilvy CS. Aneurysmal subarachnoid hemorrhage in a patient with bilateral A1 fenestrations associated with an azygos anterior cerebral artery. Case report and literature review. J Neurosurg 1996，84（4）：681－684

12. Klein SI，Gahbauer H，Goodrich I. Bilateral anomalous anterior cerebral artery and infraoptic aneurysm. AJNR Am J Neuroradiol 1987，8（6）：1142－1143

13. Fujimoto S，Murakami M. Anomalous branch of the internal carotid artery supplying circulation of the anterior cerebral artery. Case report. J Neurosurg 1983，58（6）：941－946

14. Maurer J，Maurer E，Perneczky A. Surgically verified variations in the A1 segment of the anterior cerebral artery. Report of two cases. J Neurosurg 1991，75（6）：950－953

15. Nathal E，Yasui N，Sampei T，et al. Intraoperative anatomical studies in patients with aneurysms of the anterior communicating artery complex. J Neurosurg 1992，76（4）：629－634

16. Fisher CM. Clinical syndromes in cerebral thrombosis，hypertensive hemorrhage，and ruptured saccular aneurysm. Clin Neurosurg 1975，22：117－147

17. Rosner SS，Rhoton AL Jr.，Ono M，et al. Microsurgical anatomy of the anterior perforating arteries. J Neurosurg 1984，61（3）：468－485

18. Grand W. Microsurgical anatomy of the proximal middle cerebral artery and the internal carotid artery bifurcation. Neurosurgery 1980，7（3）：215－218

19. Umansky F, Gomes FB, Dujovny M, et al. The perforating branches of the middle cerebral artery. A microanatomical study. J Neurosurg 1985, 62 (2):261 –268

20. Hosoda K, Fujita S, Kawaguchi T, et al. Saccular aneurysms of the proximal (M1) segment of the middle cerebral artery. Neurosurgery 1995, 36 (3):441 –446

21. Tacconi L, Johnston FG, Symon L. Accessory middle cerebral artery. Case report. J Neurosurg 1995, 83 (5):916 –918

22. Padget DH. The development of the cranial arteries in the human embryo. Contrib Embryol 1948, 32:205 –262

23. Fischer E. Die Lageabweichungen der vorderen Hirnarterien Gaf 盲 ssbild. Zentralbl Neurochir 1938, 3:300 –313

24. Blinkov SM, Gabibov GA, Tanyashin SV. Variations in location of the arteries coursing between the brain stem and the free edge of the tentorium. J Neurosurg 1992, 76 (6):973 –978

25. Zeal AA, Rhoton AL Jr. Microsurgical anatomy of the posterior cerebral artery. J Neurosurg 1978, 48 (4):534 –559

26. Lazorthes G, Salamon G. The arteries of the thalamus: an anatomical and radiological study. J Neurosurg 1971, 34 (1):23 –26

27. Hayman LA, Berman SA, Hinck VC. Correlation of CT cerebral vascular territories with function: Ⅱ. Posterior cerebral artery. AJR Am J Roentgenol 1981, 137 (1):13 –19

28. Caplan LR, DeWitt LD, Pessin MS, et al. Lateral thalamic infarcts. Arch Neurol 1988, 45 (9):959 –964

29. Wildbrand H, Saenger A. Die Neurologie des Auges. Wiesbaden: J. F. Bergmann; 1915, 148

第七章 急性缺血性脑血管病侧支循环代偿评价的模式和方法

　　从病理生理学角度分析，急性缺血性脑血管病通常是在"动脉粥样硬化性血管病变"的基础上，合并"血流动力学"和（或）"血液流变学"的异常而发生。由于血管内皮细胞的破坏，血管下胶原组织被暴露，从而血液中的血小板被激活，并在病变部位不断黏附、聚集、释放，最终通过凝血途径的激活，引发原位血栓形成，导致管腔进一步狭窄，甚至闭塞、脑血流持续下降，最终导致缺血事件的发生。当脑组织缺血事件发生后，各种代偿机制随即启动，以适应和代偿脑组织缺血、缺氧的状态。

　　急性缺血性脑血管病发生时，脑血流（cerebral blood flow）的代偿主要通过两种机制完成：①脑血管的 Bayliss 效应（Bayliss effect）机制（图 7-1）：Bayliss 效应即在脑灌注压（脑灌注压 = 平均动脉压 – 颅压）波动于 60 ~ 160mmHg 之间时，脑血管通过一种自动调节机制（autoregulation），使脑灌注保持相对稳定。当平均动脉压下降时，脑血管的灌注压相应降低，脑血管通过自动调节机制，使血管舒张，血管弹性阻力下降，从而维持稳定的脑灌注压（cerebral perfusion pressure）和脑灌注（cerebral perfusion）；相反，当平均动脉压升高时，血管通过自动调节机制使血管收缩、血管弹性阻力升高，以降低灌注压，避免灌注突破（perfusion breakthrough）。目前研究显示，血管内皮细胞和平滑肌细胞在 Bayliss 效应中起着十分重要的作用；②脑血管侧支循环代偿机制（collateral circulation）（图 7-2、图 7-3）：是正常生理状态下，脑组织各供血动脉之间存在一些潜在"相互通路"，即侧支循环代偿途径（pathway of collateral circulation）。这些潜在的通路，因正常情况下各自血管灌注压近似相当，故彼此之间无相互的血流交通，选择性或超选择性血管造影时，不能被显现，这种状态被称为功能性动力平衡。然而当某种病因造成其中部分供血动脉管腔狭窄、甚至闭塞时，引起病变区域血管灌注压下降，导致原先的功能性动力平衡状态被打破，病变血管区域与其他与之相交通的血管区域形成"血管灌注压差"。在"血管灌注压差"的作用下，血流将从相对高灌注压部位血管（正常血管）通过"侧支循环"进入相对低灌注压部位血管（病变血管）相应的供血区域，从而达到代偿病变血管区域脑血流下降的病理生理过程，这种现象被称为侧支代偿循环。

　　本章主要介绍急性缺血性脑血管病侧支代偿循环的建立与评价。

　　脑血管的侧支循环代偿循环是一种常见的临床病理生理现象。及时、有效的侧支循环建立有利于减

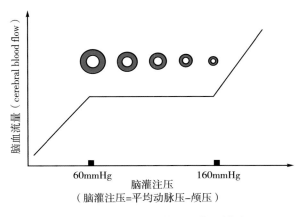

图 7-1　Bayliss 效应血管调节作用模式图

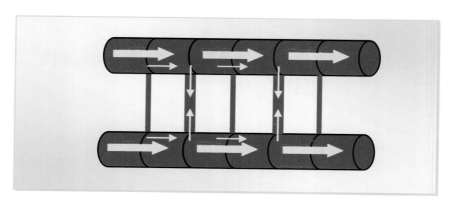

图 7-2 脑血管的功能性动力平衡

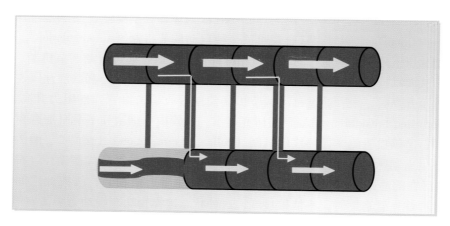

图 7-3 脑血管的侧支代偿循环

轻、延缓、改善缺血性神经功能障碍的发生。因此，客观、准确、科学的评价脑血管侧支循环代偿，对于揭示缺血事件发生的病理生理学基础、制定临床干预决策、评价临床预后转归均有着十分重要的现实意义。遗憾的是，目前国际上关于"缺血性脑血管病侧支循环代偿的评价"尚无统一的模式、方法和标准。在目前的临床实践中，医生对脑血管侧支循环代偿的评价主要是依据个人经验和主观判定。因此，建立缺血性脑血管病血管侧支代偿循环的评价模式和方法是目前临床该领域亟待解决的问题。作者综合目前国际相关领域研究的结果，结合自己的临床经验体会，在现有的认识水平基础上，提出脑血管病侧支代偿循环代偿的 PES 评价模式，即通过：①侧支循环建立的途径（pathway）；②侧支循环代偿的程度（extent）；③侧支循环建立的潜在临床意义（significance），客观评价侧支循环代偿在缺血性脑血管病诊断和治疗中的作用。

第一节 脑血管侧支循环代偿途径的评价

由于头颈部血管生理发育和解剖变异的存在，脑血管的侧支代偿途径存在着巨大的个体差异。全面了解潜在的脑血管侧支循环建立的途径，是全面、客观、准确评价侧支循环代偿在缺血性脑血管病中诊疗价值的基础。

一、颈外动脉系统－颈内动脉系统血管之间的侧支循环通路

颈外动脉系统和颈内动脉系统之间存在十分丰富的侧支循环通路（图 7-4）。这些侧支循环通路在

颈内动脉系统缺血性脑血管病发生时，对代偿供血的建立、缺血性神经功能障碍的缓解及恢复有着十分重要的作用。总的来讲，颈外动脉系统与颈内动脉系统之间的侧支代偿循环可以存在潜在的侧支循环途径有：

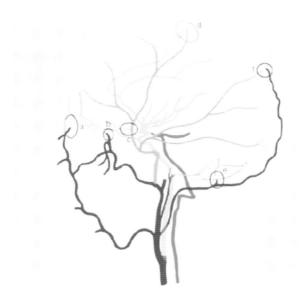

图 7-4　颈外动脉与颈内动脉系统间常见脑血管侧支循环

　　a：面动脉→内眦动脉→眼动脉　　　　b：上颌动脉→颞前动脉→泪腺支→眼动脉　　c：脑膜中动脉→筛动脉→眼动脉
　　d：脑膜中动脉→软膜血管→大脑中动脉　e：枕动脉→经乳突孔→大脑中动脉　　　　f：枕动脉→顶孔→大脑中动脉

　　1. 面动脉途径　面动脉是颈外动脉的第三分支，于舌动脉上方分出。面动脉的内眦动脉分支可以与眼动脉眶外分支（如鼻背动脉）建立侧支吻合。

　　2. 颞浅动脉途径　颞浅动脉起于颈外动脉的下颌骨髁处，主要属于皮动脉。自起点开始，在髁突后由深至浅向前上方走行。颞浅动脉的终末分支可与眼动脉的滑车上动脉、眶上动脉、鼻背动脉等分支建立侧支吻合。

　　3. 上颌内动脉途径　又称上颌动脉（maxillary artery），为颈外动脉在下颌骨颈部后方的腮腺附近的分支，延咀嚼肌间隙内前行。上颌内动脉的分支可以通过多条途径与颈内动脉的分支建立侧支循环：①脑膜中动脉的鼓室支与颈内动脉的茎突乳突支于面神经管内建立侧支吻合；②脑膜中动脉、脑膜副动脉与颈内动脉的海绵窦支建立侧支吻合；③脑膜中动脉的软膜血管与颈内动脉分支软膜血管建立侧支吻合；④脑膜中动脉的分支与眼动脉的筛动脉分支建立侧支吻合；⑤颞前深动脉的泪腺支和（或）肌支与眼动脉泪腺动脉建立侧支吻合；⑥下颌动脉的泪腺分支、肌支、眼睑支与眼动脉的同名血管建立侧支吻合；⑦蝶额动脉与眼动脉筛前、筛后动脉建立侧支吻合；⑧颈外动脉的翼管分支与颈内动脉岩段的翼管分支建立侧支吻合；⑨颈外动脉圆孔支与颈内动脉海绵窦段的下外侧干分支建立侧支吻合。

　　4. 咽升动脉途径　咽升动脉起于颈总动脉分叉部或颈外动脉近端，于颈内动脉后方上升，通过破裂孔（lacerum foramen）入颅，并发出小的分支血管分布于斜坡和桥小脑角的硬脑膜，从而与颈内动脉海绵窦段的垂体脑膜动脉的分支（如斜坡脑膜支）、颈内动脉岩段分支（如翼管动脉）之间建立侧支吻合。

　　5. 耳后动脉途径　耳后动脉是枕动脉上方分出的小支，走向后上。耳后动脉可以通过其血管分支与颈内动脉的茎突乳突支建立侧支吻合。

　　6. 枕动脉途径　颈外动脉的枕动脉可以经乳突孔（mastoid foramen）、顶孔（parietal foramen）等部位与大脑中动脉的分支建立侧支吻合。

二、颈外动脉系统 – 椎基底动脉系统血管之间的侧支循环通路

1. 咽升动脉途径　咽升动脉是颈外动脉的分支通过破裂孔入颅，并发出分支支配斜坡和桥小脑角的硬脑膜，从而与椎动脉的脑膜支、脑膜中动脉分支形成侧支吻合。

2. 甲状腺上动脉途径（图7-5）　甲状腺上动脉可以通过甲状腺下动脉（锁骨下动脉分支）与锁骨下动脉建立侧支吻合。

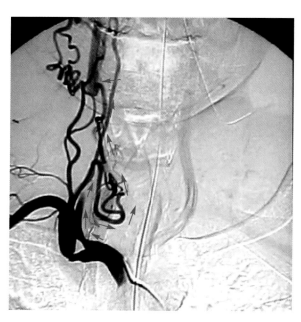

图 7-5　锁骨下动脉与颈外动脉系统之间侧支循环代偿建立（甲状腺上动脉途径）
侧支代偿循环的途径为：锁骨下动脉→甲状颈干→甲状腺下动脉→甲状腺上动脉→颈外动脉

3. 枕动脉途径（图7-6）　枕动脉可以与椎动脉的颈部肌支、肋颈干、甲状颈干分支形成侧支吻合。

4. 耳后动脉途径　耳后动脉可以发出分支支配后颅窝的硬脑膜，从而与椎动脉分支形成侧支吻合。

5. 颈升动脉途径　颈升动脉是甲状颈干的分支，在上行过程中可以与椎动脉颅外段的分支发生侧支吻合。

6. 颈深动脉途径　颈深动脉是肋颈干的分支，在上行过程中可以与椎动脉颅外段的分支形成侧支吻合。

三、颈内动脉系统 – 颈内动脉系统之间血管的侧支吻合通路

1. Willis动脉环途径　Willis环是由多条动脉（或其中的一部分）共同构成的多边形结构。主要结构包括双侧颈内动脉终末段、双侧大脑前动脉水平段、前交通动脉、双侧大脑中动脉起始段、双侧后交通动脉、双侧大脑后动脉水平段、基底动脉分叉部。当一侧颈内动脉发生狭窄或闭塞时，对侧颈内动脉可以通过大脑前动脉A1段、前交通动脉、同侧大脑前动脉A1段，同侧大脑中动脉M1段途径，使对侧颈内动脉血液代偿闭塞侧颈内动脉供血（图7-7）。

2. 软膜血管途径　颈内动脉最终分出大脑前动脉和大脑中动脉，两支主干血管最终发出皮层支和深穿支。在二者的皮层血管之间存在着许多潜在的吻合通路，被称为软膜血管侧支循环代偿（leptomeningeal collateral circulation）。当其中一支血管主干狭窄或闭塞时，软膜血管之间的代偿通路将起到缓解缺血，甚至可以达到完全代偿供血的目的（图7-8）。

四、椎 – 基底动脉系统与椎 – 基底动脉系统之间血管的代偿途径

1. 椎动脉途径　椎动脉起自锁骨下动脉，发出后延椎间孔上行，于枕骨大孔入颅，于桥延沟处双

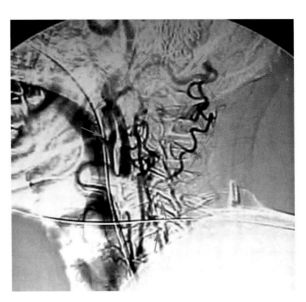

图 7-6 锁骨下动脉与颈外动脉之间侧支循环代偿（枕动脉途径）

侧支循环代偿途径为：右侧锁骨下动脉→右侧劲升动脉→右侧枕动脉→右侧颈外动脉

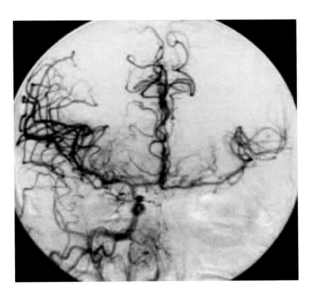

图 7-7 Willis 环途径脑血管侧支循环代偿

侧支循环代偿途径为：右侧颈内动脉→右侧大脑前动脉（A₁）→前交通动脉→左侧大

脑前动脉（A₁）→左侧大脑中动脉

侧椎动脉汇合成基底动脉。当一侧椎动脉供血下降，基底动脉、大脑后动脉的血供可以由对侧椎动脉代偿供血。

2. 锁骨下动脉分支途径 当椎动脉发生狭窄或闭塞时，锁骨下动脉的甲状颈干、肋颈干分支可以与椎动脉的肌支建立侧支循环，从而起到代偿供血的作用。

3. 小脑动脉途径 供血小脑的血管主要有小脑后下动脉、小脑前下动脉和小脑上动脉。这些动脉之间存在丰富的侧支吻合，这样不仅可以对各支之间的血流起到代偿，同时，当基底动脉狭窄时，小脑

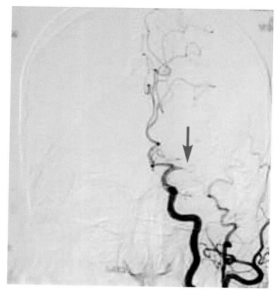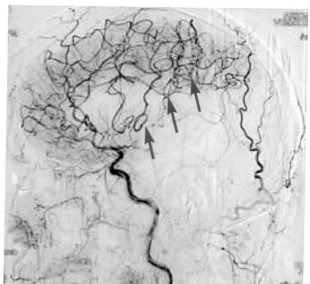

图 7-8　大脑前动脉与大脑中动脉之间软膜血管途径侧支循环代偿建立

颈内动脉造影前后位提示左侧 MCA M1 段闭塞（左）。侧支循环代偿途径为：左侧大脑前动脉→软膜血管→左侧大脑中动脉（M4 和 M3 段）

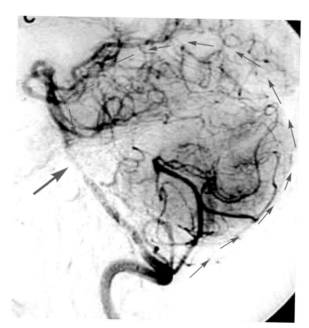

图 7-9　小脑动脉途径侧支循环代偿

基底动脉中段狭窄（箭头）。侧支代偿循环途径为：椎动脉→小脑后下动脉→软膜血管→小脑上动脉→基底动脉上段

后下动脉（小脑前下动脉）与小脑上动脉之间的侧支吻合可以代偿基底动脉远端的供血（图 7-9）。

五、颈内动脉系统与椎 – 基底动脉系统血管间侧支循环通路

1. Willis 动脉环途径　Willis 动脉环的后交通动脉是联系颈内动脉系统与椎 – 基底动脉系统之间的

一个重要的血管代偿途径。各种原因引起的前循环或后循环灌注压下降时，二者之间均可以通过 Willis 动脉环的后交通动脉建立侧支循环通路，代偿供血（图7-10）。

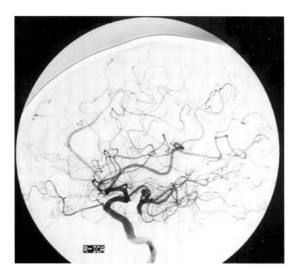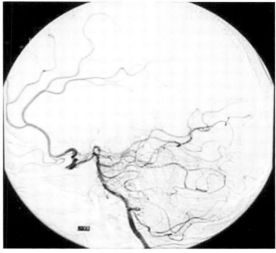

图 7-10　颈内动脉系统与椎 - 基底动脉系统通过后交通动脉代偿供血

基底动脉闭塞时，颈内动脉系统通过后交通动脉代偿后循环供血（左）。侧支循环代偿途径为：右侧颈内动脉→右侧后交通动脉→右侧大脑后动脉→基底动脉上段

颈内动脉闭塞时，椎基底动脉通过后交通动脉代偿前循环供血（右）。侧支循环代偿途径为：左侧椎动脉→基底动脉→左侧大脑后动脉→左侧后交通动脉→左侧颈内动脉交通段→左侧大脑前动脉

2．软膜血管途径　大脑中动脉与大脑后动脉皮层血管之间存在着丰富的软膜血管侧支吻合，这些侧支吻合在代偿前、后循环缺血时起到十分重要的作用（图7-11）。

3．胼周动脉途径　大脑后动脉发出的后胼周动脉与大脑前动脉发出的胼周动脉之间可以形成相互侧支吻合（图7-12）。

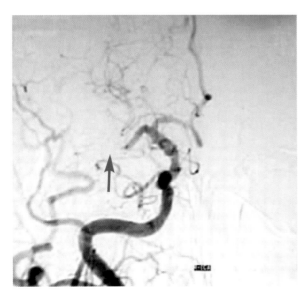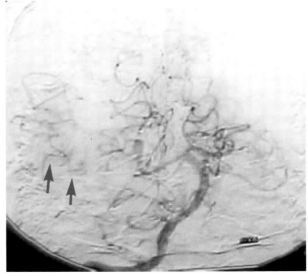

图 7-11　大脑前动脉与大脑中动脉之间软膜血管途径侧支循环代偿建立

颈内动脉造影前后位提示左侧 MCA M1 段闭塞（左）；左侧椎动脉造影示左侧 PCA-MCA 软膜侧支代偿形成（右）

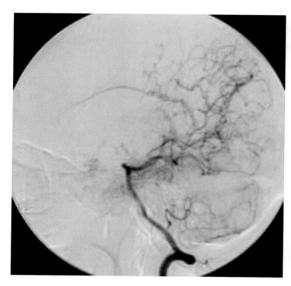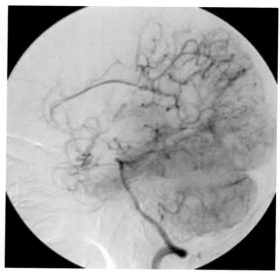

图 7-12　大脑后动脉通过后胼周动脉向大脑前动脉代偿供血
侧支循环代偿途径为：椎动脉→基底动脉→大脑后动脉→后胼周动脉→大脑前动脉

4. 原始动脉途径　颈内动脉系统与椎基底动脉系统之间有时可以通过原始永存动脉进行交通，临床常见的原始永存动脉包括：

（1）永存三叉动脉（persistent trigeminal artery）：是最为常见的原始永存动脉，成人中的发生率为 0.1%～0.2%。永存三叉动脉起于颈内动脉海绵窦段的近端，穿过蝶鞍或斜坡部位的硬脑膜，与小脑前下动脉和小脑上动脉之间的基底动脉相连接（图 7-13）。

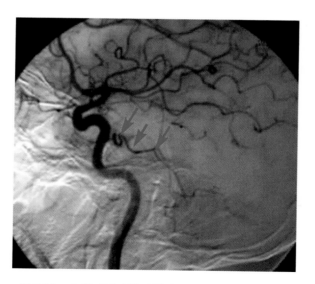

图 7-13　永存三叉动脉（箭头）DSA 血管造影表现

（2）永存舌下动脉（persistent hypoglossal artery）：永存舌下动脉是仅次于原始三叉动脉之后最为常见的原始永存动脉。永存舌下动脉起于颈内动脉颈段，通常位于 C_1 和 C_3 椎体之间水平，经舌下动脉管与基底动脉相交通（图 7-14）。

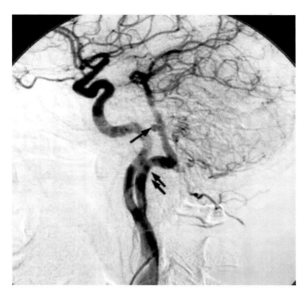

图 7-14　永存舌下动脉（双箭头）和并基底动脉动脉瘤（单箭头）

（3）永存听动脉（persistent otic artery）：永存听动脉相对比较少见。永存听动脉起于颈内动脉岩段，伴随面神经和听神经，经内听道与基底动脉相交通。

（4）寰椎前节间动脉（proatlantal intersegmental artery）：寰椎前节间动脉是最为少见的原始永存动脉。寰椎前节间动脉起于 $C_{2\sim3}$ 椎体间的颈内动脉或颈外动脉部分，与环绕寰椎后弓的椎动脉水平部相交通（图 7-15）。

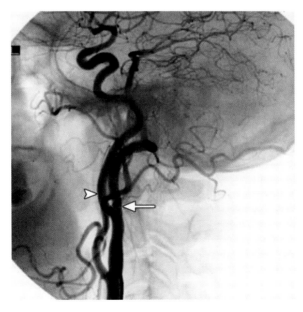

图 7-15　寰椎前节间动脉 DSA 造影表现

颈总动脉造影显示寰椎前节间动脉于第 2 椎体水平（大箭头）起于颈内动脉（小箭头）

第二节　脑血管侧支循环代偿建立程度的评价

当动脉粥样硬化血栓形成、血管闭塞时，脑组织的缺血后的转归过程主要依赖于侧支循环建立的情况和程度。目前相关研究表明，缺血事件发生后脑组织缺血半暗带的存在与否及存在面积与侧支循环代偿的建立有着十分密切的关系。PROACT Ⅱ 研究结果显示，侧支循环建立的情况与患者 CT 表现、临床转归有密切的关系：侧支循环代偿建立越充分，患者 CT 梗死面积越小，临床神经功能障碍 NIHSS 评分越低，同时溶栓干预后疗效越好。同时该研究还显示，与对照组相比，对于缺乏有效侧支代偿循环的患者 pro-UK 并不能明显改善其溶栓干预后 90 天的残障程度；因此，客观、准确、科学的侧支循环代偿程度的评价，对急性缺血性脑血管病临床干预策略的制定、溶栓干预风险-效益评价、临床预后转归预测均有十分重要的现实意义。

临床是可以用于脑血流（cerebral blood flow）评价的方法主要有氙-CT，SPECT、PET、CT 灌注和 MRI 灌注等。这些检查手段主要是通过评价脑血流相关参数，间接推测脑血管侧支循环代偿建立的情况和程度。其中 CT 灌注和 MR 灌注在目前临床实践中应用最为广泛。关于如何 CT 灌注和 MR 灌注判定脑灌注情况，请参见本书其他相关章节。

虽然上述的检查手段均有各自的优点，然而他们共同的局限性，即不能明确显示侧支循环代偿建立的血管基础。目前，全脑血管选择性造影仍是评价脑血管侧支循环代偿建立途径的金标准。虽然目前关于数字剪影血管造影用于脑血管侧支循环代偿的评价尚无公认、统一的标准，美国介入和神经放射治疗学会（the American society of Interventional and therapeutic neuroradiology）和美国介入放射学会（the society of Interventional radiology）所推荐采用表 7-1 所示的侧支循环代偿程度的评价方法（collateral flow grading system）。

表 7-1　急性缺血性脑血管病侧支循环 DSA 评价标准

Grade 0	缺血脑组织无任何可见侧支循环
Grade 1	缺血脑组织周围有迟缓的侧支循环，且无法完全灌注
Grade 2	缺血脑组织周围有快速的侧支循环，但无法完全灌注
Grade 3	缺血脑组织周围有迟缓的侧支循环，但可以完全灌注病灶
Grade 4	梗死脑周围有快速且完全的侧支循环，可以完全灌注病灶

第三节　脑血管侧支循环代偿建立临床意义的评价

脑血管侧支循环代偿循环是一种并非少见的临床病例生理现象，对于脑血管病，尤其缺血性脑血管病有着重要的临床意义。及时、有效的侧支循环建立有利于急性缺血性神经功能障碍的延缓和改善，甚至可以达到完全替代原有血管供血的作用；同时，为进一步实施血管再通干预赢得宝贵的时间和机会。

脑血管侧支循环代偿是一把双刃剑，一方面，它可以起到代偿供血、延缓缺血神经功能障碍的发生、争取宝贵的治疗时间和机会的积极临床作用，另一方面，由于侧支循环代偿建立改变原有血流动力学特征，则可能引发或启动另一个血管事件发生的病理生理过程，如一侧颈内动脉闭塞，前交通动脉开放一方面起到代偿供血的作用，同时由于压力过大又增加了动脉瘤形成、脑出血发生的可能；再如，锁骨下动脉窃血形成一方面对于上肢血管来讲改善了供血，但对于脑供血来讲就启动了一个新的缺血病理生理的过程。因此，对于脑血管病侧支循环建立的临床意义的认识是一个辨证的过程。要根据患者的具体情况，进行具体分析。

第四节 急性缺血性脑血管病侧支循环代偿评价实例分析

病例 1

1. 病例报道 男性，55 岁。主因"突发言语不利，伴右侧肢体无力 5 小时"于 2005 年 11 月 12 日就诊我院急诊。患者入院前 5 小时静息状态下出现言语不利、发音困难，能表达自己的意愿，能理解他人的语言，同时伴有右侧肢体无力，能持物、行走。发病当时无眩晕、视物成双、耳鸣、耳聋。患者右侧无力进行性加重，急就诊我院。急诊查体，意识清楚，构音障碍，右侧鼻唇沟浅，伸舌右偏，右侧肢体肌力Ⅲ～Ⅳ级，右侧 Babinski（＋）。右侧偏身浅感觉减退。左侧肢体运动、感觉查体未见异常。头颅 CT 未见明显异常（图 7-16）。CT 灌注提示左侧大脑中动脉分布区达峰时间（time to peak，TTP）延长，左侧大脑中动脉分布区局部脑血流（region cerebral blood flow，rCBF）、局部脑血容量（region cerebral blood volume，rCBV）基本正常（图 7-17）。急性 DSA 全脑血管造影，提示左侧大脑中动脉 M1 段血栓形成，远端灌注 TICI 分级 0 级，同侧大脑前动脉软膜支侧支循环形成，代偿较完全（图 7-18）。距发病 7 小时，给予 50 万 U 尿激酶溶栓，患者肢体肌力能基本恢复，仅遗留轻度构音障碍。术毕 DSA 示左侧大脑中动脉 M1 段再通，同时大脑前动脉向大脑中动脉的侧支代偿消失（图 7-18）。

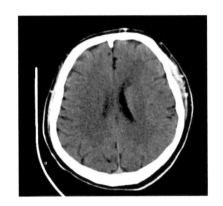
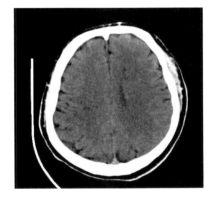

图 7-16 图 CT 平扫

患者发病 6 小时头颅 CT 平扫未见明显异常

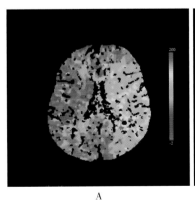
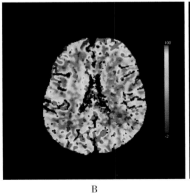
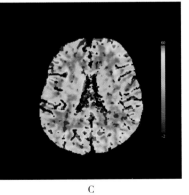

| A | B | C |

图 7-17 CT 灌注扫描（A：TTP；B：CBF；C：CBV）

TTP 显示左侧大脑中动脉供血区脑灌注降低。CBF 显示左侧大脑中动脉分布区脑血流较对侧稍减低。CBV 提示左侧大脑中动脉分布区脑血容量相对保持正常

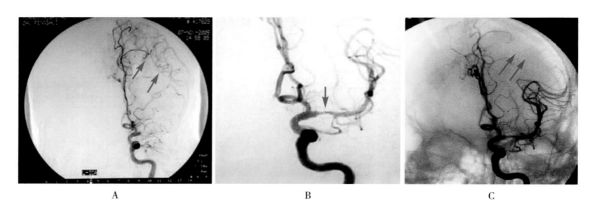

图 7-18　DSA 血管造影及动脉溶栓

A 显示右侧大脑中动脉 M1 段闭塞，同时 ACA-MCA 侧支循环代偿建立　B 显示经过 100 万 U 尿激酶局部溶栓 M1 段再通；C 显示 M1 段血管在同后 ACA-MCA 侧支循环代偿消失

2. 侧支循环评价

（1）侧支循环代偿途径评价（pathway）：左侧大脑前动脉通过皮层软膜动脉与左侧大脑中动脉建立侧支循环代偿。

（2）侧支循环代偿程度评价（extent）：侧支循环一定程度缓解左侧大脑中动脉的灌注不足，但尚未达到完全代偿。

（3）侧支循环代偿意义评价（significance）：侧支循环虽未完全代偿了因 M1 段闭塞引起的大脑中动脉供血区灌注下降，然而为进一步血管再通干预赢得了宝贵的时间和机会。

病例 2

1. 病例报道　男性，48 岁。主因"突发左侧肢体无力 7 小时，加重 2 小时"于 2006 年 7 月 10 日就诊我院。患者入院前 7 小时起立时自觉左侧肢体无力，无眩晕、视物成双、耳鸣耳聋，症状持续 1 小时完全缓解。急诊查体：意识清楚，语言流利，左侧鼻唇沟浅，伸舌左偏，余脑神经查体（−）。左侧肢体肌力 V⁻，肌张力、腱反射正常，病理征（−）；余神经系统查体未见异常。急诊头颅 CT 示未见明显异常（图 7-19）；CT 灌注示右侧大脑中动脉分布区 rCBF 降低、TTP 延长、rCBV 基本正常（图 7-20）。CTA 显示右侧大脑中动脉 M1 重度狭窄。患者于发病 5 小时后，再次发作，持续 90 分钟无明显缓解。急行 DSA 血管造影示大脑中动脉闭塞，大脑前动脉、大脑后动脉代偿向大脑中动脉分布区供血（图 7-21）。未给予进一步干预，患者造影过程中肌力逐渐恢复至Ⅳ～ V⁻，未再发作。

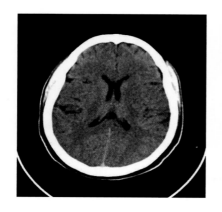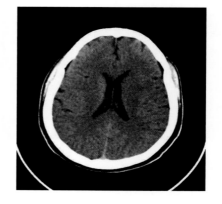

图 7-19　图 CT 平扫

患者发病 8 小时 CT 平扫未见明显异常

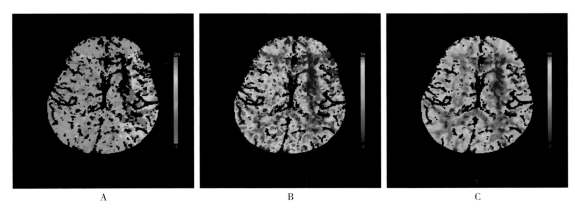

图 7-20　CT 灌注扫描（A：TTP；B：CBF；C：CBV）
CT 灌注提示左侧大脑中动脉皮层下分水岭区脑梗死形成，皮层灌注相对保持

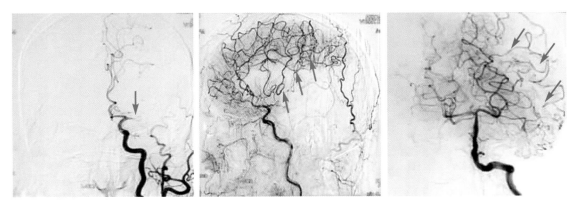

图 7-21　DSA 血管造影及动脉溶栓
DSA 显示左侧大脑中动脉 M1 段闭塞，同时 ACA-MCA 和 PCA-MCA 侧支循环代偿建立

2. 侧支循环评价

（1）侧支循环代偿途径评价（pathway）：左侧大脑前动脉通过皮层"软膜动脉"与左侧大脑中动脉建立侧支循环代偿。

（2）侧支循环代偿程度评价（extent）：侧支循环较好的代偿了左侧大脑中动脉皮层分支的灌注不足。但未完全代偿左侧大脑中动脉皮层下分水岭区域，并形成了梗死。

（3）侧支循环代偿意义评价（significance）：从患者临床症状恢复情况分析，侧支循环较好的代偿了因 M1 段闭塞引起的左侧大脑中动脉供血区脑灌注下降。

病例 3

1. 病例报道　患者，男性 70 岁。主因"突发言语不能，右侧肢体无力 36 小时。"于 2007 年 7 月 31 日以急性脑梗死收入我科。患者于入院前 36 小时前，晨起后发现不能言语，能够听懂他人的语言，并伴有右侧上肢无力。就诊当地医院，行头颅 CT 显示左侧基底节区灰白质界限不清，提示梗死早期表现（图 7-22）。给予抗血小板，改善循环治疗。病情进行性加重，6 小时后加重为右侧肢体全瘫。同时，呕吐 3 次，为非喷射性，胃内容物。为进一步诊治，就诊我院。急诊查体：神志清楚，混合性失语，双眼左侧注视，右侧中枢性面舌瘫、肢体瘫，肌力 0 级，病理征（+）。感觉系统查体不合作。头颅 CT 示左侧大脑中动脉分布区低密度梗死灶（图 7-23）。为进一步明确该患者血管病变的基础行全脑血管造影：主动脉弓造影显示，右侧头臂动脉、右侧颈总动脉、右侧锁骨下动脉依次从主动脉弓自右向左分出，走行正常，右侧锁骨下动脉 50%～60% 狭窄。右侧头臂动脉选择性血管造影示：右侧颈总动脉闭塞，通过右侧甲状颈干→甲状腺下动脉→甲状腺上动脉→颈外动脉→颈总动脉分叉→颈内动脉供血。同时，锁骨下动脉的劲升动脉，与枕动脉形成侧支吻合，通过颈外动脉向颈内动脉供血。右侧颈内动脉颅内段显影正常，大脑中动脉、大脑前动脉显影正常，前交通动脉开放，供血左侧大脑前动脉，同时左侧大脑前动脉通过皮层软膜血管代偿供血左侧大脑中动脉分布区。左侧颈总动脉造影提示，左侧甲状腺下动脉通过与对侧甲状腺下动脉形成侧支，并经过甲状腺上动脉、颈外动脉供血右侧颈内动脉。左侧颈内动脉颈段高度狭窄，颈外动脉通过眼动脉代偿颈内动脉颅内段供血（图 7-24）。

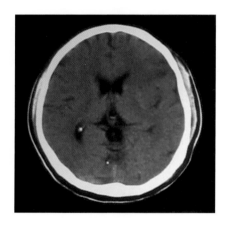

图 7-22　左侧基底节区早期梗死表现

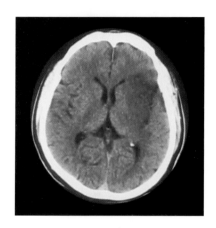

图 7-23　左侧基底节区及岛叶低密度病变

2. 侧支循环评价

（1）侧支循环代偿途径评价（Pathway）（图 7.25）

1）右侧大脑半球供血来源：①右侧锁骨下动脉→右侧甲状颈干→右侧甲状腺下动脉→右侧甲状腺上动脉→右侧颈外动脉→右侧颈总动脉→右侧颈内动脉；②右侧锁骨下动脉→右侧劲升动脉→右侧枕动脉→右侧颈外动脉→右侧颈总动脉→右侧颈内动脉；③左侧锁骨下动脉→左侧甲状颈干→左侧锁骨下动脉→右侧甲状腺下动脉→右侧甲状腺上动脉→右侧颈外动脉→右侧颈总动脉→右侧颈内动脉。

2）左侧大脑前动脉供血途径：①右侧大脑前动脉→前交通动脉→左侧大脑前动脉；②左侧锁骨下动脉→左侧椎动脉→基底动脉→左侧大脑后动脉→软膜血管→左侧大脑前动脉。

3）左侧大脑中动脉供血途径：①左侧大脑前动脉→软膜血管→左侧大脑中动脉；②左侧颈外动脉→左侧面动脉→左侧眼动脉→左侧颈内动脉海绵窦段→左侧大脑中动脉；③左侧锁骨下动脉→左侧椎动脉→基底动脉→后交通动脉→左侧颈内动脉系统交通段→左侧大脑中动脉；④左侧锁骨下动脉→左侧椎动脉→基底动脉→左侧大脑后动脉→软膜血管→左侧大脑中动脉。

（2）侧支循环代偿程度评价（Extent）

侧支循环代偿完全代偿因右侧颈内动脉起始端闭塞造成的该动脉供血区脑灌注降低。

（3）侧支循环代偿意义评价（significance）

对于右侧颈内动脉闭塞，侧支循环几乎完全代偿了原有颈内动脉的供血职能，未造成明显的神经功能障碍。但侧支循环代偿在左侧基底节区脑组织梗死中的作用，有待于进一步思考。

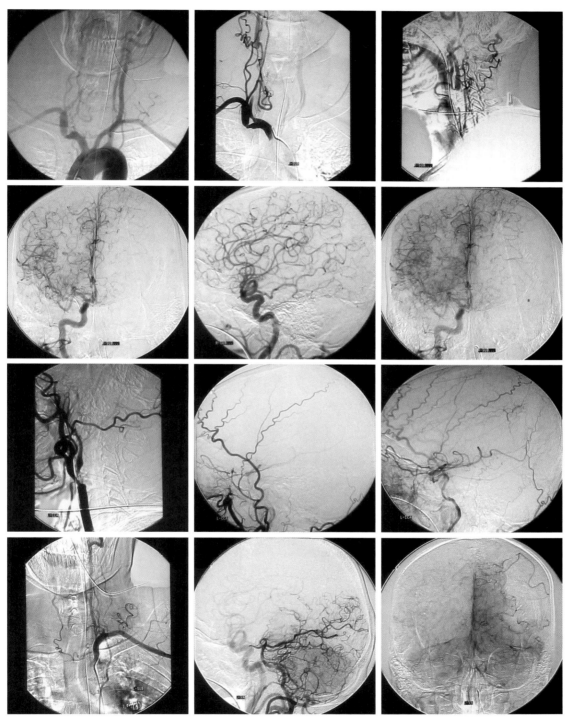

图 7-24　患者选择性和超选择性 DSA 血管造影

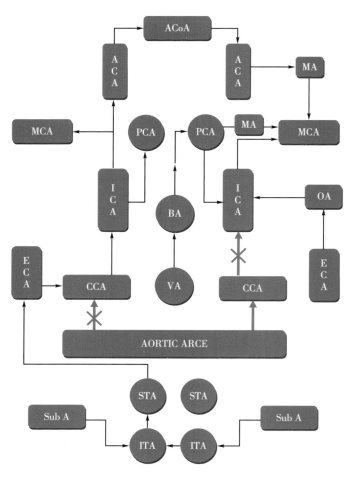

图 7-25　患者脑血管侧支循环代偿途径模式图

锁骨下动脉（subclavian artery，Sub a）　　　　椎动脉（vertebral artery）

甲状颈干（thyrocervical trunk）　　　　　　　基底动脉（basilar artery）

甲状腺下动脉（inferior thyroid artery）　　　　大脑后动脉（posterior cerebral artery）

甲状腺上动脉（superior thyroid artery）　　　　软膜血管（meningeal artery）

颈外动脉（external carotid artery）　　　　　　后交通动脉（posterior communicating artery）

颈总动脉（common carotid artery）　　　　　　左侧眼动脉（left ophthalmic artery）

颈内动脉（internal carotid artery）　　　　　　左侧颈内动脉海绵窦段（sinus segment of left internal

劲升动脉（ascending cervical artery）　　　　　　carotid artery）

枕动脉（occipital artery）　　　　　　　　　　左侧颈内动脉系统交通段（communicating segment of

颈外动脉（external carotid artery）　　　　　　　left internal carotid artery）

大脑前动脉（anterior cerebral artery）　　　　左侧大脑中动脉（left middle cerebral artery）

前交通动脉（anterior communicating artery）

（冀瑞俊　李慎茂　朱凤水）

参 考 文 献

1. Lippert H, Pabst R. Arterial Variations in Man. Munich, Germany：JF Bergmann Verlag, 1985, 92 - 93

2. Takahashi S, Tobita M, Takahashi A, et al. Retrograde filling of the anterior choroidal artery：vertebral angiographic sign of obstruction in the carotid system. Neuroradiology, 1992, 34：504 - 507

3. Hoksbergen AW, Fulesdi B, Legemate DA, et al. Collateral configuration of the circle of Willis：transcranial color-coded du-

plex ultrasonography and comparison with postmortem anatomy. Stroke, 2000, 31：1346 – 1351

4. Brandt T, von Kummer R, Muller-Kuppers M, et al. Thrombolytic therapy of acute basilar artery occlusion. Variables affecting recanalization and outcome. Stroke, 1996, 27：875 – 881

5. Brozici M, van der Zwan A, Hillen B. Anatomy and functionality of leptomeningeal anastomoses：a review. Stroke, 2003, 34：2750 – 2762

6. Caplan LR, Hennerici M. Impaired clearance of emboli (washout) is an important link between hypoperfusion, embolism, and ischemic stroke. Arch Neurol, 1998, 55：1475 – 1482

7. Chalela JA. Evaluating the carotid plaque：going beyond stenosis. Cerebrovasc Dis, 2009, 27 (Suppl 1)：19 – 24

8. Chimowitz MI, Lynn MJ, Howlett-Smith H, et al. Comparison of warfarin and aspirin for symptomatic intracranial arterial stenosis. N Engl J Med, 2005, 352：1305 – 1316

9. Choi JW, Kim JK, Choi BS, et al. Angiographic pattern of symptomatic severe M1 stenosis：comparison with presenting symptoms, infarct patterns, perfusion status, and outcome after recanalization. Cerebrovasc Dis, 2010, 29：297 – 303

10. Derdeyn CP, Grubb Jr RL, Powers WJ. Cerebral hemodynamic impairment：methods of measurement and association with stroke risk. Neurology, 1999, 53：251 – 259

11. Deweese JA, May AG, Lipchik EO, et al. Anatomic and hemodynamic correlations in carotid artery stenosis. Stroke, 1970, 1：149 – 157

12. Higashida RT, Furlan AJ, Roberts H, et al. Trial design and reporting standards for intra-arterial cerebral thrombolysis for acute ischemic stroke. Stroke, 2003, 34：e109 – e137

13. Kim SJ, Seok JM, Bang OY, et al. MR mismatch profiles in patients with intracranial atherosclerotic stroke：a comprehensive approach comparing stroke subtypes. J Cereb Blood Flow Metab, 2009, 29：1138 – 1145

14. Liebeskind DS. Collateral circulation. Stroke, 2003, 34：2279 – 2284

15. Liebeskind DS. Collateral therapeutics for cerebral ischemia. Expert Rev Neurother, 2004, 4：255 – 265

16. Liebeskind DS. Collaterals in acute stroke：beyond the clot. Neuroimaging Clin N Am, 2005, 15：553 – 573

第八章 急性缺血性脑血管病常见临床综合征

一、颈内动脉急性缺血性脑血管病常见综合征

1. 颈内动脉短暂性脑缺血发作

（1）短暂性单眼偏盲（transient monocular blindness，TMB）

1）受累血管：眼动脉。

2）受累部位：视网膜组织。

3）发生机制：关于 TMB 的确切机制尚不明确，主要有两种假说，即微栓塞学说和血管痉挛学说。

4）临床表现：TMB 可以表现为单眼的视物模糊，患者可以出现云雾感，遮挡感。少数患者可以表现为闪光、火花、颜色等视觉症状。TMB 视觉症状一般持续时间较短，通常1～5 分钟，多数不超过 15 分钟。TMB 发作次数可以从一年几次，到每天数百次不等，多数情况下患者视觉症状可以得到较好的恢复，少数情况造成永久性视觉功能障碍。

（2）短暂性半球发作（transient hemisphere attacks，THA）

1）受累血管：颈内动脉。

2）受累部位：大脑半球。

3）发生机制：颈动脉狭窄造成远端脑组织低灌注或动脉 – 动脉源性栓塞。

4）临床表现：短暂性半球发作通常表现为病变对侧偏侧肢体无力和（或）麻木，主侧半球受累时可以出现语言障碍。少数情况下，THA 可以表现为对侧肢体抖动（shaking），发作时患者出现对侧肢体不自主、不规则舞动样动作。与 TMB 相似，THA 发作时间相对短暂，一般为 1～10 分钟。通常患者可以在数小时、数天、数月内连续发作。

（3）非同步短暂性单眼盲和短暂性半球发作

颈动脉病的患者可在不同的时间点表现为 TMB 和 THA 两种发作形式，临床上两种形式同时出现的病例相对少见（习惯上称眼动脉交叉瘫）。当患者同时或间断表现两种发作形式时，应高度怀疑颈内动脉颅外段病变的可能。

2. 颈内动脉缺血性梗死

（1）视网膜中央动脉闭塞（central retinal artery occlusion）

1）受累动脉：视网膜中央动脉。

2）受累部位：视网膜组织。

3）发生机制：常常为动脉 – 动脉源性栓塞。

4）临床表现：视网膜中央动脉闭塞患者可以表现为闭塞侧视野片状缺损，严重时可以导致单眼全盲。目前多项研究提示，视网膜中央动脉闭塞与同侧颈内动脉病变有着直接关系，如颈内动脉溃疡斑块、狭窄和闭塞。临床上对于急性视网膜中央动脉闭塞应给予高度重视，全面评价头颈部血管的病变基础，积极进行相应干预，避免更严重血管事件的发生。

（2）缺血性视神经病（ischemic optic neuropathy）

1）受累血管：眼动脉和视网膜中央动脉。

2）受累部位：视神经和视网膜。

3）发生机制：颈内动脉狭窄，通过低灌注及微栓塞等机制造成视网膜慢性缺血（图8-1）。

4）临床表现：缺血性视神经病的主要临床表现为：①瞳孔扩大，对光反射迟钝；②虹膜新生血管形成；③眼压升高或形成继发性青光眼；④增生性视网膜病，表现为小动脉瘤形成，火焰状出血、静脉

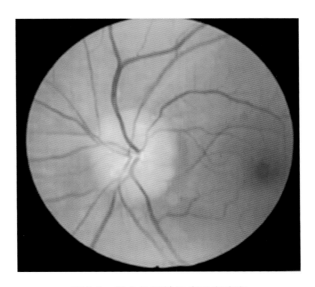

图 8-1　缺血性视神经病眼底改变
缺血性视神经病眼底显示视神经乳头变得苍白、肿胀、边界不清

扩张等；⑤ 病情严重时出现视力下降甚至单眼盲。

（3）颈内动脉主干闭塞综合征

1）受累血管：颈内动脉。

2）受累部位：病变侧大脑半球。

3）发生机制：动脉粥样硬化性血栓形成或在动脉粥样硬化血管狭窄基础上合并心源性或动脉－动脉源性栓塞导致管腔闭塞。

4）临床表现：颈内动脉主干闭塞根据病变发生的速度、侧支循环代偿建立程度的不同，患者的临床表现各异，可以表现为病变侧大脑半球（大脑中动脉和大脑前动脉供血区）大面积梗死；同时也可表现为无症状性颈内动脉闭塞。慢性颈内动脉闭塞常表现认知功能障碍，甚至痴呆。

（4）分水岭梗死综合征

1）受累血管：颈内动脉。

2）受累部位：病变侧大脑半球皮层及皮层下分水岭区域。

3）发生机制：颈内动脉狭窄引起远端脑组织低灌注或合并动脉－动脉源性栓塞。

4）临床表现：①前水岭梗死综合征：常常表现病变对侧肢体偏瘫和（或）偏身感觉障碍，面部常常不被累及；主侧半球受累可引起经皮层性失语，非主侧半球可以引起情感障碍，如淡漠、欣快等；②后水岭梗死综合征：视觉障碍最为突出，常常表现非同向性；病变对侧可出现浅感觉障碍；通常无运动障碍表现；主侧半球可引起失语，非主侧半球可引起半侧空间忽略（hemispatial neglect）；③皮层下分水岭梗死综合征可以表现病变对侧偏瘫或偏身感觉障碍，主侧半球可出现失语。

二、大脑中动脉急性缺血性脑血管病常见临床综合征

1. 大脑中动脉主干受累综合征

（1）受累血管：大脑中动脉 M1 段受累。

（2）受累部位：病变侧大脑半球及基底节区。

（3）发生机制：大脑中动脉主干闭塞常见的原因为心源性栓塞、动脉－动脉源性栓塞、动脉粥样硬化性原位血栓形成等。

（4）临床表现：大脑中动脉主干闭塞可表现为：①三偏，即偏瘫、偏身感觉障碍和偏盲；②主侧半球病变可引起失语、失用、失认；非主侧半球病变可引起体相障碍（病觉缺失、自体认识不能等）；

③偏侧同向注视麻痹。

2. 大脑中动脉梗阻三联征

（1）受累血管：大脑中动脉主干。

（2）受累部位：病变侧大脑半球及继发受累的脑组织。

（3）发生机制：大脑中动脉梗死三联征的病理生理过程可分为三个阶段：①第一阶段：大脑中动脉分布区原发大面积梗死形成，脑组织肿胀，局部颅压增高；②第二阶段：由于病变局部颅内压力的增高，引起颅腔内压力不均衡，产生压力梯度，从而造成脑组织移位；③第三阶段：由于脑组织的移位，继发引起其他脑部受压的表现。当病变以向对侧半球移位为主时，移位的脑组织和大脑镰共同挤压大脑前动脉及其分支，可以造成该区域继发性梗死的形成；如果脑组织向下轴向移位为主，则继发引起脑干受压的症状、体征。

（4）临床表现：根据大脑中动脉梗死后主要继发受累的部位不同，大脑中动脉梗死三联征可分为三种类型：如果病变脑组织以向对侧大脑半球受压为主，则被称为"半球型"大脑中动脉梗死三联征（图8-2）；如果病变脑组织向下轴向移位为主，引起脑干受的表现，则被称为"脑干型"大脑中动脉梗

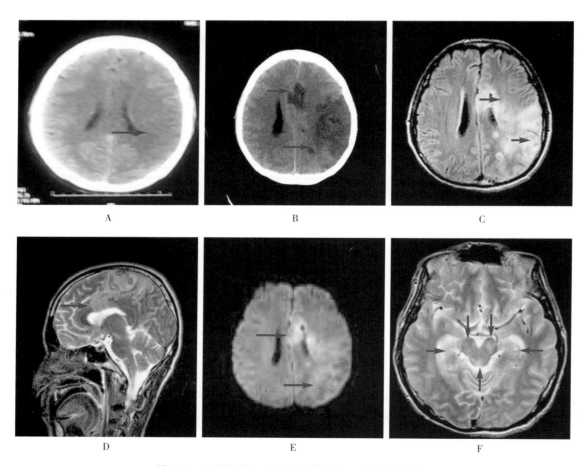

图 8-2　"半球型"大脑中动脉梗阻三联征影像特征

A：发病14小时头颅 CT，见左侧 MCA 区缺血早期征象

B：发病3天头颅 CT，见左侧 MCA 区低密度，中线结构移位，合并左侧大脑前动脉供血区低密度梗死灶形成

C：发病6天头颅 MRI，FLAIR 提示左侧大脑中动脉合并左侧大脑前动脉脑梗死

D：发病6天头颅 MRI，矢状位提示大脑前动脉胼周动脉、胼缘动脉分支脑梗死形成

E：发病6天头颅 MRI，DWI 提示左侧大脑前动脉梗死较大脑中动脉区梗死新鲜

F：发病6天头颅 MRI，T2 提示双侧中脑、上侧颞叶内侧异常信号

死三联征（图 8-3）；如果病变脑组织即向对侧移位，同时也向下压迫脑干，则称为"混合型"大脑中动脉梗死三联征（图 8-4）。

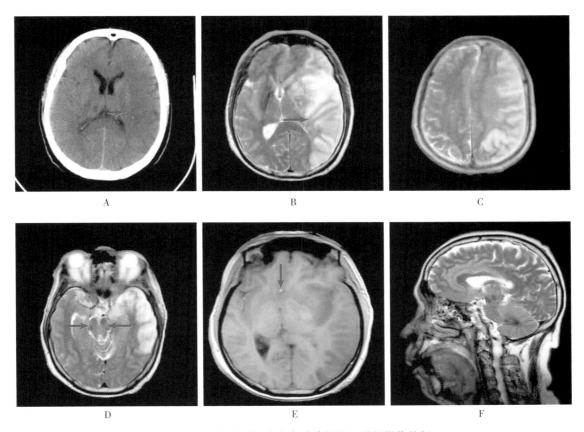

图 8-3 "脑干型"大脑中动脉梗阻三联征影像特征

A：患者发病 12 小时头颅 CT，见左侧大脑中动脉分布区低密度灶，脑组织肿胀

B：患者发病 24 小时头颅 MRI，T2 轴位相提示左侧大脑中动脉分布区梗死形成

C：患者发病 24 小时头颅 MRI，T2 轴位提示大脑前动脉分布区未形成梗死

D：患者发病 24 小时头颅 MRI，T2 轴位提示脑干受压，中脑变形

E：患者发病 24 小时头颅 MRI，T1 轴位提示大脑前动脉显影

F：患者发病 24 小时头颅 MRI，FLAIR 轴位提示中脑轻度受压

3. 大脑中动脉上干综合征

（1）受累血管：大脑中动脉上干及其分支，如眶额动脉、额前动脉、中央前沟动脉、中央沟动脉、顶后动脉。

（2）受累部位：供血大部分额叶和顶叶前部。

（3）发生机制：多数为动脉–动脉源性栓塞或心源性栓塞引起，原位动脉粥样硬化性血栓形成相对少见。

（4）临床表现：大脑中动脉上干闭塞时可表现为：①偏瘫；②偏身感觉障碍；③主侧半球引起失语、失用、失认；非主侧半球引起体相障碍；④偏侧注视麻痹；⑤神经精神异常：缄默、卒中后抑郁等。

4. 大脑中动脉下干综合征

（1）受累血管：大脑中动脉下干及其分支，如大脑中动脉下干发出颞枕动脉、颞后动脉、颞中动脉、颞前动脉；有时顶后动脉和角回动脉也起于下干。

（2）受累部位：供血顶叶和颞叶。

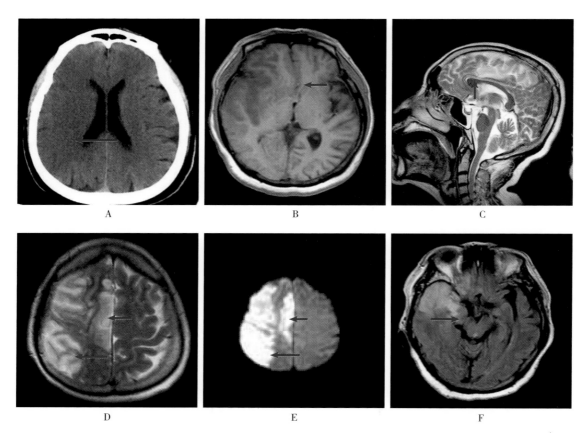

图 8-4　"混合型"大脑中动脉梗阻三联征影像特征

A：患者发病 6 小时头颅 CT，见右侧大脑中动脉分布区低　　D：患者发病 2 天头颅 MRI，T2 轴位提示大脑中动脉、
　　密度灶，脑组织肿胀　　　　　　　　　　　　　　　　　　大脑前动脉脑梗死

B：患者发病 2 天头颅 MRI，T1 相提示右侧大脑中动脉分　　E：患者发病 2 天头颅 MRI，DWI 轴位提示大脑中动
　　布区肿胀，中线结构移位，大脑前动脉分支受压　　　　　脉、大脑前动脉脑梗死

C：患者发病 2 天头颅 MRI，T2 矢状位提示大脑前动脉胼　　F：患者发病 2 天头颅 MRI，FLAIR 轴位提示中脑受压
　　周动脉、胼缘动脉分支梗死　　　　　　　　　　　　　　变形

（3）发生机制：多数为动脉－动脉源性栓塞或心源性栓塞引起，原位动脉粥样硬化性血栓形成相对少见。

（4）临床表现：大脑中动脉下干闭塞时可表现为：①偏瘫症状轻，甚至没有瘫痪；②偏身感觉障碍；③偏侧同向偏盲；④主侧半球引起感觉性失语或全面性失语；非主侧半球引起体相障碍；⑤神经精神障碍：意识模糊状态，谵妄，卒中后抑郁。

三、大脑前动脉急性缺血性脑血管病常见临床综合征

1. 受累血管　大脑前动脉及其分支。

2. 受累部位　大脑前动脉皮质支供血大脑半球内 3/4，包括旁中央小叶、胼胝体前 4/5、额叶。

3. 发生机制　多数为动脉－动脉源性栓塞，动脉粥样硬化性血栓形成相对少见。

4. 临床表现　皮层支阻塞可表现为对侧下肢瘫痪、排尿障碍、精神智力改变、强握吸吮反射等。中央支供血内囊前肢、尾状核头下部。中央支闭塞可引起对侧上肢、面部瘫痪。

四、豆纹动脉急性缺血性脑血管病临床综合征

1. 受累血管　豆纹动脉。

2. 受累部位　基底节区，包括尾状核、壳核、苍白球、内囊前肢、后肢和膝部等。

3. 发生机制　多数为动脉 – 动脉源性栓塞或脂透明变性。

4. 临床表现　对侧偏瘫、偏身感觉障碍，通常无失语、失用、失认、偏侧注视麻痹等皮层受损的症状体征。

五、锁骨下动脉急性缺血性脑血管病临床综合征

锁骨下动脉窃血综合征（subclavian steal syndrome）：

1. 受累血管　锁骨下动脉椎动脉开口近端或无名动脉（图8-5）。

2. 受累部位　病变侧上肢及椎 – 基底动脉供血脑组织。

3. 临床表现　患者常常表现为非症状性。症状性锁骨下动脉窃血综合征时，患者可以表现：①头痛；②椎 – 基底动脉系统短暂性脑缺血发作；③病变侧上肢缺血相关表现，如脉搏减低、血压下降、活动后无力（claudication）及疼痛等症状。

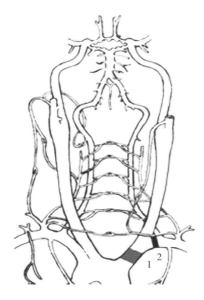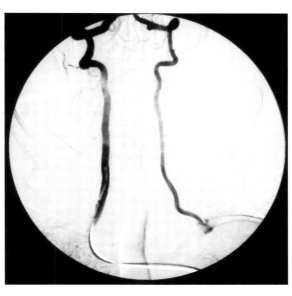

图 8-5　锁骨下动脉盗血形成模式图（左）和 DSA 超选择性造影表现（右）

1. 无名动脉　2. 锁骨下动脉椎动脉开口近端

六、椎动脉急性缺血性脑血管病常见临床综合征

1. 延髓背外侧综合征（wallenberg syndrome）

（1）受累血管：小脑后下动脉（posterior inferior cerebellar artery，PICA）。

（2）受累部位：延髓背外侧受累，主要累及神经结构包括：①脊髓丘脑束；②三叉神经脊束核；③绳状体；④下行交感纤维；⑤前庭神经核及其联系纤维；⑥疑核、迷走神经背核、孤束核及其纤维等（图8-6）。

（3）临床表现：病变同侧头面部浅感觉障碍，病变对侧偏身浅感觉障碍（交叉性感觉障碍）；病变同侧小脑性共济失调；同侧后组脑神经障碍，如构音障碍、吞咽困难、饮水呛咳、呃逆等；病变同侧Horner 征；眩晕，恶心、呕吐、眼震等。

2. 延髓内侧综合征（Dejerine syndrome）

（1）受累血管：椎动脉内侧穿支动脉。

（2）受累部位：延髓内侧受累，主要累及神经结构包括：①皮质脊髓束；②内侧丘系；③舌下神经（图8-4）。

（3）临床表现：病变侧舌下神经麻痹，病变对侧肢体偏瘫，病变对侧深感觉障碍，而浅感觉相对

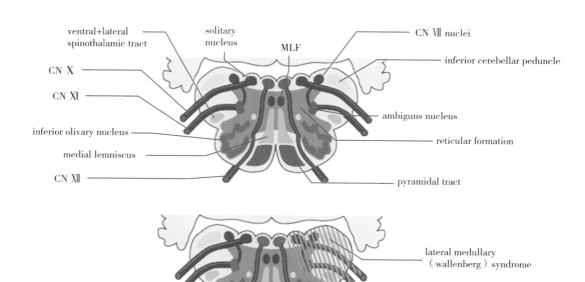

图 8-6　延髓背外侧主要神经结构（上）及延髓背外侧综合征示意图（下）

solitary nucleus：孤束核

MLF（medial longitudinal fasciculus）：内侧纵束

spinothalamic tract：脊髓丘脑束

CN X：迷走神经

CN XI：副神经

CN XII：舌下神经

inferior olivary nucleus：下橄榄核

medial lemniscus：内侧丘系

inferior cerebellar peduncle：小脑下脚

ambiguns nucleus：疑核

reticular formation：网状结构

pyramidal tract：锥体束

保持完好。

3. 延髓半侧综合征（hemimedullary syndrome）

（1）受累血管：椎动脉主干。

（2）受累部位：半侧延髓受累，有时下部脑桥亦被累及，主要累及神经结构包括除延髓内侧和延髓背外侧主要神经结构外，桥延沟的面神经和听神经也常被累及。

（3）临床表现：延髓内侧综合征 + 延髓外侧综合征。有时脑桥下部亦被累及出现同侧周围性面神经麻痹和耳鸣、耳聋等听神经功能障碍表现。

4. 脊髓前动脉综合征

（1）受累血管：脊髓前动脉。

（2）受累部位：脊髓不同节段，以胸髓 4～5 节段最为常见，主要累及神经结构包括：①前脚细胞及前根；②皮质脊髓束；③脊髓丘脑束。

（3）临床表现：相应脊髓节段疼痛，病变节段根性感觉障碍；病变节段以下对称性上运动神经元瘫痪，浅感觉障碍，深感觉相对保存完好。

七、基底动脉急性缺血性脑血管病常见临床综合征

1. 中脑相关综合征

（1）Weber 综合征

1）受累血管：基底动脉（中脑部分）旁中央动脉（paramedian penetrating arteries）。

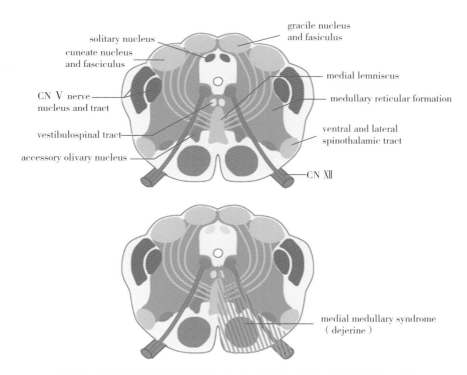

图 8-7　延髓内侧主要神经结构（上）及延髓内侧综合征示意图（下）

solitary nucleus：孤束核

cuneate nucleus and fasciculus：楔束核及楔束

gracile nucleus and fasiculus：薄束核及薄束

medial lemniscus：内侧丘系

CN Ⅴ：三叉神经

vestibulospinal tract：前庭脊髓束

accessory olivary nucleus：副橄榄核

medullary reticular formation：延髓网状结构

ventral and lateral spinothalamic tract：腹侧和外侧脊髓丘脑束

CN Ⅻ：舌下神经

medial medullary（Dejerine）syndrome：延髓内侧（Dejerine）综合征

2）受累部位：中脑大脑脚受累，主要累及神经结构包括：①动眼神经根；②皮质脊髓束等（图 8-8）。

3）临床表现：①病变侧动眼神经麻痹；②病变对侧中枢性肢体偏瘫。

（2）Benedikt 综合征

1）受累血管：基底动脉（中脑部分）旁中央动脉（paramedian penetrating arteries）。

2）受累部位：中脑被盖部受累，主要累及神经结构包括：①红核；②动眼神经核或根等（图 8-8）。

3）临床表现：①病变侧动眼神经麻痹（或不全麻痹）；②病变对侧不自主运动，如意向性震颤（intention tremor）、偏侧舞蹈样动作（hemichorea）、偏侧手足徐动症（hemiathetosis）等。

（3）Claude 综合征

1）受累血管：基底动脉（中脑部分）短旋动脉（short circumferential arteries）分支。

2）受累部位：中脑被盖的背侧受累，主要累及神经结构包括：①红核背侧；②结合臂（brachium conjunctivum）；③动眼神经核或根等（图 8-8）。

3）临床表现：①病变侧动眼神经麻痹；②病变对侧不自主运动，如意向性震颤、偏侧舞蹈样动作、偏侧手足徐动症等；③病变侧小脑性共济失调。

（4）Parinaud 综合征

1）受累血管：基底动脉（中脑部分）长旋动脉（long circumferential arteries）分支。

2）受累部位：嘴侧（rostral）中脑背侧受累，主要累及神经结构包括：①顶盖前区（pretectal area）；②上丘；③下丘；④动眼神经和（或）滑车神经核；⑤内侧纵束；⑥中脑导水管等（图8-8）。

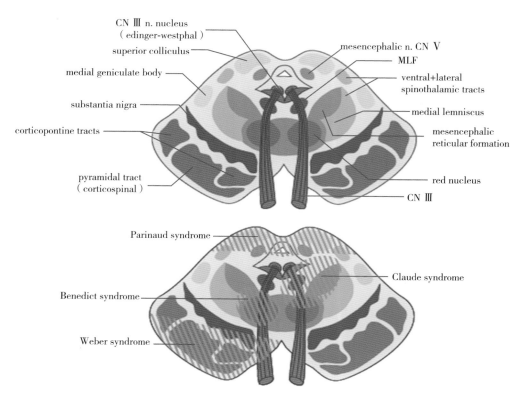

图 8-8　中脑相关神经结构（上）及主要临床综合征示意图（下）

CN Ⅲ：动眼神经	spinothalamic tracts：脊髓丘脑束
superior colliculus：上丘	medial lemniscus：内侧丘系
medial geniculate body：内侧膝状体	mesencephalic reticular formation：中脑网状结构
substantia nigra：黑质	Red nucleus：红核
corticopontine tracts：皮质脑桥束	Weber syndrome：Weber 综合征
pyramidal tract：锥体束	Benedict syndrome：Benedict 综合征
mesencephalic nucleus：三叉神经中脑核	Claude syndrome：Claude 综合征
MLF：medial longitudinal fasciculus：内侧纵束	Parinaud syndrome：Parinaud 综合征

3）临床表现：①患者同向上、向下注视困难；②瞳孔对光反射消失；③核性或核间性眼肌麻痹；④听力下降；⑤累及中脑导水管可出现脑积水表现。

（5）基底动脉尖综合征（top of basilar artery syndrome）

1）受累血管：基底动脉尖端及其分支血管，主要包括：①基底动脉尖部；②双侧小脑上动脉；③双侧大脑后动脉；④基底动脉中脑穿支血管；⑤基底动脉丘脑穿支血管等（图8-9）。

2）受累部位：典型基底动脉尖综合征可累及中脑、双侧丘脑、双侧枕叶和双侧颞叶。

3）临床表现：①意识障碍；②瞳孔异常；③眼动障碍；④记忆或行为异常；⑤视幻觉和（或）中枢性盲。

2. 脑桥受累相关综合征

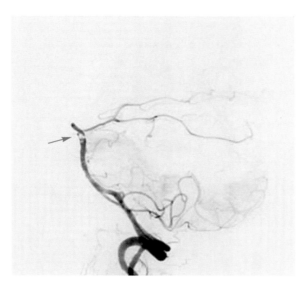

图 8-9　基底动脉尖综合征 DSA 血管造影

（1）嘴侧脑桥（rostral pons）相关综合征

1）Raymond-Cestan 综合征

①病变血管：基底动脉主干。

②病变部位：头侧脑桥被盖部受累，主要累及神经结构包括小脑、脊髓丘脑束、皮质脊髓束、脑桥侧视中枢等（图 8-10）。

③临床表现：小脑性共济失调，病变对侧偏身浅感觉减退，病变对侧瘫痪，同向侧视麻痹。

2）Marie-Foix 综合征

①病变血管：基底动脉短旋动脉。

②病变部位：桥臂水平偏侧脑桥受累，主要累及神经结构包括小脑、皮质脊髓束、脊髓丘脑束等（图 8-10）。

③临床表现：病变同侧小脑性共济失调，病变对侧中枢性瘫痪及感觉障碍。

3）构音障碍手笨拙综合征（dysarthria-clumsy hand syndrome）

①病变血管：基底动脉脑桥旁中央分支。

②病变部位：脑桥上 1/3 与下 2/3 基底部受累，主要累及神经结构主要包括皮质脑桥小脑纤维、皮质脊髓束、面神经根。

③临床表现：对侧肢体中枢性偏瘫伴共济失调，球部症状（如构音障碍、吞咽困难等），面瘫。

4）纯运动性偏瘫（pure motor hemiparesis）

①病变血管：基底动脉脑桥旁中央分支。

②病变部位：脑桥基底部受累，主要累及神经结构包括皮质脊髓束。

③发生机制：多为腔隙性脑梗死。

④临床表现：对侧肢体中枢性偏瘫。

5）共济失调性轻偏瘫（ataxic hemiparesis）

①病变血管：基底动脉脑桥旁中央分支。

②病变部位：上 1/3 与下 2/3 交界处，脑桥基底部受累，主要累及神经结构包括皮质脊髓束、皮质－脑桥－小脑纤维。

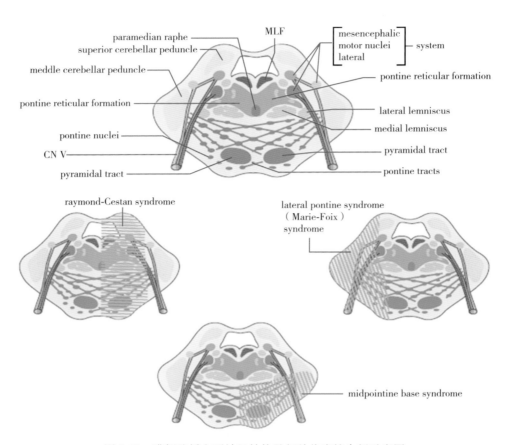

图 8-10　嘴侧脑桥主要神经结构及相关临床综合征示意图

paramedian raphe：旁正中脊
superior cerebellar peduncle：小脑上脚
meddle cerebellar peduncle：小脑中脚
pontine reticular formation：脑桥网状结构
pontine nuclei：脑桥核
CN V：三叉神经
mesencephalic nuclei motor nuclei and lateral nuclei：
　　三叉神经中脑核、运动核及外侧核

pyramidal tract：锥体束
lateral lemniscus：脊丘系
medial lemniscus：内侧丘系
pontine tracts：桥横纤维
lateral pontine（Marie-Foix）syndrome：外侧脑桥（Ma-
　　rie-Foix）综合征
raymond-Cestan syndrome：Raymond-Cestan 综合征
Midpointine base syndrome：脑桥基地中央综合征

③发生机制：多为腔隙性脑梗死。

④临床表现：对侧肢体中枢性偏瘫，下肢常常重于上肢；病变同侧共济失调；偶伴有眼震，构音障碍。

（2）脑桥尾侧（caudal pons）相关综合征

1）Foville 综合征

①病变血管：基底动脉脑桥旁中央支。

②病变部位：脑桥下 1/3 被盖背侧受累，主要累及神经结构包括面神经核或根、脑桥侧视中枢、皮质脊髓束等（图 8-11）。

③临床表现：病变侧周围性面神经麻痹，双眼向病灶对侧凝视，病变对侧偏瘫。

2）Millard-Gubler 综合征

①病变血管：基底动脉脑桥旁中央支。

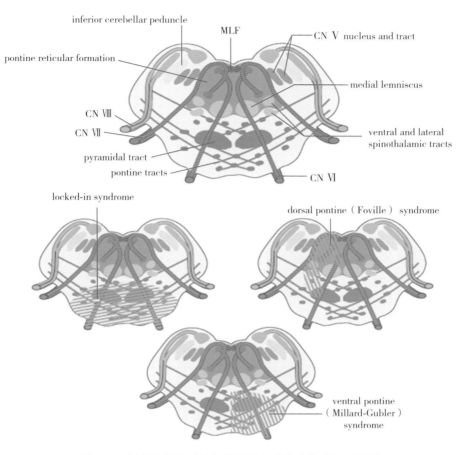

图 8-11　尾侧脑桥主要神经结构及相关临床综合征示意图

inferior cerebellar peduncle：小脑下脚
pontine reticular formation：脑桥网状结构
CN Ⅷ：听神经；CN Ⅶ：面神经
CN Ⅴ：三叉神经
pyramidal tract：锥体束
pontine tracts：桥横纤维
medial lemniscus：内侧丘系

ventral and lateral spinothalamic tracts：腹侧和外侧脊髓丘脑束
locked-in syndrome：闭锁综合征
dorsal pontine（foville）syndrome：脑桥背侧（foville）综合征
ventral pontine（Millard-Gubler）syndrome：脑桥腹侧（Millard-Gubler）综合征

②病变部位：脑桥旁正中受累，主要累及神经结构包括皮质脊髓束、面神经、外展神经根或核等（图 8-11）。

③临床表现：病变对侧中枢性偏瘫，病变侧周围性面瘫及外展神经麻痹。

3）闭锁综合征（locked-in syndrome）

①病变血管：基底动脉主干。

②病变部位：双侧脑桥基底部受累，主要累及神经结构包括双侧皮质脊髓束、动眼神经水平以下双侧皮质核束、双侧面神经及外展神经根或核等（图 8-11）。

③临床表现：四肢对称的中枢性瘫；假性球麻痹；双侧周围性面瘫，外展神经麻痹。

八、大脑后动脉急性缺血性脑血管病常见临床综合征

1. 病变血管　大脑后动脉。

2. 病变部位　主要累及神经结构包括：①枕叶大脑皮层；②丘脑。

3. 发生机制　动脉－动脉源性栓塞。

4. 临床表现：对侧同相偏盲，有时可伴有对侧感觉障碍。部分患者可表现为刺激性症状，如幻视等。

（冀瑞俊　宋　旸　唐　毅）

参 考 文 献

1. Amarenco P . Spectrum of cerebellar infarctions. Neurology，1991，41：973－979

2. Amarenco P，Rosengart A，DeWitt LD，et al. Anterior inferior cerebellar artery territory infarcts：mechanisms and clinical features. Arch Neurol，1993，50：154－161

3. Barth A，Bogousslavsky J，Regli F. The clinical and topographic spectrum of cerebellar infarcts：a clinicalmagnetic resonance imaging correlation study. Ann Neurol，1993，33：451－456

4. Bassetti C，Bogousslavsky J，Barth A，et al. Isolated infarcts of the pons. Neurology，1996，46：165－175

5. Bogousslavsky J，Regli F. Anterior cerebral artery territory infarction in the Lausanne Stroke Registry：clinical and etiologic patterns. Arch Neurol，1990，47：144－150

6. Bogousslavsky J，Regli F. Capsular genu syndrome. Neurology，1990，40：1499－1502

7. Bogousslavsky J，Uske A，Regli F. Carotid artery occlusion：delayed embolic ischemia from vertebrobasilar atheromatosis. Arch Neurol，1984，41：334－335

8. Bogousslavsky J，Regli F，Assal G. The syndrome of tubero-thalamic artery territory infarction. Stroke，1986，17：434－441

9. Bogousslavsky J，Regli F，Uske A. Thalamic infarcts：clinical syndromes，etiology，and prognosis. Neurology，1988，38：837－848

10. Bogousslavsky J，Maeder P，Regli F，et al. Pure midbrain infarction：clinical syndromes，MRI，and etiologic patterns. Neurology，1994，44：2032－2040

11. Boiten J，Lodder J. Large striatocapsular infarcts：clinical presentation and pathogenesis in comparison with lacunar and cortical infarcts. Acta Neurol Scand，1992，86：298－303

12. Brandt T，Steinke W，Thie A，et al. Posterior cerebral artery territory infarcts：clinical features，infarct topography，causes and outcome. Multicenter results and review of the literature. Cerebrovasc Dis，2000，10：170－182

13. Bruno A，Graff-Radford NR，Biller J，et al. Anterior choroidal artery territory infarction：a small vessel disease. Stroke，1989，20：616－619

14. Caplan LR，Helgason C，Hier DB，et al. Occlusive disease of the middle cerebral artery. Neurology，1985，35：972－982

15. Caplan LR，Kelly M，Kase CS，et al. Infarcts of the inferior division of the right middle cerebral artery：mirror image of Wernicke's aphasia. Neurology，1986，36：1015－1020

16. Caplan LR，Schmahmann JD，Kase CS，et al. Caudate infarcts. Arch Neurol，1990，47：133－143

17. Decroix JP，Graveleau P，Masson M，et al. Infarction in the territory of the anterior choroidal artery. A clinical and computerized tomographic study of 16 cases. Brain，1986，109：1071－1085

18. Fisher CM. The posterior cerebral artery syndrome. Can J Neurol Sci，1986，13：232－239

19. Fisher CM. Lacunar infarcts：a review. Cerebrovasc Dis，1991，1：311－320

20. Gacs G，Fox AJ，Barnett HJM，et al. Occurrence of occlusion of the anterior cerebral artery. Stroke，1983，14：952－959

21. Ghika J，Bogousslavsky J，Regli F. Infarcts in the territory of the deep perforators from the carotid system. Neurology，1989，39：507－512

22. Helgason C，Caplan LR，Goodwin J，et al. Anterior choroidal artery-territory infarction：report of cases and review. Arch Neurol，1986，43：681－686

23. Hupperts RMM，Lodder J，Heuts-van Raak EPM，et al. Infarcts in the anterior choroidal artery territory：anatomical distribution，clinical syndromes，presumed pathogenesis and early outcome. Brain，1994，117：825－834

24. Kim JS，Kim HG，Chung CS. Medial medullary syndrome：report of 18 new patients and review of the literature. Stroke，

1995，26：1548 – 1552

25. Kim JS，Lee JH，Im JH，et al. Syndromes of pontine base infarction：a clinical-radiological correlation study. Stroke，1995，26：950 – 955

26. Kumral E，Bayulkem G，Evyapan D，et al. Spectrum of anterior cerebral artery territory infarction：clinical and MRI findings. Eur J Neurol，2002，9：615 – 624

27. Kumral E，Bayulkem G，Atac，C，et al. Spectrum of superficial posterior cerebral artery territory infarcts. Eur J Neurol，2004，11：237 – 246

28. Norrving Bo，Cronqvist S. Lateral medullary infarction：prognosis in an unselected series. Neurology，1991，41：244 – 248

29. Pessin MS，Kwan ES，De Witt LD，et al. Posterior cerebral artery stenosis. Ann Neurol，1987，21：85 – 89

30. Vuilleumier P，Bogousslavsky J，Regli F. Infarction of the lower brainstem：clinical，aetiological and MRItopographical correlations. Brain，1995，118：1013 – 1025

第九章　脑血管病的病史采集和体格检查

脑血管病是世界范围内致残率、病死率最高的疾病之一。随着经济水平的发展，随着生活水平的提高，随着社会老龄化进程的推进，脑血管病的发病率呈逐渐上升的趋势。近年来，神经影像技术的飞速发展，各种先进的影像技术不断的应用于临床实践，给脑血管病的诊断、治疗等方面带来革命性的进步。但是，即使在这种情况下，"规范化"和"程序化"的脑血管病的病史采集和体格检查仍具有十分重要的临床意义。

1. "规范化"和"程序化"的脑血管病病史采集和体格查体可以对急性脑血管病患者进行快速、全面、准确地评价，为进一步辅助检查明确方向。

2. "规范化"和"程序化"的脑血管病病史采集和体格检查可以发现许多宝贵的临床证据，为揭示脑血管病的病因和病理生理基础提供线索。

3. "规范化"和"程序化"的脑血管病病史采集和体格检查可以对患者临床状况作出综合的评价，为制定全面、客观、科学的诊疗方案奠定基础。

4. "规范化"和"程序化"的脑血管病病史采集和体格检查可以为脑血管病临床病情的监测、预后的判断提供依据。

"规范化"和"程序化"的脑血管病病史采集和体格检查是临床脑血管病诊疗的基础，在我们日常的临床实践过程中，必须将其与其他辅助检查有机地结合起来，这样才能对脑血管病有一个更为全面、准确地认识，才能制定出更为合理、有效的治疗方案，二者不可偏废。

"规范化"和"程序化"的脑血管病病史采集和体格检查是建立在普通神经系统疾病病史采集和临床查体的基础之上，既具有普通神经系统疾病病史采集和临床查体的一般、共性的特点，同时又具备脑血管病自身的特殊、个性的地方。二者既相互联系，又相互区别。

第一节　脑血管病的病史采集

脑血管病的病史采集要强调"快速、准确、全面"的原则。"快速"的病史采集要求临床医生在尽可能短的时间内了解疾病的全貌，这样不仅可以为下一步辅助检查明确方向，更为进一步干预赢得时间和机会，这一点对于急性脑血管病的救治尤为重要。而"准确、全面"的病史采集是脑血管病定位诊断、定性诊断、病因诊断、病理生理诊断所必不可少的先决条件。脑血管病病史采集应既要全面、系统，又要重点突出。临床上病史采集时应注意以下几个问题：

1. 采集病史时，医生尽可能让患者自己陈述疾病的主要痛苦和经过，并集中精力地边听边思考，对病史进行综合、分析和提炼，形成一个初步印象。待患者讲述完毕后，再对患者没有谈及的重要问题进行有针对性提问，以明确诊断。

2. 采集病史时，检查者要善于引导患者或知情者按时间先后讲述每个症状出现的具体时间、先后顺序以及演变情况。同时，对症状出现诱因的了解往往有益于疾病的病理生理诊断、病因的明确。

3. 采集病史时，遇有患者或知情者使用医学术语，如眩晕、复视、视野缺损、感觉障碍等时，应仔细询问，加以辨别，以免造成误解。

4. 采集病史时，医生一定要强调时间观念。对于患者叙述与疾病无关的信息要及时给予纠正，要在尽可能短的时间内全面获取疾病相关信息。

5. 采集病史时，如遇到昏迷、语言障碍的患者，自己不能陈述病情时，家属尤其是最了解病情的家属往往可以提供有益的信息。

6. 采集病史时，医生要态度和蔼，尊重患者，如遇到涉及患者隐私的问题，要给予适当地解释，取得患者的信任，以得到可靠的病史。

临床上脑血管病病史采集应主要集中在以下几个方面的信息：

1. 患者一般信息的采集

（1）患者的年龄和性别：脑血管病的发生与年龄关系十分密切，而且患者的年龄常常对脑血管病的病因明确有着十分重要的指示作用。对于缺血性脑血管病，中老年患者的主要原因是动脉粥样硬化；青年患者心脏栓塞、凝血功能异常、系统性炎性疾病是常见的原因。而小儿患者，心脏疾患和动静脉畸形则是常见的原因；对于出血性脑血管病，青年患者的主要病因是动脉瘤、动静脉畸形；而老年患者最多见的原因是高血压、淀粉样血管病。

（2）其他：职业、种族、生活环境、习惯等。这些信息的采集有时对脑血管病病因的明确有着十分重要的意义。

2. 临床症状相关信息的采集

（1）诱因：脑血管病常常是于某种诱因下发生的，详细询问患者发病当时的诱因，对明确脑血管病发生的类型有重要的提示作用，如血栓形成常常发生在安静状态，经常是在晨起时被患者或家属发现；而栓塞通常发生在活动或情绪波动时；脑出血更多的发生在运动和情绪激动的时候。同时，明确患者发病前的诱因还有助于脑血管病发生的病理生理机制的判断，这一点是任何辅助检查所不能取代的，如转颈或伸颈时引起椎-基底动脉系统缺血性事件的发生，常常是过度活动颈部时，由于颈椎病骨质增生、颈肋、颈部纤维结缔组织、寰枢椎关节病变压迫椎动脉所致；发病前患者有胸闷、胸痛等症状，可能是心肌梗死引起心排出量下降，从而引起脑组织供血减少所致。

（2）卒中的临床演变过程

1）起病形式：临床上根据起病的急缓，可以将脑血管病的起病形式分为骤然起病、突然起病、急性起病、隐匿起病等几种形式。不同的起病形式常常提示不同脑血管病的发病类型和病理生理基础。骤然起病指发病非常迅猛，病情在起病时即达到高峰，临床多见于脑栓塞；突然起病指发病急骤，病情在数分钟或十几分钟达到高峰，临床多见于蛛网膜下腔出血或脑出血；急性起病指发病较快，病情常于数十分钟、数小时逐渐达到高峰，是临床缺血性脑血管病最多见的形式；隐匿起病主要是指患者不能明确指明症状出现的具体时间，此种情况多见于血栓形成的患者，晨起时发现自己一侧肢体瘫痪，但具体出现的时间不详。有时腔隙性脑梗死也是隐匿起病，体检时偶然发现。

2）转归形式：临床上根据脑血管病发生后症状演进方式不同，可以将脑血管病的临床转规过程分为三种形式：稳定型、进展型和缓解型。不同的临床转规类型对于脑血管病病因诊断、病情判断、临床干预、预后估计均有十分重要的意义。

①稳定型：指发病后患者的病情、症状稳定在某个水平，处于一个"平台期"。此种临床转规类型多见于腔隙性脑梗死、分水岭梗死、基底节小量出血等情况。

②进展型：指发病后患者的病情逐渐加重、持续恶化。临床上不同类型的脑血管病、发病后不同时间点出现的恶化常常提示不同的病理生理基础。脑出血后数小时内发生的病情恶化常常是再出血、脑水肿、继发血管痉挛引起；发生于脑出血后数日、数周、数月的病情逐渐加重可能是脑积水引起。对于缺血性脑血管病，病情加重的时间同样对其发生的病理生理机制有指示作用。如果病情在起病后逐渐、进行性加重常常提示受累血管的进行性血栓形成和延续；如果病情进展发生在发病后数天，常常提示脑水肿或梗阻性脑积水的发生；如果病情加重发生在一个稳定的平台期后，常常提示梗死后出血、血栓栓塞或其他系统并发症引起。

③缓解型：临床上根据脑血管病好转发生的快慢，可以将脑血管病的好转分为"快速缓解型"和"逐渐缓解型"；根据好转的程度不同，可以将脑血管病发生后的好转分为"完全缓解型"和"部分缓解型"。临床上快速缓解型主要见于短暂性脑缺血发作（transient ischemic attacks，TIAs），该种发作类

型一般持续时间短，多为数分钟，一般不超过1小时，发作后神经功能障碍完全恢复，属于快速、完全缓解型。临床上还有一种特殊的缺血性脑血管病被称为可逆性缺血性神经功能障碍（reversible ischemic neurologic deficit，RIND），此种类型的缺血发作持续时间通常超过24小时，但一般在3周时间内逐渐完全恢复，属于逐渐、完全恢复型。临床普通的缺血性脑血管病在及时有效地干预后，病情逐渐恢复，但又常常遗留不同程度的神经功能障碍属于逐渐、不完全缓解型。图9-1表示卒中常见的起病形式和临床转归形式。

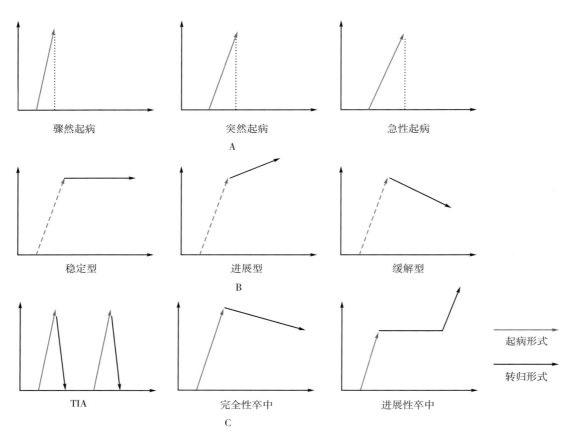

图 9-1　卒中临床常见的起病形式和临床转归形式
A：卒中临床常见的起病形式　B：卒中临床常见的转归形式　C：几种典型卒中的临床转归形式

3）发病时间：判定急性缺血性脑血管病发生的时间是目前临床干预决策制定时一项重要的参考依据。目前国际公认的判定时间标准是从患者最终的基准状态或无症状状态算起。临床上我们常常遇到患者失语或意识不清时，关于卒中发生的具体时间信息相对比较困难。这时，卒中发生的时间依据患者最终清醒或无症状的状态计算。

（3）卒中的主要临床症状

1）意识（consciousness）：意识障碍是脑血管病的临床常见的症状之一。临床对于意识障碍患者的病史采集往往需要家属或知情者的配合，要详细的了解意识障碍发生的时间、地点、演变过程、伴随症状等。同时要注重全面、详细的内科查体及神经系统查体以明确意识障碍的原因，并给予及时干预。脑血管病中蛛网膜下腔出血、脑出血、脑干梗死、大面积半球梗死、脑栓塞均可以引起各种意识障碍。

2）头痛（headache）：头痛是脑血管病最常见的症状之一。采集病史时，应注意询问头痛的部位、发生时间、性质、类型、程度、加重缓解的因素、伴发症状和先兆症状等。头痛多见于蛛网膜下腔出血、脑出血、脑栓塞、动脉夹层等。

3）眩晕（vertigo）：眩晕是脑血管病的一个常见临床表现，尤其多见于椎－基底动脉系统血管病。采集病史时应注意与头晕相区别。另外，应分清是前庭系统性眩晕（亦称真性眩晕）还是非前庭系统性眩晕（亦称头晕）。询问病史或检查时应注意患者有无平稳失调、站立不稳、眼球震颤（视物模糊）、指物偏向、倾倒、恶心、呕吐、面色苍白、出汗及血压脉搏的改变。临床上眩晕多见于椎－基底动脉系统缺血性脑血管病。

4）抽搐（convulsion）：痫性发作（seizer）发作有时可作为脑血管病的首发症状出现。临床上可以表现为单纯部分性发作、复杂部分性发作和全面性发作，其中单纯部分性发作的频率最高。询问病史时，应注意询问患者发作前有无诱因、有无先兆、首发症状，发作过程的具体表现和症状演变规律，发作后有无意识障碍、行为异常、尿便失禁等。对于发作过程中有意识障碍的患者，目击者常常可以提供有益的临床线索。癫痫发作可以出现在脑梗死（尤其脑栓塞）、蛛网膜下腔出血、脑出血、血管畸形、静脉窦血栓形成等情况。

5）语言功能（speech）：语言功能障碍是脑血管病的一个常见的临床症状。采集病史时，一定注意鉴别语言障碍的类型及性质，患者是失语（aphasia），还是构音障碍（dysarthria）；如果是失语，是感觉性失语，还是运动性失语，抑或混合性失语。失语常常见于主侧半球额、颞叶的脑梗死或脑出血。脑干的血管病常常引起构音障碍。

6）认知功能（cognition）：目前脑血管病引起的认知功能损害日益受到人们的重视。采集病史时，应注意记忆、语言、视空间技能、情感、人格和认知（概括、计算、判断等）等认知域的损害程度。对认知功能障碍的患者不仅需要询问病史和体格检查，还需要心理量表检查，才能对患者认知功能做出一个客观的评价。临床认知功能检测常用的相关量表有，简易智能量表（mini-mental state examination，MMSE）、长谷川智能量表（Hasegawa dementia scale，HDS）和日常生活量表（activity of daily living，ADL）等。

7）运动功能（motor function）：脑血管病引起的运动功能障碍常见的有偏瘫、单瘫、四肢瘫等，其他少见的可以表现为偏身投掷、舞蹈动作、肌张力障碍等。对于运动功能障碍的病史采集应注意运动障碍的性质、部位、严重程度、进展情况及其他伴随的神经功能障碍。

8）感觉功能（sensory function）：从部位上讲脑血管病可以引起单肢、偏身、四肢感觉障碍；从性质上讲，脑血管病常常引起麻木、感觉减退、感觉消失、感觉过敏等。询问感觉障碍时，应注意感觉障碍发生的部位、性质、程度及伴随症状等信息。

9）视力（vision）：脑血管病时可以引起视力障碍。当患者主诉视力障碍时，需要辨别是视物不清、视野缺损，还是全盲。如是视野缺损，应进一步明确发生的时间、视野缺损的范围、程度和转归情况。如为全盲，还应明确是单眼，还是双眼。一过性单眼盲常常提示颈内动脉系统缺血性脑血管病的发生。

10）脑神经症状：脑神经症状的病史采集时，应注意询问患者有无视物成双、耳鸣、耳聋、口角歪斜、面部麻木、面肌麻痹、言语不清、饮水呛咳、吞咽困难等症状。脑神经的病史采集对于椎－基底动脉系统缺血性血管病的临床定位诊断有十分重要的意义。

11）括约肌功能：询问患者有无尿便失禁、费力、潴留，注意发生的时间、伴随症状和转归情况等。二便障碍常常发生于严重的脑血管病或伴有继发性全面强直阵挛发作的脑血管病患者。

3. 脑血管病危险因素相关信息 客观、准确、全面的脑血管病危险因素的评价，对血管事件的全面认识、病因分析、诊疗方案的制定、二级预防的实施均有着十分重要的意义。对于脑血管病危险因素相关信息的采集，应注意危险因素的发生时间、严重程度、患者的关注程度、控制情况、其他器官并发症、合并发生的其他危险因素情况等。根据可干预的程度不同，脑血管病危险因素可分为不可干预的卒中病危险因素（nonmodifiable stroke risk factors）、可干预的卒中危险因素（modifiable stroke risk factors）和潜在可干预的卒中危险因素（potentially modifiable stroke risk factors）；根据危险因素与脑血管病之间的循证医学论证强度不同，脑血管病危险因素可分为强论证的脑血管病危险因素（well documented

stroke risk factors）和次强论证的脑血管病危险因素（less documented stroke risk factors）。关于常见的脑血管病危险因素见表9-1。

表 9-1　常见脑血管病危险因素分类

不可干预的卒中危险因素	可干预的卒中危险因素	
	强论证的可干预卒中危险因素	次强论证或潜在可干预危险因素
年龄	高血压	肥胖
性别	吸烟	少运动的生活方式
种族	糖尿病	嗜酒
卒中家族史	非症状性颈动脉狭窄	高同型半胱氨酸血症
	高脂血症	吸毒
	镰状细胞病	血液高凝状态
	房颤	激素替代治疗
		口服避孕药
		炎性疾病

4. 其他系统疾病病史采集　临床上系统性疾病往往是引起脑血管病的一个重要的原因，如系统性红斑狼疮、贝赫切特病、真性红细胞增多症、原发性血小板增多症、肿瘤恶病质、Sneddon 综合征等。对于系统性疾病的相关病史采集，往往可以为明确非动脉粥样硬化性脑血管病的病因带来有益的线索。关于具体疾病的有关信息参见内科学相关章节。

第二节　脑血管病的体格检查

一、一般状况查体

1. 血压　约84%的卒中患者在急性期血压升高。血压升高可能是颅压增高的一个代偿性反应，以维持足够的脑灌注压。过度的降压治疗往往是缺血性脑血管病的病因，尤其多见于合并颈部大血管狭窄时。

2. 脉搏　对于缺血性脑血管病脉搏检查尤为重要。临床上常常可以发现各种心律失常，如房颤、室早等。脉搏、心律的检查对于脑血管病的病因、病理生理判断有时十分有益。脑栓塞常常见于房颤的患者，同时患者有阵发性或永久性房颤时，应高度怀疑脑栓塞的可能。

3. 呼吸　在体检昏迷的患者时，我们可以发现各种呼吸异常现象。Cheyne-Stokes 呼吸常常见于双层大脑半球的严重损伤，尤其是见于发生大面积梗死或出血发生小脑扁桃体下疝时，有时也见于脑干损伤；中枢性过度呼吸常常见于脑干出血或梗死；长吸式呼吸常常见于脑桥背盖部损伤；共济失调式呼吸常常见于延髓损伤，往往是病情危重的提示。

4. 体温　体温升高除提示感染或其他系统性疾病外，常常是脑损伤的一个表现。多见于脑干出血昏迷的患者，有时也见于蛛网膜下腔出血。

5. 心脏　心脏查体是脑血管病临床查体的重要组成部分。详尽的心脏系统查体往往可以发现许多重要的临床证据，为明确脑血管病发生的病理生理机制提供宝贵的线索。

6. 皮肤　仔细的皮肤查体往往可以发现系统性疾病的诊断证据，如先天性心脏病时常常伴皮肤紫癜；糖尿病时可伴有足部溃疡；血液系统疾病的紫癜形成；心内膜炎的 Osler 小结；Sneddon 综合征的网状青斑；贝赫切特病的口腔和外阴溃疡等。

7. 腹部 腹部查体时脾大常常提示慢性感染，如心内膜炎、疟疾、梅毒、脉管炎等，或其他一些淋巴细胞增殖性疾病。

8. 肢体 肢体检查时需要仔细，常常触诊可以发现周围血管病变。

二、神经系统体格检查

神经系统查体是脑血管病查体的重要组成部分，全面、准确地神经系统查体将对脑血管病的定位诊断、定性诊断、病因分析和病理生理基础的揭示有十分重要的作用。神经系统查体既要全面，又要根据病史，突出重点，"时间观念"是脑血管病查体应遵循的一个重要原则，临床医生要在尽可能短的时间内，最有效地获取信息。关于详尽地神经系统查体，并非本章的重点，这里不再赘述。

急性脑血管病急诊神经系统评价要求快速、全面、准确。提倡应用国际比较公认的神经系统功能评价量表对患者神经功能残损程度进行评价。对于意识水平的评价可应用 GCS；对于局灶神经功能障碍的评价可采用 NIHSS 等。关于各类表的评价内容和评分方法详见相关章节。

三、头颈部血管查体

头、颈部的血管查体是卒中患者临床查体的重要组成部分，往往通过查体可以发现其他辅助检查所不能发现的重要临床线索，同时为进一步辅助检查提供依据。对头、颈部血管的临床查体应给予高度的重视。头颈部血管的临床查体一般通过望诊、触诊和听诊几个步骤完成。

1. 望诊 望诊需要在光线充足的环境中进行，望诊的内容包括皮肤、血管搏动、头面部静脉、眼部组织等。有时在动脉炎或大动脉炎时可以发现皮肤的溃疡；颞浅动脉的搏动增加常常见于偏头痛发作时。有时同侧颈内动脉闭塞时，可以看到由于同侧颈外动脉代偿使眼部血管清晰可见；当发生巨细胞动脉炎时血管弹性降低，搏动性减低。头面部静脉的扩张可见于颅内的动静脉瘘或静脉阻塞性疾病，如眼球突出、眼睑水肿、眼眶静脉扩张常常提示海绵窦动静脉瘘和海绵窦血栓形成等。

2. 触诊 头颈部血管的触诊应在不同的部位进行。触诊时应该注意双侧对比分析。因为与颈外动脉相互毗邻，所以颈内动脉的触诊有时不太清楚，然而当发现波动减弱、消失时，常常提示颈动脉严重狭窄或闭塞。单侧颈动脉搏动增强可见于远端血管狭窄或闭塞；双侧颈动脉搏动减弱多见于主动脉弓病变。在颈动脉动脉瘤或缠结时可以触及包块。头面部浅表血管的触诊常常可以发现重要的诊断线索。一侧眉弓或内眦血管搏动性增强常常是同侧颈内动脉严重狭窄或闭塞，同侧颈外动脉的滑车上动脉引流增加所致；巨细胞动脉炎时患者的颞浅动脉僵硬、结节、搏动消失。在锁骨上窝还可以检查锁骨下动脉。桡动脉搏动延迟常常见于同侧锁骨下动脉狭窄闭塞。

3. 听诊 听诊的目的是发现动脉狭窄时的杂音。听诊时一定注意不可深压皮肤以防出现假性杂音。听诊时患者应保持坐位或卧位。听诊的顺序一般首先把听诊器放在锁骨上窝，听诊锁骨下动脉和椎动脉杂音，然后将听诊器沿着胸锁乳突肌前缘向头部移动至下颌角，听诊颈动脉血管杂音，最后将钟式听诊器放于眼眶部听诊眼动脉杂音。头、颈、上肢的位置可以改变杂音的特点，如转动颈部有时可以诱发椎动脉听诊杂音，上肢的位置不同可以改变锁骨下动脉的杂音特点。有时压迫对侧颈动脉可以诱发同侧颈动脉的杂音，但是这个动作可能会带来危险，临床上一般不提倡进行该检测。

听诊杂音时我们应该注重杂音的强度、音调、持续时间、与脉搏的关系、杂音传导等特点，加以综合判断、分析。颈部的杂音可分为生理性杂音和病理性杂音，生理性杂音常常只限于静脉的嗡鸣性杂音。生理性杂音常常是持续性的，同时可从颈部延续至锁骨中部，甚至胸锁乳突肌前缘止点处。当患者采取坐位时杂音更为清晰；当向对侧转动颈部时可能改变杂音的声调或使杂音消失；当患者做 Valsalva 动作时、或平卧时杂音消失；生理性杂音常见于青少年，成人相对少见；通常生理性杂音见于心排出量增加的情况，如贫血、甲亢、妊娠、周围动静脉瘘、中枢动静脉畸形、血透治疗等。颈部病理性杂音通常见于动脉狭窄，当出现病理性杂音时动脉管径往往狭窄大于50%，而且动脉狭窄的程度与杂音的强度和持续时间有明确的正相关关系，狭窄越重，音调越强，持续时间越长。但动脉的狭窄程度与病理性杂音的强度并没有相关关系。但是当动脉过于狭窄时病理性杂音反而消失。眼眶部的杂音要用钟式听诊器进行检测，用钟式听诊器压在眼眶部。眶部杂音常常提示对侧或同侧的颈动脉闭塞、狭窄。头皮也是需要检测的部位。在脑动静脉畸形的患者当中有 2% ~ 10% 的患者可以出现头部动脉杂音。

4. 眼底检查 视网膜中央动静脉是我们唯一肉眼可见的血管，常规的眼底检查往往可以发现由高血压、糖尿病、动脉粥样硬化、栓塞等至血管病变的信息。同时眼底血管检查为临床判断全身动脉病变的情况提供有益的参考信息。临床上我们发现眼底动脉栓子是非常有益的临床信息。栓子常常是从颈内动脉颅外段溃疡脱落所致，胆固醇是其主要成分。眼底检查时他们常常呈现动脉内反光性增强的橘黄色斑块，使血管扩张；这种栓子往往可以持续几天。如果栓子的主要成分是血小板或纤维蛋白时，他们则呈现不反光的白色栓子，此时栓子主要来源于颈动脉分叉处的附壁血栓。钙化的栓子相对比较少见，常常是心源性。他们呈现灰白色、致密、卵圆形。黑红色栓子有时也可被发现，认为是混合血栓的成分。有研究表明，在 TIA 的患者中有 2.5% 的患者可以发现眼底动脉栓子，而在一过性黑蒙的患者中 16% 的患者可以发现眼底动脉栓子。当临床检查时一定要注意仔细辨别，胆固醇结晶栓子、血小板纤维单摆原栓子常常提示颈动脉斑块或附壁血栓；而钙质的栓子常常提示心源性栓塞。

5. 其他血管检查的方法 常规的血压检测不仅可以对直立性低血压的诊断产生帮助，同时对于锁骨下动脉狭窄也有帮助。当双侧上肢测压收缩压差超过 20mmHg，常常提示血压下降侧锁骨下动脉狭窄。当双侧锁骨下动脉狭窄时，可以对比上下肢血压加以判别。锁骨下动脉窃血时，患者取坐位，我们将血压袖带压力达到 200 mmHg，并持续 10 分钟，然后突然释放压力，这时可以诱发窃血的发生，重新将压力恢复 200 mmHg，患者的症状既可恢复。持续上肢的活动可以诱发锁骨下动脉窃血的发生。嘱患者坐位，持续活动单侧或双侧上肢可以诱发椎-基底动脉系统的缺血发生，同时还可以改变锁骨上窝动脉杂音的性质、降低同侧桡动脉脉搏的搏动、增加双上肢动脉压差。转颈动作可以因颈椎病椎动脉受压、或寰枢椎病变诱发椎-基底动脉系统缺血事件的发生。

二、脑血管病常见临床综合征

神经系统查体是脑血管病查体的重要组成部分，全面、准确地神经系统查体将对脑血管病的定位诊断、定性诊断、病因分析和病理生理基础的揭示有十分重要的作用。脑血管病时，尤其是缺血性脑血管病时，患者可以表现典型的临床综合征，对这些临床综合征的认识有利于我们迅速判断脑血管病的部位和性质。关于不同血管区域的常见临床综合征参见本书相关章节。

（冀瑞俊 贾建平）

参 考 文 献

1. Fuller G. Neurological examination made easy. Second edition. New York：Churchill Livingstone, 1999, 2 – 38
2. Bradley WG, Daroff RB, Fenichel GM, et al. Neurology in clinical practice. Second edition. Boston：Butterworth-Heinemann, 1996, 3 – 443
3. Haymaker W. Bing's diagnosis in neurological diseases. 15th edition. Washington：Saint Louis, 1969, 59 – 86
4. Rowland LP. Merrit's neurology. 10th edition. Philadelphia：Lippincott Willians and Wikins, 2000, 5 – 156
5. Goetz CG, Pappert EJ. Textbook of clinical neurology. First edition. Philadelphia：W. B. Saunder Company, 1999, 23 – 128

第十章　急性缺血性脑血管病急诊评价策略和模式

　　缺血性脑血管病是一个常见病、多发病，目前虽然临床上治疗方法较多，但急性期溶栓治疗、尽快地闭塞血管再通、脑组织恢复供血仍是最直接、最有效的干预方法。急性缺血性脑血管病溶栓治疗是一项"时间依赖性的临床干预方法（time-dependent intervention）"，目前国际脑血管病治疗指南上公认的"静脉溶栓"治疗时间窗（therapeutic time window）为 4.5 小时，大脑中动脉分布区急性缺血性脑血管病"动脉溶栓"时间窗为 6 小时。虽然椎 – 基底动脉系统急性缺血性脑血管病治疗时间窗可以适当延长，但多个研究显示闭塞血管越早的回复再通，患者良好预后的可能性就越大。因此，"快速、准确、系统、全面的脑血管病急诊评价"是提高溶栓干预"使用率"、"安全性"和"有效性"的前提和基础。其中"快速"强调在最短的时间内筛选出可能从溶栓干预中受益的患者；"准确"强调急性脑血管病急诊评价信息的可靠性和准确性；"系统"强调在关注脑血管病的同时，也应重视其他系统的情况，系统评价的理念和方法有助于各种卒中伴发症和并发症的干预；"全面"强调卒中的急诊评价不应仅仅对脑梗死发生的部位、闭塞血管发生部位等解剖学相关信息进行评价，更应该对缺血的发生机制和病理生理学特征进行全面评价。缺血事件病理生理学基础才是真正指导临床医生科学的进行卒中急救的核心环节。

　　急性缺血性脑血管病的急诊评价的目的在于：①快速识别能够从溶栓干预中受益的患者，积极实施溶栓干预；②快速识别其他系统、器官的卒中并发症和伴发症并给予积极治疗；③对于不适用溶栓的患者，制定个体化的急性期治疗和卒中二级预防方案。

　　快速、高效的急性缺血性脑血管病的急诊评价有赖于两个因素：①构建多种卒中医疗资源为一体的评价体系。此属卒中管理学范畴，参见本书（急性缺血性卒中溶栓干预的组织化管理章节）；②制定标准化的评价策略、模式和方法。本章重点强调如何实施标准化卒中急诊评价。

　　一、临床评价

　　临床评价是急性卒中急诊评价最基础、最重要的评价方法，可以分为"病史采集"和"体格检查"两大部分。

　　1. 病史采集　病史采集是急性卒中急诊评价中的一个重要方法和手段，通过重点病史的采集，往往能够获得关于疾病种类、性质、程度、病理生理机制等重要信息，是其他任何检查所不能代替的。同时，详尽的临床病史采集往往可以提供其他检查所不能提供的关键信息和线索。

　　急性脑血管病病史采集中需要关注以下临床信息：①症状发生的时间：急性缺血性脑血管病发生的时间是医生制定临床干预决策时一项重要的参考指标。目前国际公认的判定时间标准是从患者最终的"基准状态"或"无症状状态"算起。当临床上遇到患者有意识障碍、失语等表现，或无照护者时，获取关于卒中发生的具体时间的信息相对比较困难。这时，卒中发生的时间以最后提示患者清醒或无症状的状态开始计时；②起病形式：疾病的起病形式往往能够对疾病的性质提供一定的线索，如骤然起病、突然起病、亚急性起病等；③首发症状：首发症状往往可以对疾病的性质、部位、程度、机制提供有益的线索，如以剧烈头痛起病往往提示脑出血或蛛网膜下腔出血的可能；以眩晕起病常常提示后循环脑血管病；以昏迷起病常常提示疾病相对比较严重，预后较差；以胸闷、胸痛起病应该考虑到心源性卒中的可能；④症状转归的过程：如发病即达到高峰、渐进性过程、发作性过程、缓解性过程等。疾病骤然起病常常提示出血或脑栓塞的可能；急性起病，数小时或数天逐渐进展加重提示血栓形成的可能性大；症状有发作缓解的过程常常提示短暂性脑缺血发作的可能；患者神经功能障碍于数天后逐渐改善可能提示血管再通、侧支代偿循环的建立；⑤ 伴发症状和体征，如胸闷、胸痛、心悸、出冷汗、饥饿感、抽搐、眩晕、视物呈双、耳鸣、耳聋、构音障碍、意识不清、失语、体相障碍等；⑥ 脑血管病危险因素；主要包括高血压、糖尿病、高脂血症、冠心病、房颤、吸烟等危险因素的具体情况；⑦ 并发症、伴发症以及重要的药物应用史等相关信息。关于急性卒中的病史采集详细参见相关章节。

2. 体格检查

（1）一般内科查体：一般内科查体对脑血管病患者的急诊评价有着十分重要的作用和意义。一般内科查体时，首先要评价患者的生命体征，包括血压、脉搏、呼吸（气道和氧合）和体温。对患者头颈部的检查有时可以发现重要的临床诊断依据，如头皮擦伤、舌咬伤等可能提示外伤或痫性发作；听到颈部血管杂音可能提示颈动脉狭窄；发现颈静脉怒张可能提示右心功能不全。对于心脏的检查主要集中获取冠心病、心脏瓣膜病和心律失常等病理状态的诊断线索。另外，呼吸系统和腹部的检查常常可以提示一些重要并发症的临床线索。对于皮肤和肢体的检查常常可以获取系统性疾病的一些相关信息，肝功能异常、凝血功能异常、血小板功能异常和系统性血管炎等的证据。

（2）神经系统查体：急性脑血管病急诊神经系统评价要求快速、准确、全面、系统。临床急性卒中急诊评价时，提倡应用国际公认的神经系统功能评价量表对患者神经功能残损程度进行评价，如NIHSS、ESS 等。对于意识水平的评价可应用 GCS；对于残疾程度可采用 BI、ADL 等。对于残障程度可采用 mRS 等。关于各量表的评价内容、评分方法和评分意义详见相关章节。

（3）脑血管的检查：头、颈部的血管查体是卒中患者临床查体的重要组成部分，往往通过查体可以发现其他辅助检查所不能发现的重要临床线索，同时为选择进一步辅助检查提供必要的依据。关于脑血管查体相关信息详见本书脑血管病病史采集和体格检查章节。

二、实验室评价

实验室辅助检查是急性脑血管病急诊评价的重要工具之一。对于疑诊卒中的患者，一些重要的实验室辅助检查项目应被列为诊断、鉴别诊断、病因明确地常规检查。目前，国际上尚缺乏关于急性卒中急诊评价的实验室辅助检查公认的模式。卒中患者临床经常采用的实验室辅助检查项目见表10-1。

表 10-1　急性卒中急诊评价实验室辅助检查项目

针对所有卒中患者的常规检查	对于部分患者选择性进行的检查
头颅 CT/MRI	血氨
血糖	毒物筛查
生化全项	血酒精含量测定
心电图	妊娠试验
心肌缺血标志物	血气分析（出现低氧血症时）
血常规，包括血小板计数	X 线胸片检查（存在肺疾病时）
PT、INR、APTT	腰穿检查（怀疑蛛网膜下腔出血，但 CT 结果阴性时）
氧饱和度	脑电图（怀疑存在痫性发作时）

三、影像学评价

1. 脑组织影像评价

（1）CT 平扫：目前头颅 CT 平扫仍是临床上急性脑血管病急诊评价的最为常用的首选影像检测方法。CT 用于脑血管病急诊评价最大的优势：①检测方法快速、简便；②对于出血性事件检测敏感性高；③CT 扫描设备的普及率高；④CT 检查技术除可以提供脑组织相关疾病信息外，目前基于 CT 平台技术新兴发展起来的 CTP（computerized tomography perfusion）和 CTA（computerized tomography angiography）技术尚能提供关于"脑血流灌注"和"脑血管情况"等重要急性缺血事件相关解剖学和病理生理学信息。

　　长期以来 CT 被作为急性脑血管病影像筛查的"金标准"，但其对于脑血管病诊断同样也存在相当的局限性：①CT 平扫对于急性皮层或皮层下缺血病变不敏感；②CT 平扫对于后循环缺血性脑血管病敏感性相对较低。

　　随着急性缺血性脑血管病溶栓干预理念和技术的普及、推广，人们越来越关注利用 CT 平扫技术评价脑组织缺血的早期表现，以利于更加迅速、科学的筛选适宜溶栓的患者，这些 CT 表现被统称为早期缺血征象（early ischemic/infarct signs）（图 10-1）。其中主要包括：①灰 - 白质界限不清（loss of the gray-white matter differentiation）：相对于白质结构，灰质神经元和核团对缺血损伤更加敏感，由于缺血水肿的发生，灰质结构在 CT 扫描上表现出密度下降，与周围白质的界限变得模糊，故称为灰 - 白质界限不清。如缺血事件发生于豆纹动脉、脉络膜前动脉、Heubner 返动脉支配的基底神经节区域，表现为基底神经节与周围内囊穿行白质界限不清被称为基底节灰、白质分界不清（loss of the gray-white differentia-tion in the basal ganglion）；如缺血事件发生在大脑中动脉、大脑前动脉皮层分支血管被称为皮层灰、白质分界不清（loss of the gray-white differentiation in the cortical ribbon），如大脑皮层、岛叶皮质（insular

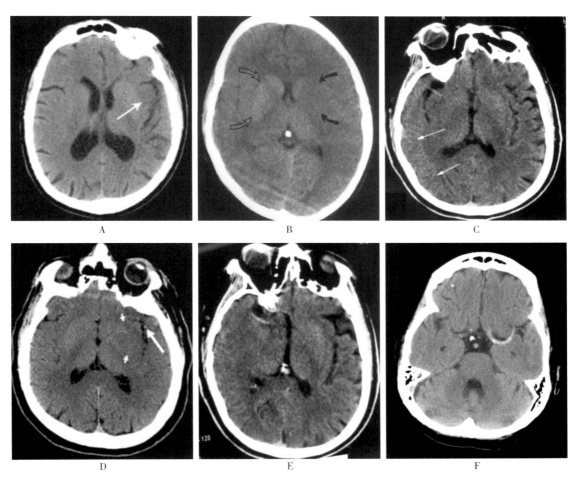

图 10-1　急性缺血性卒中 CT 缺血早期征象

A：左侧岛叶灰 - 白质分界不清
B：左侧基底节区灰、白质界限不清
C：提示右侧颞叶脑组织肿胀，脑沟变窄、消失
D：左侧大脑中动脉点征（大箭头），并左侧壳核、岛叶、
　　外囊灰 - 白质界限不清（小箭头）
E：右侧大脑中动脉致密征
F：左侧大脑中动脉致密征

ribbon sign）等；②脑回肿胀（sulcal effacement）：皮层神经元缺血水肿时可以表现出脑回增宽、脑沟变窄等；③大脑中动脉致密征（hyperdense middle cerebral artery sign，HMCA sign）和大脑中动脉点征（middle cerebral artery dot sign，MCA dot sign）：当大脑中动脉 M1 段发生栓塞或血栓形成时，因为栓子或形成的血栓 CT 影像密度较周围组织高，所以可以看到沿血管分布的致密征象。如栓塞或血栓形成发生在大脑中动脉 M1 段，CT 轴位扫描时，MI 段与扫描平面相平行，可以看到直线样高密度征象，被称为大脑中动脉致密征。如栓塞发生在大脑中动脉皮层分支（M2、M3 或 M4 段），CT 扫描时血管与扫描平面垂直，可看到小圆形致密影，被称为大脑中动脉点状征。

当急性缺血性脑血管病患者出现上述这些影像表现时，常常提示脑组织缺血事件的发生和脑动脉的闭塞。对于这些缺血早期征象与溶栓干预预后的关系，目前尚缺乏深入的研究和统一的认识。NIDNS 研究显示，对于存在缺血早期征象的患者进行 3 小时内静脉溶栓，其症状性颅内出血发生率将增加 8 倍。然而，ECASS-Ⅱ研究显示，对于缺血早期征象面积大于 1/3 大脑中动脉供血区的患者进行溶栓时，出血事件的发生率明显升高；然而，对于缺血早期征象面积小于 1/3 大脑中动脉供血区的患者及时实施溶栓干预，患者仍然可能受益。因此，对于出现缺血早期征象患者进行溶栓干预的安全性和有效性问题，尚有待于进一步深入研究。

目前，ASPECTS（alberta stroke program early CT score，ASPECTS）评分是评价大脑中动脉分布区缺血早期征象严重程度的定量评价方法（图 10-2）。该方法将大脑中动脉供血区分成 10 个区域，根据是否发生缺血表现，每个区域被规定 0 分（发生 CT 缺血表现）或 1 分（无 CT 缺血表现发生）评分。AS-

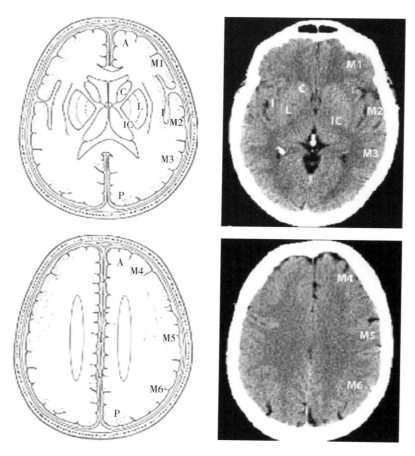

图 10-2　ASPECTS 评分方法示意图与 CT 平扫对比

A = anterior（前）　　　　　P = posterior（后）　　C = caudate（尾状核）　　L = lentiform nucleus（豆状核）

IC = internal capsule（内囊）　　I = insular ribbon（脑岛）　　　　　　　MCA = middle cerebral artery（大脑中动脉）

PECTS 评分最高为 10 分，提示大脑中动脉分布区无缺血事件的发生；最低为 0 分，提示全大脑中动脉缺血事件发生。有研究结果显示，患者基线 ASPECT 评分与患者 NIHSS 评分及患者的临床预后呈反比关系趋势，即患者基线 ASPECTS 评分越高，患者临床神经功能障碍越轻，临床预后越好。反之，患者基线 ASPECTS 评分越低，患者临床神经功能障碍越重，临床预后越差。另外有研究结果显示，急性缺血性卒中患者基线 ASPECTS 评分低于 7 分患者，提示缺血面积大于 1/3 大脑中动脉供血区，溶栓干预后脑实质出血事件发生率增加。

（2）MRI 平扫：自从 20 世纪 90 年代后，MRI 扫描技术逐渐成为显示颅脑病变最为敏感的检查方法。与 CT 成像技术相比，头颅 MRI 成像最为突出的优点是脑组织的分辨率明显高于 CT，能够更为清晰的显示病灶的部位、范围及与周围组织的关系。另外，MRI 成像技术对于 CT 欠敏感的脑干、小脑区域有较理想的显像效果。然而，检查费用较高、检查耗时较长、幽闭恐怖等弊端在一定程度上限制了 MRI 技术在急性脑血管病急诊评价中的应用。临床对于可疑蛛网膜下腔出血的患者，CT 仍是首选的检测方法。

急性脑血管病常用的 MRI 扫描序列通常包括 T1 加权扫描（T1-weighted imaging），T2 加权扫描（T2-weighted imaging），FLAIR 扫描（T2-weighted fluid attenuated inversion recovery，FLAIR），弥散加权像（diffusion-weighted imaging，DWI），灌注加权像（perfusion-weighted imaging，PWI）和梯度回波（gradient echo，GRE）扫描等。

标准的 T1 加权扫描对于急性缺血病变并不十分敏感。T2 加权像可以显示缺血区域的血管源性水肿（vasogenic edema），病变区域显示高信号异常影像特征。但是因血管源性水肿在急性缺血性卒中发生相对较晚，故 T2 加权像对缺血事件的超早期病变并不十分敏感。对于大脑中动脉分布区的急性缺血性脑梗死，最早的 T2 加权像异常影像改变通常发生在岛叶和基底节区。FLAIR 在 T2 加权像的基础上，对脑脊液的磁场信号进行"抑制"，因而 FLAIR 序列能够比较敏感的显示早期缺血病灶，尤其显示灰、白质交界区等靠近脑脊液区域的病灶。

DWI 是目前显示急性缺血性病变最为敏感的成像方法。DWI 成像技术是基于水分子布朗运动测量和定量基础上的影像检测方法。当缺血事件发生后，脑组织供血、供氧障碍，神经细胞无法维系神经元细胞膜钠-钾泵等离子通道的功能稳定，因此，导致细胞内大量离子聚集，通过渗透性原理，大量水分子在渗透梯度的作用下进入细胞，发生细胞毒性性水肿（cytotoxic edema）。而此时组织尚未发生明显的血管源性水肿，因此，T2 像和 FLAIR 像可能尚不能显示病变，但由于细胞源性水肿导致水分子布朗运动障碍，从而可以在 DWI 上显示高信号病变（图 10-3）。DWI 成像除可以对缺血性卒中进行超早期诊

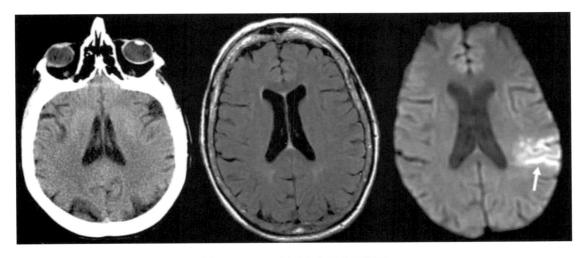

图 10-3　DWI 用于卒中超早期诊断

CT 平扫未提示异常表现（左）　　FLAIR 提示左侧顶叶皮层轻度病灶（中）　　DWI 提示早期梗死表现（右）

断，其尚可以判定梗死发生的时程。DWI 可以通过水分子的表面弥散系数（apparent diffusion coefficient，ADC）来反映梗死发生的时间。缺血事件发生后，梗死局部的 ADC 很快下降，通常缺血事件发生后 1 天达到最低状态，随后由于血管源性水肿的发生，病变局部水分子逐渐增多，ADC 逐渐开始恢复，大约 9 天后恢复至正常水平。虽然 ADC 的变化特征受特定病理生理学基础影响较大，通常认为 ADC 降低区域常常提示 2 周内的梗死病灶；如果病变组织 ADC 轻度低于正常，并且在 T2 像上未提示明显病灶高度提示 6 小时内发生的缺血事件。DWI 不仅可以显示超早期缺血事件发生的影像学信息，同时也可以清晰显示诸如皮层、皮层下、脑干、小脑等 CT 显示欠佳的部位；另外，与磁共振 PWI 扫面技术相结合，可以用于缺血半暗带的部位和面积的判定。

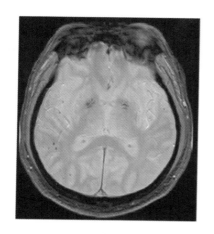 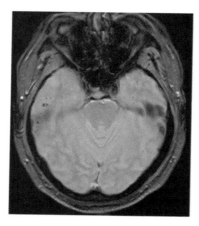

图 10-4　GRE 序列显示颅内多发微小出血病灶

目前，研究显示梯度回波 GRE 扫描序列对于脑组织内的出血性病变的显示的敏感性和特异性与 CT 相当，而且能够发现 CT 不显示的微小出血（microbleeding）（图 10-4），这些颅内的微小出血可能提示患者接受溶栓、抗凝后出血事件发生概率增加。

2. 脑血管影像评价工具

（1）CT 血管成像（CT angiography，CTA）：由于临床病史采集、体格检查、CT 平扫等检查手段提供信息的有限性，CTA 越来越显示其在急性缺血性脑血管病急诊评价中的重要作用和价值。CTA 的主要优点：①快速扫描：整个头颈部血管扫描时间可以在 60 秒内完成；②信息准确，CTA 成像原理并非血流依赖性，它可以直接提供关于血管狭窄部位、范围、程度，以及管壁钙化、溃疡斑块等相关解剖学信息。同时，配合 CTP 检测技术可以提供更多关于缺血性事件的病理生理学相关信息；③风险较低：CTA 检查是一种风险相对较低的检测方法，同时患者基本无痛苦感受。其突出弊端在于其成像时需要应用造影剂，以及患者过度的 X 线暴露。

CTA 应用于急性缺血性脑血管病急诊评价时主要可以提供两方面的诊断信息：①提供血管管腔、管壁等血管结构的相关信息。CTA 是一种微创的血管检测技术，对于血管的狭窄和闭塞比较敏感。通过造影剂强化，CTA 可以快速地对主动脉弓及头颈部血管进行评价（图 10-5）。有研究显示，对于大血管的狭窄、闭塞的诊断率与数字减影血管造影（digital subtraction angiography，DSA）相当。CTA 除可以反映血管闭塞情况外，尚可以提示血管壁的病理变化如动脉夹层、动脉粥样硬化斑块、主动脉弓钙化等信息（图 10-6）。对于这些病理现象在急性脑血管病诊断、治疗中的价值有待于进一步深入研究；②提供脑组织缺血相关的诊断信息：有研究显示，CT 平扫强化影像（CTA source imaging，CTA-SI）可以更加敏感的显示早期缺血梗死脑组织（图 10-7）。

（2）磁共振血管成像（magnetic resonance angiography，MRA）：MRA 是一项应用无创的颅内、颅外脑血管评价方法。根据成像时是否需要应用造影剂，MRA 可以分为造影剂依赖成像技术（contrast-based

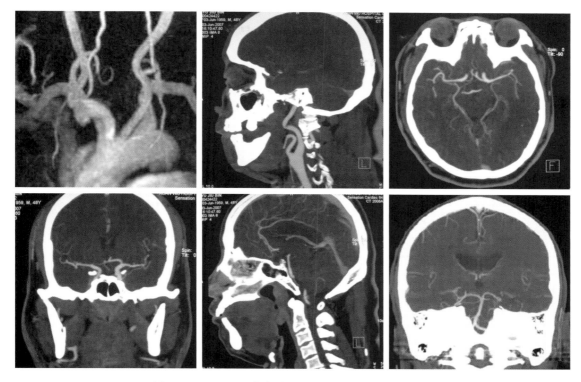

图 10-5 CTA 用于各部位头、颈部血管解剖结构显示

CTA 显示血管解剖结构，包括主动脉弓、颈内动脉、大脑中动脉、基底动脉等

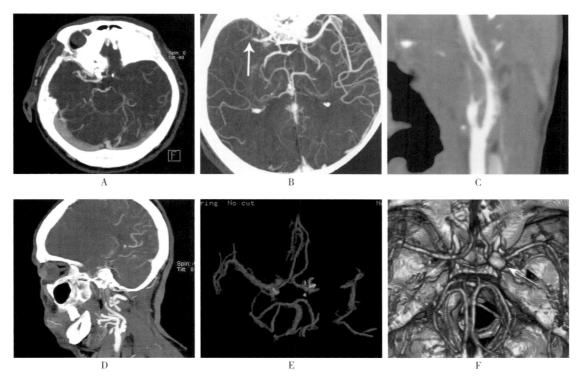

图 10-6 CTA 用于显示各种病理性血管现象

A：右侧颈内动脉终末段闭塞　　　　B：右侧大脑中动脉 M1 段闭塞　　　　C：左侧颈内动脉夹层伴血栓形成

D：左侧颈内动脉动脉粥样硬化伴钙化　　E：左侧大脑中动脉 M1 高度狭窄　　F：左侧前交通动脉动脉瘤

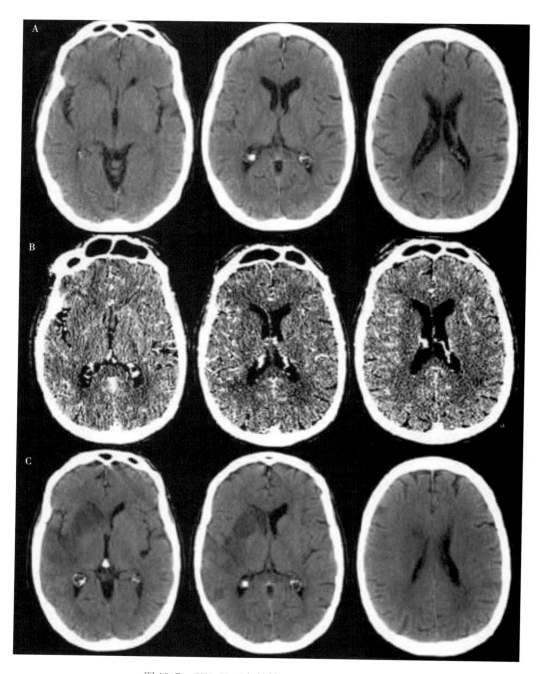

图 10-7　CTA-SI 于急性缺血性脑血管病中应用

患者，男性，75 岁。临床表现为突发左侧肢体偏瘫、左侧偏侧忽视，临床 NIHSS 评分 15 分。A：急诊
CT 平扫未提示明显异常影像改变　B：CTA-SI 提示右侧基底节区低强化　C：随访 CT 提示 CTA-SI 显示的
低强化区发生梗死（引自，Shelagh，et al. Stroke，2004，35∶2472－2476）

techniques）和非造影剂依赖成像技术（noncontract-based techniques）。

临床常用的非造影剂依赖的 MRA 成像技术通常有两种，即 TOF（time of flight，TOF）MRA 和 PC（phase contrast，PC）MRA。非造影剂依赖 MRA 成像用于脑血管病诊断的优势：①无需外源性造影剂应用，可以避免造影剂过敏、肾毒性等不良反应的发生；②与 DSA 血管造影类似，TOP 和 PC MRA 均可以显示血流的方向，因此可以用于侧支循环代偿分析、锁骨下动脉窃血等的鉴别。另外，PC MRA 可以对血流速度进行定量分析。虽然这些参数尚未广泛开展，但提示有较大的应用前景，对明确急性缺血性卒中的病理生理学特征可能提示宝贵的评价信息。非造影剂依赖的 MRA 成像在急性卒中评价中同样存在其固有的局限性：①检查耗时相对较长；②运动假影影响大，对于伴有失语、意识障碍的患者常常难以配合完成检查；③无论 TOF 还是 PC MRA 均基于水分子于血管内快速、连续运动而进行血管成像，在血管狭窄、层流中断、湍流形成的区域，常常降低或不能显示血流信号，因此，可以夸大血管狭窄的程度。

MRA 也可以在应用造影剂的情况下实现血管成像的目的，其原理类似于 CTA。由于基于造影剂在血管内的分布成像，对于血管狭窄的评价造影剂依赖的血管成像技术较非造影剂依赖血管成像技术准确。但造影剂依赖血管成像技术的空间分辨率较非造影剂依赖的血管成像技术低，因此，对于小血管的成像效果前者较后者差（图 10-8）。

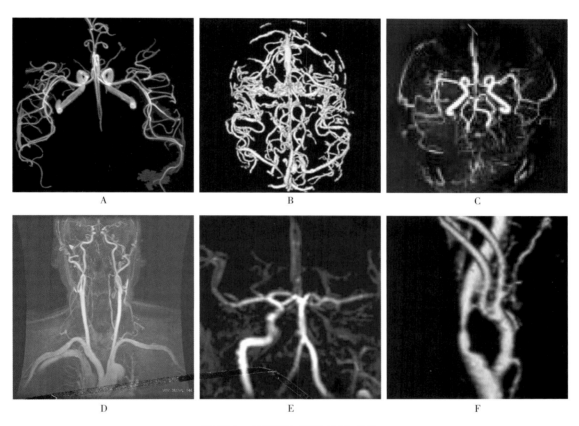

图 10-8 头颈部血管的 MRA 成像

A：TOF-MRA Willis 动脉环成像　　　　　B：TOF-MRA 次级分支血管成像　　　　　C：PC-MRA Willis 动脉环成像；

D：造影剂依赖头颈部血管 MRA 成像　　　E：左侧颈内动脉闭塞，willis 环代偿形成　　　F：MRA 显示左侧颈内动脉狭窄

（3）DSA 血管成像详见其他章节。

3. 脑灌注影像评价工具　溶栓治疗是目前国际上公认的急性缺血性脑血管病最直接、最有效的临床干预方法，同时也是一项风险和收益并存的临床干预方法。缺血半暗带的存在是溶栓干预有效性存在的前提，而梗死的发生是溶栓干预继发性出血的重要危险因素。因此，了解缺血脑组织的病理生理学特征（pathophysiological characteristics）和组织生存状况（tissue viability）是提高溶栓干预安全性和有效性的基础。目前，神经影像学主要通过组织灌注成像技术来了解脑组织缺血病理生理学基础，这里主要介绍 CT 灌注和 MRI 灌注成像技术。

（1）CT 灌注：CT 灌注（computerized tomography perfusion，CTP）成像是基于 CT 技术平台近些年

来发展起来的一项脑血流功能评价方法。目前，随着 CT 成像技术的不断进步，多模式 CT 扫描技术（CT 平扫、CTA 和 CTP）在急性缺血性脑血管病急诊评价中的应用越来越广泛，将三者有机地结合起来可以获取急性缺血事件关于脑组织、脑血管和脑灌注的相关解剖学和病理生理学信息，从而更好地指导临床医生准确的诊断疾病、制定个体化干预方案和客观的评价预后。

CTP 成像原理是根据造影剂跟踪技术，根据造影剂在脑组织内分布时间变化曲线，通过局部脑血容量（regional cerebral blood volume，rCBV）、局部脑血流量（regional cerebral blood flow，rCBF）和 MTT（mean transit time，MTT）或达峰时间（time to peak，TTP）等参数来反映脑组织的血流动力学特征。CBF 是反映单位脑组织血流速度快慢的指标 ［ml/（100g·min）］；CBV 系指单位脑组织中的血流总量（ml/100g）；MTT 为评价脑组织内从动脉灌注到静脉引流的时间平均值；TTP 是造影剂进入动脉开始到目标脑组织 CT 值达到最高峰的时间，二者均是反映血流通过时间概念的参数（s）；三者之间的关系被称为中心容积法则（the central volume principle），即 $rCBF = \dfrac{rCBV}{rMTT}$。图 10-9 提示脑血管血栓形成与缺血脑组织局部 CBF、CBV、MTT 的对应关系模式图。

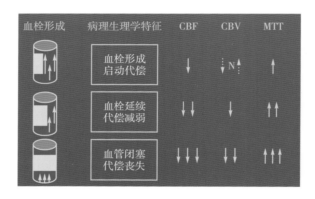

图 10-9　血栓形成不同时期病理生理学基础及
CT 灌注相关参数对应关系模式图

MTT 或 TTP 是脑血流灌注减低最为敏感的指标，可以用于目标血管灌注减低区域的判定。CBF 对于脑血流的下降比较敏感，病变区域与正常区域 CBF 的比值是用于脑血流减低严重程度评价的一个常用方法；同时，CBF 常常用于脑梗死的预测。CBV 的升高提示侧支循环（collateral circulation）的建立或脑血管自动调节机制（autoregulation）的启动，CBV 降低常常提示脑梗死的发生。CTP 用于急性缺血性脑血管病急诊评价最为重要的临床价值是可以提供关于缺血脑组织的病理生理学信息，即能对梗死组织（infarction）和缺血半暗带（penumbra）进行判定。通常典型的脑梗死 CTP 表现为局部 CBF↓、MTT↑和 CBV↓（图 10-10）；缺血半暗带组织典型的 CTP 表现为 CBF↓、MTT↑，而 CBV 无变化，甚至轻度升高（图 10-11）。

（2）MRI 灌注评价：目前磁共振灌注成像可以通过多种序列实现，然而造影剂强化团注动态感应技术（contrast-enhanced dynamic susceptibility bolus technique）是最为常用的方法。血流动力学特征可以通过脑组织造影剂分布的变化而加以反映。通常 MRP 使用的血流动力学参数包括相对脑血流量 ［cerebral blood flow，CBF，ml/（100g·min）］，脑血容量（cerebral blood volume，CBV，ml/100g），平均通过时间（mean transient time，MTT），团注到达时间（bolus arrival time）等。将正常脑组织作为参考，将病变侧大脑半球参数与非病变侧进行比较，即可判断脑血流受损的程度、范围等信息。临床通常根据 DWI-PWI 的不匹配来判定缺血半暗带的存在（DWI-PWI mismatch），即 MRP 的 CBF 或 MTT 提示局部脑组织缺血，但 DWI 未提示相应区域梗死形成，该区域则被认定为缺血半暗带（图 10-12）。

（3）DSA 脑灌注评价：超选择性血管造影是明确血管狭窄、闭塞的"金标准"，同时也是评价脑血

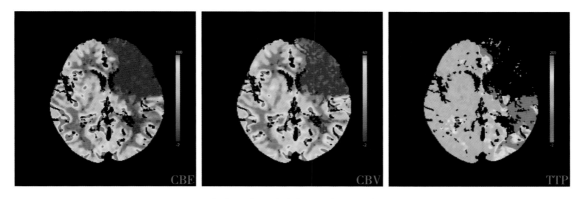

图 10-10 左侧大脑中动脉分布区脑梗死形成的 CTP 表现

左侧大脑中动脉分布区急性脑梗死形成：TTP 明显延长；CBF、CBV 下降

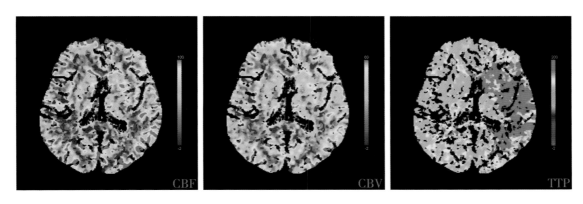

图 10-11 左侧大脑中动脉分布区缺血半暗带 CTP 表现

左侧大脑中动脉分布区缺血半暗带：TTP 明显延长；CBF 未见明显下降、CBV 轻度升高

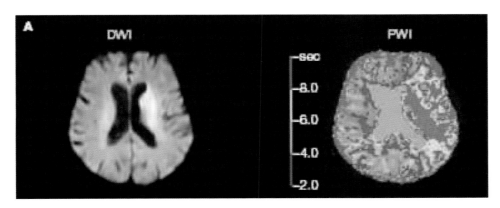

图 10-12 DWI-PWI mismatch 提示缺血半暗带存在

DWI 显示梗死核心区域面积较 PWI 显示缺血面积小，提示缺血半暗带存在

管侧支循环代偿的"金标准"。利用全脑血管超选择性造影我们可以明确病变血管狭窄或闭塞的程度、病变血管前向血流灌注程度、侧支循环代偿建立情况、侧支代偿循环建立的途径、侧支代偿循环建立的程度等相关参数。整合病变血管前向血流（anterograde blood flow）和侧支代偿（collateral circulation）信息，就可以对目标区域的灌注情况进行评价。目前关于 DSA 评价病变血管前向血流和侧支代偿循环评价，国际尚无公认的标准。美国介入和神经放射治疗学会（the American society of Interventional and therapeutic neuroradiology）和美国介入放射学会（the society of Interventional radiology）所推荐的方法和标准可以作为参考（表 10-2 和 10-3）。

表 10-2　病变脑血管前向血流灌注评价
（thrombolysis in cerebral infarction perfusion categories，TICI 分级）

分级	评价标准
Grade 0：无灌注	血管阻塞处无顺向血流
Grade 1：灌注不良	显影剂流经阻塞处，但无法充满这条血管的所有供血区域
Grade 2：部分灌注	显影剂流经阻塞处，可充满这条血管的供血区域，但灌注显影时间和（或）显影剂排除时间明显迟缓
Grade 2a：部分灌注	血管床只有部分灌注（<2/3）
Grade 2b：完全迟缓灌注	血管床完全灌注但有迟缓现象
Grade 3：完全灌注	血流流经阻塞处后几乎可以立即灌注其后的血管床，而且显影剂排除的速度与正常血管床一致

表 10-3　急性缺血性脑血管病变区域脑血管侧支循环评价

分级	评价标准
Grade 0	缺血脑组织无任何可见侧支循环
Grade 1	缺血脑组织周围有迟缓的侧支循环，且无法完全灌注
Grade 2	缺血脑组织周围有快速的侧支循环，但无法完全灌注
Grade 3	缺血脑组织周围有迟缓的侧支循环，但可以完全灌注病灶
Grade 4	梗死脑周围有快速且完的侧支循环，可以完全灌注病灶

四、急性缺血性脑血管病评价策略

目前，关于急性缺血性脑血管病急诊评价，国际上尚无公认的模式。作者建议采用卒中类型评价（type of stroke）、卒中病理生理学评价（pathophysiology of stroke）、卒中病因评价（etiology of stroke）、溶栓干预风险－效益评价（thrombolysis risk-benefit evaluation）、卒中预后评价（prognosis of stroke）的 TPETP 的评价模式表（10-4）。

1. 卒中临床类型评价（type of stroke）　对于急诊可疑急性缺血性卒中患者的评价包括三方面的内容：①评价是否是脑血管病；②评价患者是"出血性脑血管病"或"缺血性脑血管病"？③评价患者是急性缺血性卒中或慢性缺血性卒中？

表 10-4　急性缺血性卒中急诊评价的 TPETP 模式

评价项目	评价内容
卒中临床类型评价 （type of stroke）	1. 是否是卒中 2. 是否是缺血性卒中 3. 是否是急性缺血性卒中
卒中病理生理学评价 （pathophysiology of stroke）	1. 缺血事件发生的脑组织定位如何 2. 缺血事件发生责任血管定位如何 3. 缺血事件发生严重程度如何 　□　是否有梗死的发生 　□　是否有缺血半暗带的存在 4. 缺血事件发生的可能病理生理机制如何 　□　血管病变型 　□　脑栓塞型 　□　凝血机制异常型 　□　低灌注型 　□　混合型
卒中病因学评价 （etiology of stroke）	缺血事件发生的可能病因如何 　□　动脉粥样硬化性血管病 　□　非动脉粥样硬化性血管病
缺血事件溶栓干预风险 – 收益评价 （thrombolysis risk-benefit evaluation）	1. 溶栓干预的风险如何 2. 溶栓干预的收益如何 3. 溶栓干预风险 – 收益比较如何
缺血事件临床预后评价 （prognosis of stroke）	1. 短期再发卒中的风险如何 2. 短期卒中各种并发症发生的风险如何 3. 长期卒中再发的风险如何

2. 卒中病理生理学评价（pathophysiology of stroke）　对于急性缺血性卒中进行病理生理学特征评价时，应关注的内容：①缺血事件发生部位评价：明确缺血事件发生的部位，大脑半球、基底节区、脑干、小脑等；②缺血事件责任血管评价：主要评价缺血性事件发生的责任血管的部位。不同血管病变部位，其缺血事件发生的机制亦不尽相同；③缺血事件严重程度评价：缺血事件严重程度的评价涵盖两方面内容，一方面是否有梗死的发生？另一方面是否有缺血半暗带的存在；④缺血事件发生的病理机制评价：a. 脑血管病变型；b. 脑栓塞型；c. 凝血功能异常型；d. 低灌注型；e. 混合型。这些病理生理学信息的获取是保证溶栓干预安全性和有效性的前提和基础。

3. 卒中的病因学评价（etiology of stroke）　从宏观角度分析，急性缺血性脑血管病病因可分为动脉粥样硬化性脑血管病或非动脉粥样硬化性脑血管病。目前，目前国际上通常根据 TOAST 分型对缺血性脑血管病因进行分类：①大动脉粥样硬化（large-artery atherosclerosis）；②心源性脑栓塞（cardioembolism）；③小血管闭塞（small-vessel occlusion）；④其他病因卒中（stroke of other determined etiology）；⑤ 不明原因卒中（stroke of undetermined etiology）。不明原因的卒中又可进一步分为：a. 有 2 个以上可能病因的卒中（stroke with two or more possible etiologies）；b. 完成相关检查仍未明确病因的卒中（undetermined etiology with extensive evaluation）；c. 未完成相关检查的不明原因卒中（undetermined etiology with uncompleted evaluation）。虽然上述这些卒中病因的分类方法尚有其各自的局限性，但卒中病因的明确对于卒中治疗方案的制定、二级预防实施以及预后判定均有十分重要的临床意义。

4. 溶栓干预风险-效益评价（thrombolysis evaluation） 在进行急性缺血性卒中溶栓干预风险-效益评价时主要关注三方面评价内容：①急性缺血性事件溶栓干预的风险如何；②急性缺血性事件溶栓干预的收益如何；③急性缺血性事件溶栓干预风险和收益对比分析如何。当溶栓干预的收益明显大于风险时，临床应采取积极的溶栓治疗策略；当溶栓干预风险明显高于收益时，临床避免过度的溶栓干预；当溶栓干预的风险和收益相当时，应采取谨慎的溶栓干预决策。

5. 缺血预后评价（prognosis of stroke） 缺血事件后，卒中患者在不同时间范围内所面临的临床危机（clinical crisis）、临床结局（clinical outcomes）及其影响因素也各有不同，具体可以分为三个方面加以评价：①短期再发卒中评价：评价患者短期内有无卒中再发的可能？有无发生缺血后出血转化的可能？发生的风险和机制如何；②短期并发症发生评价：评价患者卒中后发生颅压增高、肺炎、下肢静脉血栓、营养不良、压疮、消化道出血、心血管事件等神经系统、内科系统并发症的可能；③长期卒中再发评价：综合患者脑血管病危险因素种类程度、脑血管病变解剖及病理生理基础等信息，对患者再次发生脑血管病的概率进行评价，以制定个体化的卒中二级预防方案。

对于以上项目评价信息可以使临床医生更加清晰的认识缺血性脑血管病的病理生理机制，同时也更有利于制定客观、科学、个体化的治疗策略和预防方案。如果患者为急性缺血性脑血管病，同时考虑动脉粥样硬化、原位血栓形成的可能性大，并经过影像学评价有缺血半暗带的存在，那么积极的溶栓干预可能对于患者神经功能障碍的恢复、残疾残障程度的改善有所帮助。如果考虑患者急性缺血性卒中考虑是房颤、脑栓塞所致，同时经影像学评价证实梗死已经形成，临床评价患者缺血后出血转化的概率较高，那么急性期溶栓、抗凝治疗需高度警惕症状性颅内出血的发生。

五、急性缺血性脑血管病急诊评价管理和临床路径

目前国际上尚无关于急性缺血性脑血管病急诊评价的公认管理模式，不同的临床机构可以根据自身具体的临床资源状况及日常卒中诊治习惯，制定符合各卒中诊疗机构具体情况的卒中急诊评价管理模式。表10-5是首都医科大学宣武医院卒中中心急性缺血性脑血管病急诊评价的责任、任务和相应的时间要求。图10-13为作者建议的急性脑血管病急诊评价和临床管理路径。

表 10-5 宣武医院卒中中心急性缺血性卒中急诊评价责任、任务和时限

阶段	地点	任务执行人	任务内容	预定时间（min）
急性缺血性脑血管病急诊评价	急诊	急诊值班护士	1 卒中患者接诊 ● 评价 ABC，监测生命体征 ● 吸氧 ● 办理相应手续	10
			2 快速通知神经科值班医生	
			3 抽取静脉血、送检化验	
			4 建立静脉通道	
		急诊神内医生	1 卒中病史采集	25
			2 神经系统、内科查体，明确神经功能障碍的程度，完成 NIHSS、GCS、BI、mRS 量表评价	
			3 初步判断卒中类型（出血/缺血）	
			4 明确发病时间	
			5 开具相应的实验室、神经影像学检查：血常规、生化全项、凝血四项＋D 二聚体、心电图、CT 平扫、CTP、CTA 扫描等	
			6 尽快通知溶栓小组	
		急诊影像医生	1 完成 CT 平扫、CTP、CTA 扫描	40
			2 判读扫描结果，开具诊断报告	
		溶栓小组成员	1 再次神经功能评价，观察神经功能障碍有无改变；完成 NIHSS 评分	15
			2 判断有无溶栓禁忌证；评价溶栓风险 – 效益	
			3 再次评价发病时间	
			4 决策溶栓干预方案	
			2 参加溶栓病例讨论	

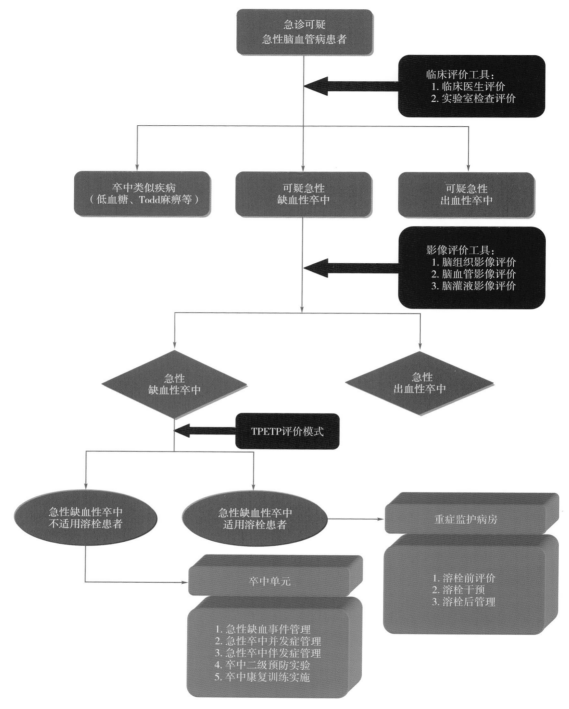

图 10-13　急性卒中急诊评价和临床管理路径

（冀瑞俊　高　燕）

参 考 文 献

1. Marler JR，Tilley BC，Lu M，et al． Early stroke treatment associated with better outcome：the NINDS rt-PA stroke study．
   Neurology，2000，55：1649 － 1655

2. Asimos AW，Norton HJ，Price MF，et al． Therapeutic yield and outcomes of a community teaching hospital code stroke proto-

col. *Acad Emerg Med*, 2004, 11：361－370

3. Belvis R, Cocho D, Marti-Fabregas J, et al. Benefits of a prehospital stroke code system: feasibility and efficacy in the first year of clinical practice in Barcelona, Spain. *Cerebrovasc Dis*, 2005, 19：96－101

4. Bray JE, Martin J, Cooper G, et al. An interventional study to improve paramedic diagnosis of stroke. *Prehosp Emerg Care*, 2005, 9：297－302

5. The National Institute of Neurological Disorders and Stroke rt-PA Stroke Study Group. Tissue plasminogen activator for acute ischemic stroke. *N Engl J Med*, 1995, 333：1581－1587

6. Nor AM, Davis J, Sen B, et al. The Recognition of Stroke in the Emergency Room (ROSIER) scale: development and validation of a stroke recognition instrument. Lancet Neurol, 2005, 4：727－734

7. Frankel MR, Morgenstern LB, Kwiatkowski T, et al. Predicting prognosis after stroke: a placebo group analysis from the National Institute of Neurological Disorders and Stroke rt-PA Stroke Trial. Neurology, 2000, 55：952－959

8. Lewandowski CA, Frankel M, Tomsick TA, et al. Combined intravenous and intra-arterial r-TPA versus intra-arterial therapy of acute ischemic stroke: Emergency Management of Stroke (EMS) Bridging Trial. Stroke, 1999, 30：2598－2605

9. Kothari RU, Brott T, Broderick JP, et al. Emergency physicians: accuracy in the diagnosis of stroke. Stroke, 1995, 26：2238－2241

10. Christensen H, Fogh Christensen A, Boysen G. Abnormalities on ECG and telemetry predict stroke outcome at 3 months. J Neurol Sci, 2005, 234：99－103

11. Oppenheimer SM, Hachinski VC. The cardiac consequences of stroke. Neurol Clin, 1992, 10：167－176

12. Vingerhoets F, Bogousslavsky J, Regli F, et al. Atrial fibrillation after acute stroke. Stroke, 1993, 24：26－30

13. Sagar G, Riley P, Vohrah A. Is admission chest radiography of any clinical value in acute stroke patients? Clin Radiol, 1996, 51：499－502

14. Bladin CF, Alexandrov AV, Bellavance A, et al. Seizures after stroke: a prospective multicenter study. Arch Neurol, 2000, 57：1617－1622

15. Kang DW, Chalela JA, Dunn W, et al. MRI screening before standard tissue plasminogen activator therapy is feasible and safe. Stroke, 2005, 36：1939－1943

16. Hjort N, Butcher K, Davis SM, et al. Magnetic resonance imaging criteria for thrombolysis in acute cerebral infarct. Stroke, 2005, 36：388－397

17. Kidwell CS, Chalela JA, Saver JL, et al. Comparison of MRI and CT for detection of acute intracerebral hemorrhage. JAMA, 2004, 292：1823－1830

18. Schellinger PD, Jansen O, Fiebach JB, et al. Feasibility and practicality of MR imaging of stroke in the management of hyperacute cerebral ischemia. AJNR Am J Neuroradiol, 2000, 21：1184－1189

19. Zivin JA. Perfusion-weighted imaging/diffusion-weighted imaging mismatch on MRI can now be used to select patients for recombinant tissue plasminogen activator beyond 3 hours: con. Stroke, 2005, 36：1105－1106

20. Mullins ME, Schaefer PW, Sorensen AG, et al. CT and conventional and diffusion-weighted MR imaging in acute stroke: study in 691 patients at presentation to the emergency department. Radiology, 2002, 224：353－360

21. Moulin T, Cattin F, Crepin-Leblond T, et al. Early CT signs in acute middle cerebral artery infarction: predictive value for subsequent infarct locations and outcome. Neurology, 1996, 47：366－375

22. von Kummer R, Allen KL, Holle R, et al. Acute stroke: usefulness of early CT findings before thrombolytic therapy. Radiology, 1997, 205：327－333

23. Hacke W, Kaste M, Fieschi C, et al. Intravenous thrombolysis with recombinant tissue plasminogen activator for acute hemispheric stroke: the European Cooperative Acute Stroke Study (ECASS). JAMA, 1995, 274：1017－1025

24. Patel SC, Levine SR, Tilley BC, et al. Lack of clinical significance of early ischemic changes on computed tomography in acute stroke. JAMA, 2001, 286：2830－2838

25. Grotta JC, Chiu D, Lu M, et al. Agreement and variability in the interpretation of early CT changes in stroke patients qualifying for intravenous rtPA therapy. Stroke, 1999, 30：1528－1533

26. Barber PA, Demchuk AM, Zhang J, et al. Validity and reliability of a quantitative computed tomography score in predicting outcome of hyperacute stroke before thrombolytic therapy: Alberta Stroke Programme Early CT Score. Lancet, 2000, 355：1670－1674

27. Demchuk AM, Hill MD, Barber PA, et al. Importance of early ischemic 1696 Stroke May 2007 computed tomography changes using ASPECTS in NINDS rtPA Stroke Study. Stroke, 2005, 36:2110-2115

28. Wardlaw JM, Mielke O. Early signs of brain infarction at CT: observer reliability and outcome after thrombolytic treatment?ᵃsystematic review. Radiology, 2005, 235:444-453

29. Ezzeddine MA, Lev MH, McDonald CT, et al. CT angiography with whole brain perfused blood volume imaging: added clinical value in the assessment of acute stroke. Stroke, 2002, 33:959-966

30. Kloska SP, Nabavi DG, Gaus C, et al. Acute stroke assessment with CT: do we need multimodal evaluation? Radiology, 2004, 233:79-86

31. Wintermark M, Fischbein NJ, Smith WS, et al. Accuracy of dynamic perfusion CT with deconvolution in detecting acute hemispheric stroke. AJNR Am J Neuroradiol, 2005, 26:104-112

32. Lev MH, Farkas J, Rodriguez VR, et al. CT angiography in the rapid triage of patients with hyperacute stroke to intraarterial thrombolysis: accuracy in the detection of large vessel thrombus. J Comput Assist Tomogr, 2001, 25:520-528

33. Esteban JM, Cervera V. Perfusion CT and angio CT in the assessment of acute stroke. Neuroradiology, 2004, 46:705-715

34. Verro P, Tanenbaum LN, Borden NM, et al. CT angiography in acute ischemic stroke: preliminary results. Stroke, 2002, 33:276-278

35. Mohr JP, Biller J, Hilal SK, et al. Magnetic resonance versus computed tomographic imaging in acute stroke. Stroke, 1995, 26:807-812

36. Lee LJ, Kidwell CS, Alger J, et al. Impact on stroke subtype diagnosis of early diffusion-weighted magnetic resonance imaging and magnetic resonance angiography. Stroke, 2000, 31:1081-1089

37. Barber PA, Darby DG, Desmond PM, et al. Identification of major ischemic change: diffusion-weighted imaging versus computed tomography. Stroke, 1999, 30:2059-2065

38. van Everdingen KJ, van der Grond J, Kappelle LJ, et al. Diffusion-weighted magnetic resonance imaging in acute stroke. Stroke, 1998, 29:1783-1790

39. Lovblad KO, Baird AE, Schlaug G, et al. Ischemic lesion volumes in acute stroke by diffusion-weighted magnetic resonance imaging correlate with clinical outcome. Ann Neurol, 1997, 42:164-170

40. Kidwell CS, Alger JR, Saver JL. Beyond mismatch: evolving paradigms in imaging the ischemic penumbra with multimodal magnetic resonance imaging. Stroke, 2003, 34:2729-2735

41. Sobesky J, Zaro Weber O, Lehnhardt FG, et al. Does the mismatch match the penumbra? Magnetic resonance imaging and positron emission tomography in early ischemic stroke. Stroke, 2005, 36:980-985

42. Jansen O, Schellinger P, Fiebach J, et al. Early recanalization in acute ischaemic stroke saves tissue at risk defined by MRI. Lancet, 1999, 353:2036-2037

43. Wu O, Koroshetz WJ, Ostergaard L, et al. Predicting tissue outcome in acute human cerebral ischemia using combined diffusion-and perfusion-weighted MR imaging. Stroke, 2001, 32:933-942

44. Jacobs MA, Mitsias P, Soltanian-Zadeh H, et al. Multiparametric MRI tissue characterization in clinical stroke with correlation to clinical outcome: part 2. Stroke, 2001, 32:950-957

45. Hacke W, Albers G, Al-Rawi Y, et al. The Desmoteplase in Acute Ischemic Stroke Trial (DIAS): a phase II MRI-based 9-hour window acute stroke thrombolysis trial with intravenous desmoteplase. Stroke, 2005, 36:66-73

46. Fiebach JB, Schellinger PD, Gass A, et al. Stroke magnetic resonance imaging is accurate in hyperacute intracerebral hemorrhage: a multicenter study on the validity of stroke imaging. Stroke, 2004, 35:502-506

47. Kidwell CS, Saver JL, Villablanca JP, et al. Magnetic resonance imaging detection of microbleeds before thrombolysis: an emerging application. Stroke, 2002, 33:95-98

48. Wong KS, Chan YL, Liu JY, et al. Asymptomatic microbleeds as a risk factor for aspirin-associated intracerebral hemorrhages. Neurology, 2003, 60:511-513

49. Chalela JA, Kang DW, Warach S. Multiple cerebral microbleeds: MRI marker of a diffuse hemorrhage-prone state. J Neuroimaging, 2004, 14:54-57

50. Kakuda W, Thijs VN, Lansberg MG, et al. Clinical importance of microbleeds in patients receiving IV thrombolysis. Neurology, 2005, 65:1175-1178

第十一章 急性缺血性脑血管病临床常用量表

　　脑血管病是世界范围内致残率、病死率最高的疾病之一。在日常的临床实践和卒中研究过程中，一个很重要的活动就是对卒中进行各种维度的测量。客观、准确、简明的测量结果有利于开展多种形式的卒中相关研究与交流。在"卒中测量"这一过程中，各种"卒中量表"作为"评价标尺"起着举足轻重的作用。详细、全面、深入了解这些"标尺"，不仅有利于我们深刻的理解其提供给我们的信息，更有利于我们在现有的基础上，根据实践的要求，去探索新的评价方法。

　　目前，国际上卒中相关量表很多，本书中仅着重介绍急性缺血性卒中临床常用相关量表。同时，为便于读者从宏观角度认识和把握急性缺血性卒中相关量表的用途，作者根据量表"应用目的"和"应用领域"的不同，对其进行分类（表 11-1）。

表 11-1　缺血性卒中常用临床评价量表

1. 出血性卒中与缺血性卒中鉴别量表
   Guy 医院评价量表
2. 缺血性卒中院前评价量表
   辛辛那提院前卒中量表（cincinnati prehospital stroke scale，CPSS）
   洛杉矶院前卒中筛查量表（los Angeles prehospital stroke screen，LAPSS）
3. 缺血性卒中分类量表
   牛津郡卒中分类方法（oxfordshire classification of stroke）
   TOAST 缺血性卒中病因分型方法
4. 缺血性卒中残损/神经功能障碍严重程度评价量表
   格拉斯哥昏迷量表（glascow coma scale，GCS）
   加拿大神经功能障碍量表（canadian neurological scale，CNS）
   斯堪的纳维亚卒中量表（scandinavian stroke scale，SSS）
   国立卫生院卒中量表（national institue of health stroke scale，NIHSS）
   欧洲卒中量表（european stroke scale，ESS）
   椎 – 基底动脉系统缺血神经功能评价量表（vertebrobasilar system ischemic neurological impairment scale，VBS-INIS）
   Berg 平衡量表（Berg balance scale，BBS）
5. 急性缺血性卒中溶栓干预风险 – 效益评价量表
   颈内动脉系统急性缺血性卒中溶栓干预风险 – 效益评价量表（predictive scale for acute ischemic stroke of internal carotid artery，TPS-ICA）
   椎 – 基底动脉系统急性缺血性卒中溶栓干预风险 – 效益评价量表（predictive scale for acute ischemic stroke of vertebrobasilar artery，TPS-VBA）
6. 缺血性卒中残疾/日常生活能力评价量表
   Bathel 指数（bathel index，BI）
   功能独立评定量表（functional independence measure，FIM）
7. 缺血性卒中残障评价量表
   格拉斯哥结局评分（glascow outcome scale，GOS）
   改良的 Rankin 评分（modified Ranking scale，mRS）
8. 缺血性卒中生活质量评价量表
   疾病影响状态量表 – 卒中版（the stroke adapted sickness impact profile，SA-SIP30）
   卒中影响量表（the stroke impact scale，SIS）
   卒中特异性生活质量评价量表（stroke-specific qulity of life Scale，SS-QOL）

一、出血性卒中与缺血性卒中鉴别量表

1. Guy 医院评价量表

（1）应用目的：用于鉴别出血性卒中和缺血性卒中。

（2）评价内容：患者既往史、伴随心脏病情况、动脉粥样硬化危险因素、神经系统疾病病史以及查体等临床信息。量表得分为各项信息评价总和（正分＋负分）。关于 Guy 量表的内容见表 11-2。

表 11-2　Guy 医院量表

卒中起病形式		
	无下列任何 1 项	0 分
	存在下列 2 个或 2 个以上	21.9 分
	①意识丧失；②2 小时内头痛；③ 呕吐；④颈项强直	
意识情况		
	清楚（alert）	0 分
	昏睡（drowsy）	7.3 分
	昏迷（unconscious）	14.6 分
跖反射		
	均为屈曲或一侧为伸性	0 分
	双侧均为伸性	7.1 分
舒张压（24h 内）		0.17 × 数值
动脉粥样硬化标志信息	无	0 分
	心绞痛、间歇性跛行或糖尿病	− 3.7 分
既往高血压病史		
	无	0 分
	有	− 4.1 分
既往卒中或 TIA 病史		
	无	0 分
	有	− 6.7 分
心脏疾病		
	无	0 分
	主动脉弓或二尖瓣疾患	− 4.4 分
	心功能衰竭	− 4.3 分
	心肌病	− 4.3 分
	心房纤颤	− 4.3 分
	X 线显示心脏扩大	− 4.3 分
	6 个月内心肌梗死	− 4.3 分
常数项		− 12.6 分

（3）评分标准：− 30 ~ 0 分，提示缺血性卒中的可能性为 95%；25 ~ 50 分，提示出血性卒中的可能性为 95%；0 ~ 25 分，不能提示关于卒中性质判定相关有效信息。

（4）注意事项：到目前为止，多个针对该量表敏感性和特异性检测分析的研究，但均未提示理想的结果。因此，该量表临床应用不能替代影像学评价。

二、缺血性卒中分类量表

1. 牛津郡卒中分类方法（oxfordshire classification of stroke）

（1）应用目的：用于队列研究中缺血性卒中患者整体特性的描述。

（2）评价内容：Barmford 于 1991 年建立了一个以神经功能障碍严重程度为评价标准的缺血性卒中分类方法，即牛津郡卒中分类方法。该分类方法将缺血性脑血管病分为：泛前循环脑梗死综合征（total anterior circulation syndrome，TAC），部分前循环脑梗死综合征（partial anterior circulation syndrome，PAC），前循环腔隙性脑梗死综合征（larcunar anterior circulation syndrome，LAC）和后循环脑梗死综合征（posterior circulation syndrome，POC）。牛津郡卒中分类方法各卒中类型界定方法见表 11-3。

（3）注意事项：到目前为止，虽然尚未有相关研究就该分类方法的信度、效度进行全面的检测分析，但因为该量表评价的信息相对比较客观，理论上应该有较好的信度和效度，所以仍被广泛地应用。

该量表主要在于提供卒中人群的病情严重程度相关信息，因此，不能用于卒中患者个体之间神经功能障碍相互比较。

表 11-3　牛津郡卒中分类

泛前循环脑梗死综合征（TAC）	对侧肢体偏瘫（面部、上肢、下肢）
	对侧同相偏盲
	行为或认知功能障碍
部分前循环脑梗死综合征（PAC）	符合以下 3 项中的 2 项
	（1）对侧限局性运动或感觉障碍
	（2）对侧同相偏盲
	（3）行为或认知功能障碍
后循环脑梗死综合征（POC）	符合以下 5 项中的 1 项或多项
	（1）双侧运动或感觉功能障碍
	（2）同侧小脑性共济失调
	（3）复视伴或不伴眼外肌麻痹
	（4）交叉性感觉或运动障碍
	（5）孤立性同相偏盲
前循环腔隙性脑梗死综合征（LAC）	纯运动性卒中
	纯感觉性卒中
	共济失调性轻偏瘫
	感觉 - 运动卒中

2. TOAST 缺血性卒中病因分型方法

（1）应用目的：根据常见的病因，对缺血性卒中进行分类。

（2）评价内容：TOAST 研究（the trial of ORG 10172 in acute stroke treatment，TOAST）于 1993 年建立了一种缺血性卒中分类方法，其根据患者的临床表现，辅助以"脑组织"、"脑血管"、"心脏"影像学信息及其他实验室检查结果，依据"病因"的不同将缺血性卒中分为 5 类：动脉粥样硬化性大动脉病变（large artery atherosclerosis）、心源性脑栓塞（cardiac embolism）、小血管病变（small artery occlusion）、其他原因（otherdeterminedcause）和不明原因（undetermined cause）。另外，研究者根据支持诊断证据的强度，将诊断分为很可能（probable）和可能（possible）两种情况。关于 TOAST 各病因分型标准见表 11-4。

（3）注意事项：尽管 TOAST 是目前国际上卒中研究中常用的缺血性脑血管病病因分类，但该方法的确有许多有待进一步改进的地方。例如，TOAST 分型诞生于 CTA、MRA 等技术广泛临床应用之前，因此随着这些技术的普及，目前有研究者发现急诊 MRI 的应用可以影响 TOAST 分型结果。对于急诊卒中评价，由于缺乏足够的评价信息，常常不能对缺血性卒中病因做出明确的判定。另外，随着对卒中研究的深入，在原来基础上派生出针对不同特定人群卒中病因分类方法，如儿童 TOAST 病因分类方法等。

表 11-4　TOAST 卒中分型

1. 大血管病变（血栓形成/栓塞）
2. 心源性脑栓塞（高危/中危）
3. 小血管闭塞（腔隙性脑梗死）
4. 其他原因脑梗死
5. 不明原因脑梗死
a. 有 2 种或 2 种以上可能病因
b. 检测结果无阳性发现
c. 未完成相应的检查

1~4 项分类又可根据诊断证据的强度分成"可能"和"很可能"两种诊断级别

三、卒中院前评价量表

1. 辛辛那提院前卒中量表（cincinnati prehospital stroke scale，CPSS）

（1）应用目的：用于卒中院前评价。

（2）评价内容：CPSS 是一个基于简化 NIHSS 量表派生出的卒中院前评价量表。该量表根据以下 3 个项目评估卒中发生的可能：面纹对称情况、上肢运动情况、语言情况。关于各评价项目情况见表 11-5。

（3）评价方法：上述 3 个评价项目中任何 1 个出现异常均高度提示卒中事件的发生。

（4）注意事项：CPSS 是目前常用的一个院前评价卒中评价量表，当发现异常时高度提示急性卒中事件的发生，要求急救人员迅速将患者转运至最为合适的医疗机构，如果有可能应提前通知相关医疗机构准备相应的医疗资源，以便迅速开展溶栓等脑血管病急救措施。

表 11-5　辛辛那提院前卒中量表

面肌运动
正常：双侧面肌运动一致
异常：一侧面肌运动异常
上肢运动
正常：双侧上肢运动一致
异常：一侧上肢运动异常
语言情况
正常：患者正确、流利表述
异常：言语欠流利、不能正确表述或 不能发音

2．洛杉矶院前卒中量表（los angeles prehospital stroke screen，LAPSS）

（1）应用目的：用于卒中院前评价。

（2）评价内容：LAPSS 通过一般信息和体格检查两方面来判定卒中发生的可能。一般信息包括患者年龄、起病时间、患者血糖、既往癫痫病史和生活史（是否卧床或轮椅）等；体格检查包括面纹对称情况、双手握力、双上肢力量等。关于 LAPSS 的评价内容和方法见表 11-6。

（3）评价方法：上述评价项目中阳性评价结果越多，提示卒中发生的可能性越大。

（4）注意事项：同 CPSS，LAPSS 是目前常用的一个院前评价卒中评价量表，当发现异常时高度提示急性卒中事件的发生，要求急救人员迅速将患者转运至最为合适的医疗机构，如果有可能应提前通知相关医疗机构准备相应的医疗资源，以便迅速开展溶栓等脑血管病急救措施。

表 11-6　洛杉矶院前卒中量表

筛查标准			
1．患者年龄大于 45 岁		☐ YES	☐ NO
2．患者既往有痫性发作病史		☐ YES	☐ NO
3．患者为 24 小时内新发神经功能障碍		☐ YES	☐ NO
4．患者发病前能自由行动		☐ YES	☐ NO
5．患者血糖 60～400mg/dl		☐ YES	☐ NO
体格检查		右侧	左侧
1．面肌运动	☐ 正常	☐ 下垂	☐ 下垂
2．手的握力	☐ 正常	☐ 轻度握力	☐ 轻度握力
		☐ 无握力	☐ 无握力
3．上肢力量	☐ 正常	☐ 缓慢下落	☐ 缓慢下落
		☐ 快速下落	☐ 快速下落
根据上述体格检查患者是否存在偏侧瘫痪		☐ YES	☐ NO

四、急性缺血性卒中神经功能障碍评价量表

1．格拉斯哥昏迷量表（glascow coma scale，GCS）

（1）应用目的：用于脑组织损伤严重程度的评价。

（2）评价内容：GCS 通过患者语言反应（verbal response）、眼动反应（eye opening response）和肢体运动反应（motor response）情况反映病情的程度。关于 GCS 的评价内容和方法见表 11-7。

（3）评价方法：GCS 评分为 3～15 分，低于 8 分提示患者严重的脑组织损伤。

（4）注意事项：GCS 最初用于脑外伤后患者病情严重程度的评价，后来其被广泛用于包括卒中在内多种疾病病情严重程度的评估。

2．加拿大神经功能障碍量表（canadian neurological scale，CNS）

（1）应用目的：用于包括卒中在内的中枢神经系统疾患时神经功能障碍评价，是卒中神经功能障碍评价常用量表。

表 11-7　格拉斯哥昏迷评分

检测项目	评分标准	评 分
睁眼反应	1 = 即使压眶也无睁眼动作	
	2 = 疼痛时可有睁眼动作	
	3 = 言语刺激时即有睁眼动作	
	4 = 自发性睁眼动作	
言语反应	1 = 无任何形式的言语	
	2 = 不可被理解的言语（如呻吟，但不成语言）	
	3 = 可以理解的词语，但不能形成有意义的句子	
	4 = 可以交谈，但言语并不完全正确	
	5 = 可以基本正确的交谈	
非偏瘫侧运动反应	1 = 对任何疼痛刺激，肢体无运动动作	
	2 = 肩内收或肩、前臂内旋	
	3 = 有躲避倾向	
	4 = 肢体对疼痛刺激有躲避反应	
	5 = 肢体动作并企图解除疼痛刺激	
	6 = 可执行简单的动作命令	

（2）评价内容：该量表主要针对意识状况、语言、运动功能进行评价。同时，与其他卒中量表不同，CNS 针对"无意识障碍"和"意识障碍"两种情况分别设计评价项目。关于 CNS 的评分内容和评价标准见表 11-8。

表 11-8　加拿大神经功能障碍量表

精神状况评价

意识水平	清楚		3.0 分
	嗜睡		1.5 分
定向力	定向力正常		1.0 分
	定向力障碍		0.0 分
语言功能	正常表达		1.0 分
	表达困难		0.5 分
	重复困难		0.0 分
		总分_____	

无意识障碍时

运动功能评价项目	无力情况	
面肌运动	不存在	0.5 分
	存在	0.0 分
上肢运动（近端）	不存在	1.5 分
	轻度	1.0 分
	重度	0.5 分

续　表

		完全	0.0 分
上肢运动（远端）		不存在	1.5 分
		轻度	1.0 分
		重度	0.5 分
		完全	0.0 分
下肢运动（近端）		不存在	1.5 分
		轻度	1.0 分
		重度	0.5 分
		完全	0.0 分
下肢运动（远端）		不存在	1.5 分
		轻度	1.0 分
		重度	0.5 分
		完全	0.0 分
		总分_____	

伴发意识障碍时

运动功能评价项目	无力情况	
运动面部	对称	0.5 分
	不对称	0.0 分
上肢运动	对称	1.5 分
	不对称	0.0 分
下肢运动	对称	1.5 分
	不对称	0.0 分
	总分_____	

（3）评价方法：CNS 评分越高提示神经功能障碍越轻，患者预后越好。低于 6.5 分提示预后不良，1 个月或 1 年的死亡率较高。

（4）注意事项：CNS 主要针对意识水平、语言情况和运动功能，对于感觉障碍、听觉障碍和构音障碍并未进行相应评价。同时，反映右侧大脑半球功能的，如忽视、体相障碍等也未列入评价范畴。

3．斯堪的纳维亚卒中量表（scandinavian stroke scale，SSS）

（1）应用目的：是卒中神经功能障碍评价和卒中临床结局预测的常用量表。

（2）评价内容：该量表包括两个分量表，即 0~22 分的急性期预测量表（acute prognostic scale）和 0~48 分的康复期量表（convalescent scale）。二者评价的项目和目的不同，如意识水平评价仅见于急性期预测量表，而定向能力、语言功能仅见于康复期量表 11-9。

（3）评价方法：急性期预测量表评分越高患者预后越好，相反基线或 24 小时内评分越低，提示患者卒中后 30 天内死亡率较高。同时，有研究显示 SSS 评分改善大于 10~15 分，预示结局良好。

（4）注意事项：SSS 是一个卒中临床常用的评价工具，但是尚缺乏关于该量表的信度和效度检测分析的研究结果。另外，与急性期预测量表相比，康复期预测量表临床价值的研究尚有待于进一步深入验证。

表 11-9　斯堪的纳维亚卒中量表

功能评价项目	评分	急性期预测量表	康复期量表
意识水平			
完全意识清楚	6 分	—	
嗜睡（可以被唤醒至正常意识）	4 分		
可以对言语反应，但意识水平低于正常	2 分		
眼动			
无注视麻痹	4 分	—	
注视麻痹	2 分		
同相凝视麻痹	0 分		
上肢运动功能（病变侧）			
上肢举臂，力量正常	6 分	—	—
上肢举臂，力量低于正常	5 分		
上肢举臂，肘部屈曲	4 分		
上肢举臂，但不能对抗重力	2 分		
上肢瘫痪	0 分		
手部运动功能（病变侧）			
手部力量正常	6 分		—
手部力量全面减低	4 分		
不能完整握拳	2 分		
瘫痪	0 分		
下肢运动功能（病变侧）			
下肢力量正常	6 分	—	—
下肢力量减低	5 分		
伸直下肢时，膝关节屈曲	4 分		
下肢可以运动，但不能对抗重力	2 分		
下肢瘫痪	0 分		
定向力			
时间、地点、人物定向力完整	6 分		—
上述 3 项中的 2 项完整	4 分		
上述 3 项中的 1 项完整	2 分		
上述 3 项中均不完整	0 分		
语言功能			
无失语	10 分		—
词语匮乏，语言不连贯	6 分		
仅能表达单个词义，不能表达完整意思	3 分		
仅能表达"是"或"不是"，甚至更差	0 分		
面瘫			
无或可疑	2 分		—
面瘫	0 分		
步态异常			
可以在无帮助情况下行走 5m	12 分		—
行走时需要少许帮助	9 分		
行走时需要他人搀扶	6 分		
不能行走，但可自行坐位	3 分		
卧床或轮椅生活	0 分		
总分		22 分	44 分

4. 国立卫生院卒中量表（national institue of health stroke scale，NIHSS）

（1）应用目的：是目前世界范围内最为常用卒中神经功能障碍评价量表。

（2）评价内容：NIHSS 量表包括 11 个评价项目：意识水平、眼球凝视、视野、面部运动功能、上肢运动功能、下肢运动功能、构音情况、共济运动、感觉障碍、语言、忽视。关于 NIHSS 评价内容和评分标准见表 11-10。

（3）评价方法：NIHSS 是一个用途相当广的卒中评价量表。首先，NIHSS 可用于评价卒中患者的神经功能障碍的严重程度，量表评分越高，提示患者神经功能障碍程度越重；其次，NIHSS 可作为卒中治疗的筛选和预测指标，如有研究显示急性缺血性卒中基线 NIHSS 评分是静脉 t-PA 溶栓干预疗效的独立预测因素，评分越低提示患者接受溶栓干预疗效良好预后的概率较大；相反，NIHSS 评分越高提示患者发生症状性颅内出血的概率越高。再次，NIHSS 可用于动态观察病情变化。

（4）注意事项：NIHSS 是目前世界范围内应用最广泛的卒中评价量表，而且经过广泛的信度和效度检测分析，因此有较好的可靠性和有效性。NIHSS 并非完美无缺，该量表起初针对前循环缺血性卒中神经功能障碍评价设计，因此对于后循环缺血神经功能障碍评价的效率较低，如眩晕、吞咽困难等常见的后循环症状体征均为被列入（10-11）。

表 11-10 国立卫生院卒中量表

检测项目	检测内容	评分标准	评　分
1A	意识水平	0 = 清醒 1 = 蒙眬 2 = 模糊 3 = 昏迷	
1B	对答（2 个问题）	0 = 均回答正确 1 = 仅 1 个回答正确 2 = 两个均回答错误	
1C	执行命令	0 = 均执行正确 1 = 仅 1 个执行正确 2 = 2 个均执行错误	
2	凝视	0 = 水平眼动正常 1 = 部分注视麻痹 2 = 完全注视麻痹	
3	视野	0 = 视野无缺损 1 = 部分偏盲 2 = 完全偏盲 3 = 双侧偏盲	
4	面肌运动	0 = 正常 1 = 轻度面肌无力 2 = 偏侧面肌无力 3 = 偏侧面瘫	

续　表

检测项目	检测内容	评分标准	评　分
5	运动功能（上肢） □ 左侧；□ 右侧	0＝抬起后不坠落 1＝10 秒内坠落 2＝试图抵抗重力 3＝不能抵抗重力 4＝无自主运动	左侧＿＿＿＿＿ 右侧＿＿＿＿＿
6	运动功能（下肢） □ 左侧；□ 右侧	0＝抬起后不坠落 1＝5 秒内坠落 2＝试图抵抗重力 3＝不能抵抗重力 4＝无自主运动	左侧＿＿＿＿＿ 右侧＿＿＿＿＿
7	肢体共济运动	0＝无共济失调 1＝1 个肢体共济失调 2＝2 个肢体共济失调	
8	感觉功能	0＝无感觉障碍 1＝轻微感觉障碍 2＝严重感觉障碍	
9	语言功能	0＝语言功能正常 1＝轻微失语 2＝严重失语 3＝缄默或全面失语	
10	构音	0＝正常 1＝轻度构音障碍 2＝严重构音障碍	
11	忽略	0＝无忽略 1＝轻度忽略 2＝重度忽略（2 个感觉域）	

表 11-11　NIHSS 量表评分指导

检测项目	评分标准
1a 意识水平 　● 即使不能全面评价（如气管插管、语言障碍、气管损伤、绷带包扎等），检查者必须对患者的意识水平做出一个判断 　● 仅在患者对有害刺激无反应时才能记录 3 分	0＝清醒，反应灵敏 1＝嗜睡，轻度刺激能够唤醒，可以回答问题，执行命令 2＝昏睡或反应迟钝，需要反复刺激、强烈或疼痛刺激才有非刻板的反应 3＝昏迷，仅有反射活动或自发性反应，或完全无反应
1b 意识水平提问 　（1）问题一：这个月是几月份 　（2）问题二：您今年多大年龄 　● 失语或昏迷的患者，不能回答问题，记为 2 分 　● 因气管插管、气管损伤、构音障碍等非失语所致不能完成者，记为 1 分 　● 患者可以用书写方式进行回答	0＝2 项均正确 1＝1 项正确 2＝2 项均不正确

续 表

检测项目	评分标准
1c 意识水平指令 （1）命令一：请您闭上眼睛，然后睁开 （2）命令二：请您握拳，然后松开（非瘫痪侧） 　• 仅对患者的最初反应评分，有明确的努力但未完成者也给评分 　• 若患者对指令无反应，应用动作示意，然后评分 　• 对于创伤、截肢或其他生理缺陷者，应给予适当的命令	0 = 2 项均正确 1 = 1 项正确 2 = 2 项均不正确
2 凝视 仅评价眼球水平运动，对随意性或反射性眼球运动记分 　• 若眼球偏斜能被随意运动或反射活动纠正，记为 1 分 　• 若为孤立的周围性眼肌麻痹，记为 1 分 　• 对于眼球损伤、绷带包扎、盲人、其他视力视野障碍者，由检查者选择一种反射运动来测试，确定眼球的协同运动	0 = 正常 1 = 部分凝视麻痹（单眼或双眼凝视异常，但无强迫凝视或完全凝视麻痹） 2 = 强迫凝视或完全凝视麻痹（不能被头眼反射克服）
3 视野 用数手指或视威胁的方法检测上、下象限视野 　• 若患者单眼盲或眼球摘除，检查另一只眼 　• 明确的非对称性盲（包括象限盲），记为 1 分 　• 若患者全盲，无论任何原因，记为 3 分 　• 若患者濒临死亡，记为 1 分	0 = 无视野缺损 1 = 部分偏盲 2 = 完全偏盲 3 = 双侧偏盲（包括皮质盲）
4 面肌运动 言语指令或动作示意嘱患者做皱眉、闭眼、示齿、鼓腮等动作。对于反应差或不能理解的患者可根据有害刺激时，表情的对称情况进行评分 　• 有面部创伤、绷带、经口气管插管、或胶布等影响面部表情肌活动时，应尽可能阻碍物移至可评价的状态	0 = 正常 1 = 轻微（微笑时鼻唇沟变浅，不对称） 2 = 部分（下面部几乎或完全瘫痪） 3 = 完全（单侧或双侧，上下面部缺乏运动）
5 上肢运动 （1）上肢伸展，坐位时抬高 90°，卧位抬高 45° （2）仅评价瘫痪侧肢体，要求坚持 10 秒 （3）对于失语的患者应用语言或动作鼓励，不用有害刺激 （4）评分者可以抬高患者的上肢到要求的位置，鼓励患者坚持	0 = 无下落，置肢体于要求位置，能坚持 10 秒 1 = 能抬起但不能坚持 10 秒，下落时不撞击床面或其他物品 2 = 试图抵抗重力，但不能维持要求的姿势 3 = 不能抵抗重力，肢体快速下落 4 = 无运动 9 = 截肢或关节融合
6 下肢运动 （1）卧位下肢伸展，卧位抬高 30°，要求 5 秒 （2）仅评价瘫痪侧肢体，要求坚持 10 秒 （3）对于失语的患者应用语言或动作鼓励，不用有害刺激 （4）评分者可以抬高患者的上肢到要求的位置，鼓励患者坚持	0 = 无下落，于要求位置坚持 5 秒 1 = 5 秒内下落，不撞击床面 2 = 5 秒内下落到床上，可部分抵抗重力 3 = 立即下落到床上 4 = 无运动 9 = 截肢或关节融合
7 共济运动 目的是检查小脑的功能。检查时患者睁眼，若有视力障碍，应确保检查在无视野缺损中进行。嘱患者进行双侧的指鼻试验、跟膝胫试验，共济失调与肌力障碍明显不成比例时记分 盲人用伸展的上肢摸鼻	0 = 无共济失调 1 = 1 个肢体有共济失调 2 = 2 个肢体有共济失调

续 表

检测项目	评分标准
8 感觉 （1）用尖锐物体进行检查。测试时，用针尖刺激和撤销刺激，观察昏迷患者和失语患者的感觉和表情 （2）仅对与卒中有关的感觉进行评分 （3）对于偏身感觉丧失者应仔细进行检查，应测试身体的多个部位 • 失语患者，根据对刺激反应可记为 0 分或 1 分 • 脑干梗死患者双侧感觉障碍，记为 2 分 • 刺激后无反应四肢瘫痪者，记为 2 分 • 昏迷患者，记为 2 分	0 = 正常 1 = 轻、中度感觉障碍（患者感觉针刺觉不尖锐、迟钝，或针刺觉缺失仅有触觉） 2 = 重度或完全感觉缺失，面、上肢、下肢无触觉
9 语言 （1）检测命名和阅读。若患者视觉障碍干扰测试，可让患者识别放在手上的物品，重复和发音 （2）气管插管者可用手写回答 • 昏迷患者，记为 3 分 • 给神志恍惚、不合作的患者选择 1 个记分，但 3 分只给不能说话，且不能执行任务者	0 = 正常 1 = 轻 – 中度失语流利程度和理解能力有部分受损，但患者表达无明显受限 2 = 严重失语，患者仅能断续表达自己的意思，检测者必须通过询问、推理、猜测理解患者的意思。检测者与患者的交流范围有限 3 = 缄默或完全失语，患者不能表达也不能理解检测者的意思
10 构音 检测者不要告诉患者为什么做此项测试，检测者要求患者读或重复标上的词语 • 若患者有失语，检测者需要评估患者自发言语时的流利、清晰程度 • 若患者气管插管或其他物理原因不能讲话，评为 9 分，并注明原因	0 = 正常 1 = 轻中度，患者发音至少有一些不清晰，但能够被理解 2 = 言语不清，不能被理解 9 = 气管插管或其他物理因素影响发音
11 忽视 通过检查患者对左右侧同时发生的皮肤感觉和视觉刺激的识别能力来判断患者是否有忽视 （1）视觉忽视检查：把标准图显示给患者，要求他来描述，医生应该鼓励患者仔细看图，识别左右侧的特征。如果患者不能识别图一侧的内容视为异常 （2）触觉忽视检查：医生请患者闭眼，分别针刺双侧肢体皮肤，若患者一侧忽略视为异常	0 = 没有忽视症 1 = 视、触、听、空间、个人忽视，或对任何一种刺激的双侧感觉消失 2 = 严重的偏身忽视、2 种或 2 种以上形式的偏身忽视；不认识自己的手；只能对一侧空间定位

5. 欧洲卒中量表（european stroke scale，ESS）

（1）应用目的：卒中神经功能障碍评价量表，尤其大脑中动脉分布区缺血性卒中神经功能障碍评价。

（2）评价内容：ESS 量表包括 14 个评价项目，即意识水平、理解能力、语言、视野、凝视、面部活动及手、足、肢体力量和步态等。关于 ESS 评价内容和评分标准见表 11-12。

表 11-12 欧洲卒中量表

项目	评定内容	评分标准
1	意识水平	10 = 清醒
		8 = 嗜睡，最小刺激能唤醒，可回答问题，可执行命令
		6 = 昏睡或反应迟钝，需反复或强烈刺激才有反应
		4 = 任何刺激均不能唤醒，对疼痛刺激有躲避反应
		2 = 任何刺激均不能唤醒，对疼痛刺激出现去大脑强直
		0 = 任何刺激均不能唤醒，对疼痛无反应
2	理解能力（口述伸舌、指鼻和闭眼 3 个动作，不可示范）	8 = 3 项指令都能完成
		4 = 完成 2 项或 1 项
		0 = 3 项均不能完成
3	语言（与患者进行简单对话）	8 = 正常
		6 = 轻度找词困难，但可进行交谈
		4 = 严重找词困难，交谈困难
		2 = 只能说"是"或"不"等简单词语
		0 = 无任何语言表达
4	视野	8 = 正常
		0 = 缺失
5	凝视	8 = 正常
		4 = 眼球居中，向一侧注视受限
		2 = 双眼向一侧凝视，尚可回到中线
		0 = 双眼向一侧凝视，不能回到中线
6	下部面肌运动	8 = 正常
		4 = 轻瘫
		0 = 全瘫
7	上肢保持上抬45°（掌心相对，置于中线两侧，闭眼保持 5 秒）	4 = 上肢可保持体位 5 秒
		3 = 上肢可保持体位 5 秒，但患肢旋前
		2 = 上肢 5 秒内下落，但可保持较低的位置
		1 = 上肢不能保持该体位，但试图对抗重力
		0 = 上肢下落
8	上肢保持上抬90°	4 = 正常
		3 = 上肢可伸直，但运动不充分
		2 = 上肢屈曲
		1 = 轻微运动
		0 = 无运动

续 表

项目	评定内容	评分标准
9	伸腕	8 = 正常
		6 = 运动充分，但力量弱
		4 = 运动不充分
		2 = 轻微运动
		0 = 无运动
10	手指力量（拇指与示指对合成圈，对抗阻力）	8 = 力量相等
		4 = 力量较弱
		0 = 不能对合
11	下肢活动（仰卧位，股垂直床面、小腿水平位，闭眼保持 5 秒）	4 = 坚持 5 秒
		2 = 5 秒下降了一半
		1 = 5 秒之内回到床上
		0 = 立刻回落床上
12	屈胯屈膝	4 = 正常
		3 = 能抵抗阻力，力量减弱
		2 = 能抵抗重力
		1 = 微动
		0 = 不动
13	足背屈	8 = 正常
		6 = 运动充分，力量减弱
		4 = 运动不充分
		2 = 微动
		0 = 不动
14	步态	10 = 正常
		8 = 步态异常，和（或）距离、速度受限
		6 = 扶持下能行走
		4 = 在帮助下可行走
		2 = 能支撑站立，但不能行走
		0 = 不能站立及行走

（3）评价方法：ESS 总分 100 分。分值越高提示神经系统功能障碍程度越轻，分值越低提示神经功能障碍程度越重。

（4）注意事项：类似 NIHSS，ESS 对于后循环缺血神经功能障碍评价的效率较低。

6. 椎 – 基底动脉系统缺血神经功能评价量表（vertebrobasilar system ischemic neurological impairment scale，VBS-INIS）

（1）应用目的：专为后循环缺血性卒中神经功能障碍评价而设计的卒中量表。

（2）评价内容：该量表依据的理论假设基础是："椎 – 基底动脉系统缺血性脑血管病"的神经功能损伤的严重程度与其相应神经结构的受损部位、程度有着直接、密切的相关关系：病变区域的神经结构受损的面积越大、程度越重，其相应的神经功能障碍就越严重。而神经结构的损伤部位和程度，可以通过临床神经系统的症状、体征得以间接的反映。因此，根据患者临床症状、体征出现的多少及严重程度，可以用于间接提示椎 – 基底动脉系统缺血性神经功能障碍的严重程度。

VBS-INIS 量表包括 12 个评价项目，每一评价指标按照存在与否或严重程度，进行不同分级。关于 VBS-INIS 评价内容和评分标准见表 11-13。

表 11-13　椎－基底动脉系统缺血神经功能评价量表

项目	评定内容	评分标准	评分
1	意识	0 = 正常	
		1 = 嗜睡	
		2 = 昏睡	
2	眩晕	0 = 无	
		1 = 有	
3	眼震	0 = 无	
		1 = 有	
4	听力障碍（耳鸣/耳聋）	0 = 无	
		1 = 有	
5	复视	0 = 无	
		1 = 有	
6	面瘫	0 = 无	
		1 = 有	
7	面部感觉障碍	0 = 无	
		1 = 有	
8	球麻痹（构音障碍、饮水呛咳、吞咽困难）	0 = 无	
		1 = 有	
9	肢体肌力	0 = 无肢体肌力障碍	
		1 = 1 个肢体肌力障碍	
		2 = 2 个肢体肌力障碍	
		3 = 3 个肢体肌力障碍	
		4 = 4 个肢体肌力障碍	
10	肢体感觉	0 = 无肢体感觉障碍	
		1 = 1 个肢体感觉障碍	
		2 = 2 个肢体感觉障碍	
		3 = 3 个肢体感觉障碍	
		4 = 4 个肢体感觉障碍	
		0 = 无肢体共济障碍	
11	共济运动	1 = 1 个肢体共济障碍	
		2 = 2 个肢体共济障碍	
		3 = 3 个肢体共济障碍	
		4 = 4 个肢体共济障碍	
12	视野	0 = 无视野障碍	
		1 = 有视野障碍	

（3）评价方法：VBS-INIS 总分 22 分。分值越高提示神经系统功能障碍程度越重，不良预后的几率越高；评分值越低，提示神经功能障碍程度越轻，良好预后的几率越高。

（4）注意事项：VBS-INIS 虽然在初期研究中显示较好的信度和效度，但由于样本量偏小，同时均来自同一卒中中心，所以不能避免选择性偏倚的可能。关于 VBS-INIS 的临床应用价值，有待于进一步大规模、多中心临床研究验证。

7. Berg 平衡量表（berg balance scale，BBS）

（1）应用目的：用于评价老年人平衡功能障碍。

（2）评价内容：BBS 量表包括 14 个平衡相关评价项目，每一个平衡动作分为 0～4 分等级。0 分提示最差功能；4 分提示最好功能。关于 BBS 评价内容和评分标准见表 11-14。

（3）评价方法：BBS 总分为 54 分。0～20 分提示需要轮椅；21～40 分提示患者行动需要帮助；41～56 分提示患者可以行动自理。

（4）注意事项：BBS 临床应用的信度、效度有待于进一步临床研究的验证。

表 11-14　Berg 平衡量表

评价项目	评分（0～4 分）
1. 坐姿	
2. 转变姿势：从坐位转变为站位	
3. 转变姿势：从站位转变为坐位	
4. 传递物品	
5. 站姿	
6. 站姿（闭眼）	
7. 站姿（双足并拢）	
8. 足跟对足尖站立	
9. 单腿站立	
10. 扭转躯干（双足固定）	
11. 从地上捡起物品	
12. 旋转 360°	
13. 双足交替踏台阶	
14. 站立时身体前倾	
总分（0～56 分）_____	

五、卒中残疾评价量表

1. Bathel 指数（bathel index，BI）

（1）应用目的：用于卒中后残疾程度（日常生活能力）的评价；同时，也是卒中后神经功能康复方案制定时重要的参考指标之一。

（2）评价内容：BI 通过向患者本人或照护者询问以下项目来评价患者的日常生活能力：进餐、洗浴、打扮、穿衣、排便、排尿、如厕、床边 – 轮椅活动、行走、上楼。关于 BI 评价内容和评分标准见表 11-15。

（3）评价方法：BI 总分 100 分。分值越高提示残疾程度越轻，日常生活能力越高；分值越低提示残疾程度越重，日常生活能力越低。60 分以上提示可以生活自理。

表 11-15 Bathel 指数

活动	评价标准	评分
进餐	10 = 无需任何帮助	
	5 = 仅需要部分帮助	
	0 = 必须外界帮助	
洗浴	5 = 无需任何帮助	
	0 = 需要帮助	
修饰	5 = 独立完成洗脸、刷牙、梳头、刮胡子等日常活动	
	0 = 以上活动需要帮助	
穿衣	10 = 独立完成	
	5 = 能够独立完成一半工作	
	0 = 必须他人帮助完成	
排便	10 = 自控	
	5 = 需要部分帮助	
	0 = 失禁	
排尿	10 = 自控	
	5 = 偶尔需要帮助	
	0 = 失禁，潴留需要导尿	
如厕	10 = 独立完成拭净、整理衣物、冲水等	
	5 = 需要一些帮助，但可独立完成部分工作	
	0 = 完全需要他人帮助	
床旁 – 轮椅	15 = 独立完成	
	10 = 需要一点帮助（语言或动作）	
	5 = 需要 1~2 个人的帮助，患者可保持坐姿平衡	
	0 = 即使他人帮助也不能完成上述任务，患者不能保持坐姿平衡	
平路行走	15 = 独立行走 50m 以上	
	10 = 在他人的帮助下（语言或动作）可行走 50m 以上	
	5 = 可以脱离轮椅行走 50m 以上	
	0 = 不能行走或行走距离小于 50m	
上楼	10 = 不需要帮助	
	5 = 需要部分帮助	
	0 = 不能上楼	

（4）注意事项：BI 主要侧重于评价患者的运动能力，而对于卒中后认知功能障碍则不能有效的反映。另外，BI 尚存在"顶层效应（ceiling effect）"，而不能全面反映患者的日常生活能力。但由于其易操作性，BI 仍是目前各种卒中临床研究中使用最为广泛的卒中残疾程度评价量表。

2. 功能独立评定量表（functional independence measure，FIM）

（1）应用目的：FIM 是神经残疾程度（日常生活能力）评价的常用量表，被广泛地应用于神经功能康复各个领域。

（2）评价内容：FIM 通过 7 个不同方面的 18 项功能来评价患者的日常生活能力。针对每一项活动按照其自主能力的程度，分为 7 层。

1）完全独立（7 分）：构成活动的所有作业均能规范、完全地完成，不需修改和辅助设备或用品，并在合理的时间内完成。

2）有条件的独立（6 分）：具有下列 1 项或几项：活动中需要辅助设备、活动需要比正常长的时间、或有安全方面的考虑。

3）监护和准备（5 分）：患者所需的帮助只限于备用、提示或劝告，帮助者和患者之间没有身体的接触或帮助者仅需要帮助准备必需用品；或帮助带上矫形器。

4）少量身体接触的帮助（4 分）：患者所需的帮助只限于轻轻接触，自己能付出 75% 或以上的努力。

5）中度身体接触的帮助（3 分）：患者需要中度的帮助，自己能付出 50%~75% 的努力。

6）大量身体接触的帮助（2 分）：患者付出的努力小于 50%，但大于 25%。

7）完全依赖（1 分）：患者付出的努力小于 25%。

关于 FIM 评价内容和评分标准见表 11-16。

表 11-16　功能独立评定量表

Ⅰ 自理能力

　1. 进餐

　2. 梳洗修饰

　3. 沐浴

　4. 穿上衣

　5. 穿裤子

　6. 如厕

Ⅱ 括约肌控制能力

　7. 膀胱括约肌控制

　8. 直肠括约肌控制

Ⅲ 移动能力

　9. 床、椅子、轮椅间移动

　10. 使用厕所设施

　11. 淋浴或盆浴

Ⅳ 行走能力

　12. 不行或轮椅（交替?）

　13. 上楼梯

运动功能评分＿＿＿＿

Ⅴ 交流能力

　14. 视觉、听觉理解能力

　15. 词语、非词语表达能力

Ⅵ 心理社会适应能力

　16. 社交活动

Ⅶ 认知能力

　17. 问题解决能力

　18. 记忆力

认知功能评分＿＿＿＿

（3）评价方法：FIM 的最高分为 126 分（运动功能评分 91 分，认知功能评分 35 分），最低分为18 分。

126 分 = 完全独立；108 ~ 125 分 = 基本独立；90 ~ 107 分 = 有条件的独立或极轻度依赖；72 ~ 89 分 = 轻度依赖；54 ~ 71 分 = 中度依赖；36 ~ 53 分 = 重度依赖；19 ~ 35 分 = 极重度依赖；18 分 = 完全依赖。

（4）注意事项：目前研究显示，FIM 能够敏感的反映入院患者系统康复后神经功能改善情况。尽管目前认为 FIM 是评价神经系统疾病可靠而有效的工具，但是在评价脑外伤患者认知功能、精神行为和交流能力方面尚有待于进一步完善。

六、卒中残障评价量表

1. 格拉斯哥结局评分（glascow outcome scale，GOS）

（1）应用目的：最早是用来与 GCS 评分配合，评价脑外伤患者预后结局。后被借鉴用于卒中结局评价。

（2）评价方法：GOS 将预后分为良好预后、中度残疾、重度残疾、植物状态、死亡 5 个级别。评分越低，结局越差；评分越高，结局越好。GOS 的评价标准见表 11-17。

（3）注意事项：由于 mRS 主要是针对卒中预后评价而设计，因此在卒中预后评价领域中已被 mRS取代。

表 11-17　格拉斯哥结局评分

级别	GOS 分级标准
5 分	良好预后 （1）完全恢复，无任何症状、体征遗留 （2）可以完成所有日常生活活动，几乎没有不适主诉
4 分	中等程度残疾，可以独立生活，但遗留残障 （1）有神经系统症状、体征遗留，能够大部分完成日常生活活动 （2）日常生活可以自理，但以往工作不能胜任
3 分	严重残疾，无意识障碍，但生活不能自理 （1）日常生活可部分自理，以往工作不能胜任 （2）完全或几乎完全生活不能自理
2 分	植物状态
1 分	死亡

2. 改良的 Rankin 评分（modified Ranking Scale，mRS）

（1）应用目的：专门评价卒中残障程度的量表。

（2）评价方法：mRS 将卒中结局分为 7 个级别。评分越高，结局越差；评分越低，结局越好。mRS的评价标准见表 11-18。

（3）注意事项：mRS 是目前卒中残障程度评价应用最广泛的量表之一。

表 11-18　改良的 Rankin 评分

级别	Rankin 分级标准
0	无症状
1	除症状外，无功能障碍，可自如的胜任日常生活、工作
2	轻度残疾，不能完全胜任日常工作，但可自理生活
3	中度残疾，日常生活、工作需要帮助，但能独立行走
4	重度残疾，行走需要外界帮助，需要帮助照料自己
5	严重残疾，卧床不起，需要持续的生活护理
6	死亡

七、卒中后生活质量评价量表

1. 疾病影响状态量表 – 卒中版（the stroke adapted sickness impact profile，SA-SIP30）

（1）应用目的：用于卒中后生活质量评价。

（2）评价方法：由疾病影响状态量表（sickness impact profile，SIP）改编而来。该量表由 8 类、30 个评价项目组成。

（3）注意事项：尽管较 SIP，SA-SIP30 的评价项目明显减少，但其信度、效度仍有待于进一步检测。

2. 卒中影响量表（the stroke impact scale，SIS）

（1）应用目的：专为评价卒中后生活质量而设计。

（2）评价方法：由疾病影响状态量表（sickness impact profile，SIP）改编而来。第二版 SIS 由 8 类、64 个评价项目组成；第三版 SIS 由 8 类、59 个评价项目组成。更新的版本正在编译。

（3）注意事项：SIS 的信度、效度仍有待于进一步检测。

3. 卒中特异性生活质量评价量表（stroke-specific qulity of life Scale，SS-QOL）

（1）应用目的：专为评价卒中后生活质量而设计。

（2）评价方法：该量表由 12 类，49 个评价项目组成，SS-QOL 的评价项目和评分标准见表 11-19、表 11-20。

（3）注意事项：SS-QOL 的信度、效度仍有待于进一步检测。另外，该量表相对比较复杂。

表 11-19　卒中特异性生活质量评价量表应答选项（列）和评分（行）

	1	2	3	4	5
I	需要完全帮助	需要较多帮助	需要一些帮助	需要一点帮助	不需要帮助
II	根本不能完成	完成有较大困难	完成有些困难	完成有点困难	完全能够完成
III	完全认同	比较认同	不同意也不认同	比较反对	完全反对

表 11-20　卒中特异性生活质量评价量表

评价项目	应答选项
精神状态	
1. 我每天卧床休息很长时间	III
2. 我多数时间感到很疲惫	III
3. 白天活动时，我经常要停下来休息一下	III

续　表

评价项目	应答选项
4. 我感到十分疲倦，以至于不能从事想从事的活动	Ⅲ
家庭角色	
1. 你整理家务时需要帮助吗	Ⅰ
2. 你在整理家务时，经常要停下来休息一下吗	Ⅱ
3. 你购物时需要帮助吗	Ⅰ
4. 你在进行个人活动时需要帮助吗，例如，买单、去银行、或预约等	Ⅰ
5. 除和家人外，我很少参加各类活动	Ⅲ
6. 你要外出时，必须他人代你驾车吗	Ⅱ
7. 我觉得我是家人的负担	Ⅲ
8. 我的身体状况影响了我的家庭生活	Ⅲ
语言功能	
1. 你语言交流时有困难吗，例如，必须借助手势等	Ⅱ
2. 你在讲演时有困难吗，例如，结巴、语言不流畅等	Ⅱ
3. 你能否在电话里和别人清晰的进行交流	Ⅱ
4. 你在理解他人讲话时有困难吗	Ⅱ
5. 别人在理解你讲话时有困难吗	Ⅱ
6. 你有找词困难的时候吗	Ⅱ
7. 你和别人交流时，要多次重复以使他人理解你的意思吗	Ⅱ
运动功能	
1. 你行动有困难吗（如果有，则跳至问题7，问题2~6评为1分）	Ⅱ
2. 你行走时能否保持平衡	Ⅱ
3. 你行走时是否感觉不稳	Ⅱ
4. 你在俯身或伸手取物时是否失去平衡	Ⅱ
5. 你在行走时是否总偏向一侧	Ⅱ
6. 你上楼梯有困难吗	Ⅱ
7. 你在行走或使用轮椅过程中，停下来休息的次数是否比你预想的要多	Ⅱ
8. 你站立时有困难吗	Ⅲ
9. 你从椅子上起身站起时有困难吗	Ⅱ
10. 你上下楼梯时是否需要帮助	Ⅰ
11. 你从椅子上起身站起时需要帮助吗	Ⅰ
12. 你行走时需要外界帮助吗，如他人、手杖、轮椅等	Ⅰ
心情状况	
1. 我对以后生活感到没有希望	Ⅲ
2. 我对我的将来没有信心	Ⅲ
3. 我对其他人或事都没有兴趣	Ⅲ
4. 我实际睡觉的时间比我需要睡觉的时间长	Ⅲ

续　表

评价项目	应答选项
5. 我对性没有多大兴趣	Ⅲ
6. 我觉得不能融入其他人的氛围	Ⅲ
7. 我对自己没什么信息	Ⅲ
8. 我对食物没有兴趣	Ⅲ
个性特点	
1. 我比较易激惹	Ⅲ
2. 我对别人没有耐心	Ⅲ
3. 我的个性发生了改变	Ⅲ
4. 我不再是原来的我了	Ⅲ
自理能力	
1. 你在准备食物时需要帮助吗	Ⅰ
2. 你在进餐时需要帮助吗	Ⅰ
3. 你在吞咽时有困难吗	Ⅱ
4. 你在穿衣时需要帮助吗	Ⅰ
5. 你在洗浴时需要帮助吗	Ⅰ
6. 你在控制排尿方面有困难吗	Ⅱ
7. 你在控制排便方面有困难吗	Ⅱ
8. 你如厕时需要帮助吗	Ⅰ
社会角色	
1. 我出门次数比以往少	Ⅲ
2. 我不得不拒绝一些社交活动，如聚餐、礼拜、访友等	Ⅲ
3. 以往在家进行的娱乐项目，现在进行有困难吗	Ⅱ
4. 我现在从事以往的爱好，持续时间短了	Ⅲ
5. 我现在看到朋友的机会少了	Ⅲ
6. 我现在从事性活动少了	Ⅲ
7. 我的身体状况影响了我的社交活动	Ⅲ
思考活动	
1. 我十分容易苦笑	Ⅲ
2. 我集中注意力很困难	Ⅲ
3. 我在回忆事情方面有困难	Ⅲ
4. 我必须经常记录以提醒自己	Ⅲ
上肢功能	
1. 你在书写或打字时有困难吗	Ⅱ
2. 你穿袜子有困难吗	Ⅱ
3. 你扣扣子有困难吗	Ⅱ
4. 你系鞋带有困难吗	Ⅱ

续 表

评价项目	应答选项
5. 你编辫子有困难吗	II
6. 你开瓶子有困难吗	II
7. 你拨电话有困难吗	II
8. 你洗餐具有困难吗	I
9. 你洗衣服有困难吗	I
视觉功能	
1. 你看电视看得清楚吗	II
2. 你因为视力问题，取物受限吗	II
3. 你视野中一边看不清楚吗	II
4. 你阅读时有困难吗	II
工作能力	
1. 你每天清理家庭周围环境有困难吗	II
2. 你能坚持完成工作吗	II
3. 你在进行以往工作时还能胜任吗	II

（冀瑞俊 孟 然 陈 海）

参 考 文 献

1. Sandercock PA，Allen CM，Corston RN，et al. Clinical diagnosis of intracranial haemorrhage using Guy's Hospital Score. Br Med J，1985，291：1675 – 1677

2. Bamford J，Sandercock P，Dennis M，et al. Classification and natural history of clinically identifiable subtypes of cerebral infarction. Lancet，1991，337：1521 – 1526

3. Adams HP Jr，Bendixen BH，Kappelle LJ，et al. Classification of subtype of acute ischemic stroke. Definitions for use in a multicenter clinical trial. TOAST. Trial of Org 10172 in Acute Stroke Treatment. Stroke，1993，24：35 – 41

4. Jennett B，Teasdale G，Braakman R，et al. Prognosis of patients with severe head injury. Neurosurgery，1979，4：283

5. Cote R，Battista RN，Wolfson SK，et al. The Canadian neurological scale：validation and reliability assessment. Neurology，1989，39：638

6. Cote R，Hachinski VC，Shurvell BL，et al. The Canadian neurological scale：a preliminary study in acute stroke. Stroke，1986，17：731

7. Scandinavian Stroke Study Group. Multicenter trial of hemodilution in ischemic stroke background and study protocol. Stroke，1985，16：885 – 889

8. BrottT，Adams HPJr，Olinger CP，et al.. Measurements of acute cerebral infarction：a clinical examination scale. Stroke，1989，20：864 – 870

9. Mahoney FI，Barthel DW. Functional evaluation：the Barthel index. Md Med J，1965，14：61 – 65

10. Rankin J. Cerebral vascular accidents in patients over the age of 60：prognosis. Scott Med J，1957，2：200

11. Van Swieten JC，Koudstaal PJ，Visser MC，et al. Interobserver agreement for the assessment of handicap in stroke patients. Stroke，1988，19：604

12. Kasner SE. Clinical interpretation and use of stroke scales. Lancet Neurol，2006，5：603 – 612

13. Williams LS，Weinberger M，Harris LE，et al. Measuring quality of life in a way that is meaningful to stroke patients. Neurology，1999，53：1839 – 1843

14. 冀瑞俊，贾建平，孟然，等．椎－基底动脉系统缺血神经功能障碍评价量表的编制及信、效度检测．脑与神经疾病杂志，2008，16（1）：47－50

15. 冀瑞俊，贾建平，侯月，等．颈内动脉系统急性缺血性脑血管病溶栓干预的风险－效益评价量表的编制及其应用价值研究．脑与神经疾病杂志，2008，16（4）：113－116

16. 冀瑞俊，贾建平，许燕，等．椎－基底动脉系统急性缺血性卒中溶栓干预预测量表的编制及其临床应用价值的研究．脑与神经疾病杂志，2010，18（1）：54－59

第十二章　急性缺血性脑血管病溶栓干预组织化管理模式

急性缺血性脑血管病是神经科的主要急症之一，选择适宜的患者，尽快实施溶栓干预，再通闭塞的血管、恢复脑组织供血，是改善神经功能障碍、减轻残疾、残障程度的最直接、最有效的干预方法。

急性缺血性脑血管病的溶栓治疗是一个复杂的临床干预过程。从"临床医疗资源配布"的角度分析，急性缺血性脑血管病溶栓治疗通常涉及包括急诊科、急诊神经影像科、急诊超声科、急诊神经内科、急诊神经介入科、急诊神经外科，神经重症监护病房以及神经康复科在内的多个学科和多种医疗资源；从"临床医疗资源管理"的角度分析，急性缺血性脑血管病溶栓治疗是一个高度组织化的医疗资源管理体系，涉及上述多个学科之间的相互协调、相互配合、高效运行。如何将这些急性缺血性脑血管病溶栓相关的医疗资源有效地整合起来，建立高效的急性缺血性脑血管病溶栓干预的医疗体系和医疗管理模式是保证溶栓治疗安全性和有效性的重要前提和基础。

目前，关于急性缺血性脑血管病溶栓干预仍然是一个不断发展的医学分支领域，关于"如何配布相关医疗资源以及采用何种管理模式，国内外尚缺乏统一的认识。探索适应中国具体医疗实际、适应各地区、各医疗机构具体临床实践的急性缺血性脑血管病溶栓医疗资源配布形式和管理模式是一项极富挑战性的课题，需要深入探索和研究。

本章就作者对急性缺血性脑血管病溶栓干预的临床资源配布和管理模式提出自己的设想，以供思考、讨论、探索。

第一节　溶　栓　链

一、溶栓链的概念

急性缺血性脑血管病溶栓干预是一个复杂的、多环节、多因素作用的有机整体，其中任何环节的中断都将影响溶栓干预的安全和有效性。将急性缺血性脑血管病溶栓干预的各影响环节及其相互关系所构成的复杂体系称为溶栓链（thrombolysis chain）（图 12-1）。

二、溶栓链的建设

急性缺血性脑血管病溶栓干预是一个复杂的系统工程，在这个体系中存在多个影响因素，只有对该系统中每个影响环节进行宏观控制、协调管理，才能保证溶栓干预的顺利、有效实施。溶栓链中的主要影响节点及其在溶栓链中的作用和任务归纳如下：

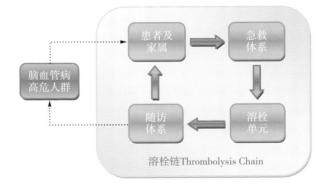

图 12-1　急性缺血性脑血管病溶栓链工作模式图

1. 患者本人及家属

作用：患者本人及家属对急性卒中相关症状的快速识别，及其采取的正确急救行动是最终保证临床溶栓干预安全、有效实施的第一重要环节。

任务：①了解脑血管病常见表现，并快速识别；②快速采取正确的急救行动，尽快启动急救体系。

2. 急救体系（emergency medical system，EMS）

作用：将患者快速转运至可以实施急性脑血管病救治（包括可以溶栓治疗）的相应医疗机构。

任务：①对患者进行基本生命的评价，检测并维持生命体征平稳；②对患者神经系统情况进行初步评价，将必要的信息提前通知相应医疗机构；③快速转运患者至对疾病诊疗最为有利的相关医疗机构。

3. 溶栓单元（thrombolysis unit，TU）

作用：快速对急性卒中进行全面评价；快速启动急性缺血性脑血管病溶栓的相关医疗资源，并实施溶栓前评价、溶栓干预和溶栓后管理。

任务：①快速急诊脑血管病相关评价，筛选适宜的溶栓患者；②制定并实施个体化溶栓干预策略和方案；③有效地进行溶栓后管理，制定个体化的卒中二级预防策略。

4. 随访体系（follow-up system）

作用：动态观察溶栓后患者的临床转归过程长期随访，并监督卒中二级预防的实施。

任务：①动态观察患者溶栓后的远期疗效；②监督患者卒中二级预防的实施。

三、溶栓链的意义

溶栓链的理论将对溶栓干预有重要的影响环节进行划分，进行微观分析；同时将整个急性缺血性脑血管病溶栓干预过程作为一个有机的整体，实施宏观调控。急性缺血性脑血管病"溶栓链"概念提出一方面有利于溶栓干预各相关环节的局部建设，从而最终达到建立高效急性缺血性脑血管病溶栓干预急救体系的最终目标；另外，溶栓链的概念更强调溶栓干预的整体化理念，有利于临床溶栓治疗安全、有效地实施。

第二节　溶　栓　单　元

一、溶栓单元的概念

溶栓单元（thrombolysis unit）是组织各种相关医疗资源，对急性缺血性脑血管病患者实施溶栓干预前评价、溶栓干预和溶栓后管理的临床医疗救治和管理体系。溶栓单元是溶栓链的一个重要环节，其中心任务是快速筛选溶栓患者、有效地实施溶栓干预、系统的溶栓后管理。

二、溶栓单元的建设

溶栓单元的建设是一项复杂的系统工程，不同的国情、不同的种族文化背景、不同的医疗资源配布背景、不同医疗中心现况都会影响溶栓单元的构建模式和组织形式。因此，溶栓单元的具体形式是"快速、安全、有效实施溶栓干预的理念"与"具体医疗实践背景"相结合的产物，在不同的地域、医疗机构其组织形式应该有所差别。溶栓单元的建设主要涉及医疗资源的配布和医疗资源的管理两大部分，作者以首都医科大学北京宣武医院卒中中心的溶栓现况为背景，对溶栓单元的建设加以阐述。

（一）急性缺血性脑血管溶栓干预的医疗资源配布

急性缺血性脑血管病的溶栓治疗是一个复杂的临床干预过程，在溶栓干预前评价、溶栓干预和溶栓后管理的具体医疗实践活动中，常常涉及不同的学科、不同科室等多种医疗资源。这些临床资源的配布在急性缺血性脑血管病溶栓干预的不同阶段发挥着不同的作用。不同的卒中医疗机构，由于具体医疗实践的不同，其溶栓资源的配布应该存在差异。作者以首都医科大学宣武医院卒中中心急性缺血性脑血管病溶栓干预的临床实践为基础，按照急性缺血性脑血管病临床诊疗的顺序，对急性缺血性脑血管病溶栓干预的各临床资源组成、作用和职责分别加以介绍。

1. 急诊科

（1）作用：急诊科是接诊急性脑血管病患者的第一站，是快速评价患者一般状况、快速分诊患者、快速启动急性缺血性脑血管病溶栓干预绿色通道的第一个重要环节。

（2）职责：急诊科在急性缺血性脑血管病溶栓治疗中的主要职责包括：

1）快速对患者的生命体征做出评价，并快速建立静脉通道。

2）快速对患者的病情做出判断，并迅速分诊至相应的专科急诊医生。

3）急诊护士按照医生的医嘱，快速抽血送检化验和执行相应的操作（备皮、导尿等）。

4）协助患者家属尽快办理相关的医疗手续。

2. 神经内科

（1）作用：急诊神经内科是急性脑血管病患者专科首诊的第一站，是制定急性缺血性脑血管病诊疗方案的主体。

（2）职责：急诊神经内科在急性缺血性脑血管病溶栓干预中的主要职责包括：

1）根据患者的病史和临床查体结果，对患者的卒中类型、神经功能障碍的严重程度、可能的发病机制做出初步判断。

2）对于有溶栓指征的急性缺血性脑血管病患者，快速通知溶栓小组协助会诊，启动溶栓绿色通道。

3）迅速开据血常规、血生化全项、凝血四项、心电图、血糖、CT/MRI、CT 灌注/PWI-DWI、CTA/MRA 等相关辅助检查。

4）如发现其他系统或器官合并症，迅速通知相应的科室医生，请求会诊、协助诊治。

3. 溶栓小组（thrombolytic team）

（1）作用：溶栓小组是全程负责"溶栓指征判断"、"溶栓干预方案的制定"、"溶栓治疗的实施"、"溶栓疗效监测"和"溶栓后随访"的专设机构组织，其成员主要由经过严格培训的血管神经病学专业医生（vascular neurologist）组成。

职责：溶栓小组在急性缺血性脑血管病溶栓干预中的主要职责包括：

1）对患者的病史和体征进行核查，对患者的诊断快速进行判断。

2）全程陪同患者进行相应的急诊影像学检查，与影像医生进行必要的交流和沟通。

3）根据影像结果，结合患者的临床特征制定相应的干预方案。

4）及时组织相关人员，快速启动动脉或静脉溶栓干预预案。

5）全程监测溶栓干预的实施，完整填写预先制定的急性缺血性脑血管病患者溶栓干预信息登记表。

6）制定溶栓患者的溶栓后诊疗方案。

7）对溶栓患者定期随访，动态观察溶栓的远期疗效。

4. 急诊影像科

（1）作用：急诊影像科利用先进影像设备和技术，对急性脑血管病解剖学和病理生理学信息进行相应的判别，是急性缺血性脑血管病溶栓干预得以顺利、有效实施的一个重要的临床医疗资源。

（2）职责：急诊影像科在急性缺血性脑血管病溶栓干预中的主要职责包括：

1）利用 CT 或 MRI 成像技术，对卒中的类型加以判定。

2）利用 CTA 或 MRA 等成像技术，对急性缺血性脑血管病血管病变的基础加以判定。

3）利用 CTP 或 PWI-DWI 等脑血流的功能学成像技术，对缺血脑组织的病理生理特征进行判定，其中包括缺血的部位和范围、梗死形成的部位和范围，以及缺血半暗带的部位和范围等。

5. 卒中单元和神经重症监护病房

（1）作用：卒中单元和神经重症监护病房是进行静脉溶栓治疗和实施溶栓后管理的重要医疗场所，是对急、危、重症患者实施救治的主要临床资源。

（2）职责：卒中单元和神经重症监护病房在急性缺血性脑血管病干预中的主要职责包括：

1）在实时监护的条件下，实施急性缺血性脑血管病静脉溶栓治疗。

2）对接受溶栓的患者，进行溶栓后管理。

3）对于有出血、再灌注损伤等溶栓并发症、合并其他器官系统危重病变的急、危、重症患者实施救治。

6. 神经介入中心

（1）作用：神经介入中心是实施全脑血管造影和动脉溶栓干预的场所。

（2）职责：神经放射介入中心在急性缺血性脑血管病溶栓干预中的主要职责包括：

　　1）进行全脑血管造影，明确急性缺血性脑血管病的血管病变基础。

　　2）根据造影的结果，制定并实施动脉内接触溶栓治疗。

　　3）对溶栓后残余的管径狭窄进行必要的血管内干预。

　　7．急诊超声科

　　（1）作用：颈动脉超声、经颅多普勒是一种无创性的头颈部血管检查手段，不仅能够提供血管形态学和血流动力学相关参数的信息，还可以辅助静脉 rt-PA 进行辅助溶栓。

　　（2）职责：急诊超声科在急性缺血性脑血管病溶栓干预中主要职责包括：

　　1）对于不适于进行 CTA/MRA/DSA 的患者，进行无创血管评价。

　　2）溶栓过程中动态监测血管再通情况及血流变化等信息。

　　3）对于大脑中动脉血栓形成的患者可以实施超声辅助的静脉溶栓治疗。

　　4）对于溶栓后血管残余管径狭窄、过度灌注、血栓再形成的情况进行检测。

　　8．急诊神经外科

　　（1）作用：急诊神经外科是急性缺血性脑血管病溶栓相关医疗资源体系中的一个重要组成部分。其在蛛网膜下腔出血、大面积脑出血、大面积脑梗死、溶栓出血并发症等的诊疗过程中起着十分重要的作用。

　　（2）职责：急诊神经外科在急性缺血性脑血管病溶栓干预过程中的主要职责包括：

　　1）对非动脉粥样硬化性缺血性脑血管病会诊（动脉夹层、肌纤维发育不良、大动脉炎、Moyamoya 病等），制定诊疗方案。

　　2）对溶栓后出血并发症的患者会诊，制定诊疗方案。

　　3）对于大面积梗死的患者会诊，制定和实施去骨瓣减压等干预方案。

　　4）对于溶栓后残余管径狭窄，不适于血管内治疗的患者会诊，制定手术旁路移植干预方案。

　　9．神经康复科

　　（1）作用：神经康复在急性缺血性脑血管病溶栓后干预中起着十分重要的作用。

　　（2）职责：神经康复科在急性缺血性脑血管病溶栓干预过程中的主要职责包括：

　　1）制定和实施溶栓后患者早期康复训练方案。

　　2）指导溶栓患者及家属进行长期、正规的康复训练。

　　10．溶栓资料管理小组

　　（1）作用：溶栓资料管理小组是为确保溶栓患者临床诊断治疗，以及随访信息完整而专门设立的一个部门。

　　（2）职责：溶栓资料管理小组在急性缺血性脑血管病溶栓管理中的职责包括：

　　1）搜集、整理溶栓患者的临床和影像学资料。

　　2）对溶栓患者的各项资料进行数据库录入，完成溶栓注册。

　　3）定期随访患者，完成相应量表监测（NIHSS、BI、mRS 量表）。

　　（二）急性缺血性脑血管溶栓干预相关医疗资源的组织化管理

　　急性缺血性脑血管病溶栓治疗是一个复杂的临床干预过程，涉及多学科、多科室、多种临床资源的相互协作和相互配合。对于这样一个复杂的临床医疗体系，如何将其中的医疗资源有机的整合起来，建立一条高效的急性缺血性脑血管病溶栓干预的临床诊疗路径是急性缺血性脑血管病溶栓干预得以安全、有效实施的前提。

　　目前，国际上对急性缺血性卒中溶栓临床管理模式和临床路径尚无统一的认识；同时，溶栓干预的管理模式是一开放的领域，随着溶栓干预研究的不断深入、临床检测评价手段的不断进步、临床医疗管理模式认识的不断深入，其具体运作模式应当有所不同。作者以首都医科大学宣武医院卒中中心急性缺血性脑血管病临床管理模式为蓝本，对溶栓单元的组织化管理提出一些探索性建议。

　　1．建立溶栓单元临床路径、各相关临床资源工作职责和工作内容　溶栓单元临床路径及各相关临床资源工作职责、工作内容的明确，有利于急性缺血性卒中溶栓干预高效、有序的实施。表 12-1 显示溶栓相关临床医疗资源的职责和工作内容。图 12-2 以多模式 CT 检测技术指导下溶栓干预为例显示溶栓单元的临床路径。

表 12-1　急性缺血性脑血管病溶栓干预的医疗资源配布及职责一览表

阶段		任务执行人	任务内容	时间消耗（min）
溶栓干预前评价		急诊值班护士	1. 卒中患者接诊 • 评价 ABC，监测生命体征 • 鼻导管吸氧 • 办理相应手续 2. 快速通知神经科值班医生 3. 抽取静脉血、送检化验 4. 建立静脉通道	10
		急诊神经科值班医生	1. 卒中病史采集 2. 神经系统、内科查体，明确神经功能障碍的程度 NIHSS、GCS、BI、mRS 3. 初步判断卒中类型（出血/缺血） 4. 明确发病时间 5. 开据相应的实验室、神经影像学检查：血尿便常规、生化全项、凝血四项；CT 平扫、CTP（CTA） 6. 尽快通知溶栓小组	25
		神经影像科值班医生	1. 完成 CT 平扫、CTP、（必要时 CTA）扫描 2. 判读扫描结果，开据诊断报告	40
		溶栓小组	1. 再次神经功能评价，观察神经功能有无改变（NIHSS） 2. 再次评价时间窗 3. 判断是否适宜溶栓	15
溶栓干预	动脉溶栓	介入值班医生与溶栓小组成员	1. 常规全脑血管造影，判断血栓形成或栓塞的部位、评价灌注、侧支循环 2. 按照操作手册，进行溶栓干预 3. 完成术前、术后神经功能评价（NIHSS）	—
	静脉溶栓	溶栓小组	1. 监护条件下，静脉溶栓 2. 静脉溶栓前后的神经功能评价（NIHSS） 3. 溶栓后患者的医疗管理	—
		值班医师	溶栓危重患者的诊疗、监护	—
		超声值班医师	1. 静脉溶栓时 TCD 辅助治疗 2. 静脉溶栓的 TCD 监测	—
溶栓干预后管理		主管医师	1. 溶栓后患者的管理	—
		溶栓小组	1. 定期进行溶栓患者的总结讨论	—
		神经康复科总住院	1. 溶栓后卒中患者神经功能障碍评价，康复方案制定、实施 2. 参加溶栓病例讨论	—
		溶栓小组负责	1. 整理、录入溶栓相关文字、图片资料 2. 定期入选患者的随访	—

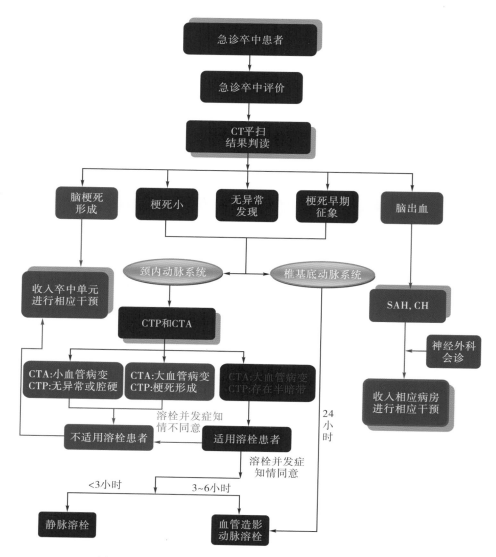

图 12-2 多模式 CT 检测技术指导下溶栓单元临床路径图

2. 建立溶栓小组制度 建立专门溶栓小组,以启动、组织、协调各溶栓单元各相关临床医疗资源,最终实现急性缺血性脑血管病溶栓干预安全、有效、快速的实施。图 12-3 显示溶栓小组协调下溶栓单元的临床工作运行的模式图。

3. 建立溶栓工作指南 建立溶栓单元临床工作指南,有利于统一、规范、标准化急性缺血性卒中溶栓干预的相关临床医疗行为。

4. 建立病例讨论制度和工作总结制度 建立病例讨论制度和工作总结制度,以定期讨论、总结溶栓干预中的临床和管理问题,提出进一步改进措施,以实现急性缺血性脑血管病溶栓干预的救治水平和溶栓单元管理水平的持续提高和改进。

5. 建立病例随访制度 建立溶栓病例随访制度,有利于溶栓患者卒中二级预防方案实施的监控,同时有利于溶栓治疗疗效地观察和研究。

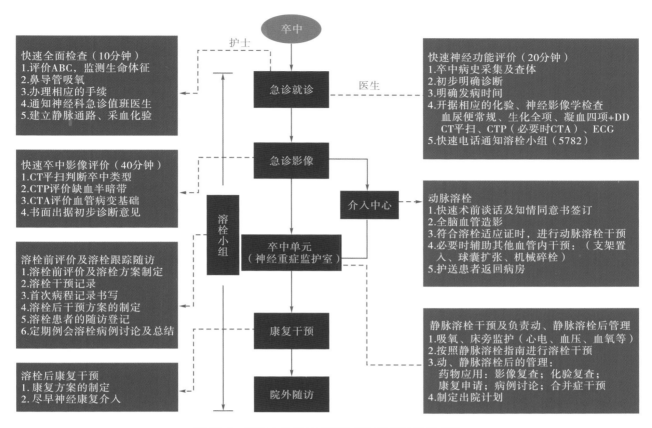

图 12-3　溶栓小组指导下溶栓单元工作运行模式图

（三）溶栓单元的意义

急性缺血性脑血管病溶栓单元的建立，强调溶栓干预过程中多种临床资源的协调、配合，以及溶栓干预的组织化管理。溶栓单元概念的提出有利于急性缺血性脑血管病溶栓干预的基础建设、有效实施、持续改进。

（冀瑞俊　贾建平　马　欣）

参 考 文 献

1. A Guideline from the American Heart Association/American Stroke Association Stroke Council, Clinical Cardiology Council, Cardiovascular Radiology and Intervention Council, and the Atherosclerotic Peripheral Vascular Disease and Quality of Care Outcomes in Research Interdisciplinary Working Groups. Guidelines for the Early Management of Adults with Ischemic Stroke. Stroke. 2007, 38：1655 – 1711

2. A Policy Statement from the American Heart Association/American Stroke Association Expert Panel on Emergency Medical Services Systems and the Stroke Council. Implementation Strategies for Emergency Medical Services within Stroke Systems of Care.Stroke. 2007, 38：3097 – 3115

3. A Consensus Statement from the Brain Attack Coalition. Recommendations for Comprehensive Stroke Centers. Stroke. 2005, 36：1597 – 1618

4. Recommendations from the American Stroke Association's Task Force on the Development of Stroke Systems. Recommendations for the Establishment of Stroke Systems of Care. Stroke. 2005, 36：690 – 703

第十三章　急性缺血性脑血管病溶栓干预
"风险－效益"评价的理念和方法

第一节　急性缺血性脑血管病溶栓干预
"风险－效益"评价的理念

脑血管病是当今世界范围内的致残率、致死率最高的疾病之一，每年各国政府均要花费巨资用于脑血管病的防治工作。现今，脑血管病已经成为世界各国、各阶层普遍关注的焦点和研究的热点问题，其中缺血性脑血管病更是"焦点中的焦点"。目前，临床治疗急性缺血性脑血管病的方法很多，但是急性期溶栓干预（包括静脉溶栓和动脉溶栓）、尽快地闭塞血管再通、恢复脑组织供血仍是急性缺血性脑血管病治疗的最直接、最有效地方法。

目前，国内、国外均有大量的大规模、多中心、随机对照研究证实了急性缺血性脑血管病溶栓干预的安全性和有效性，同时将溶栓治疗写进指南，并广泛的指导临床实践。但是，我们在遵循指南进行溶栓时发现，对于同样是符合急性缺血性脑血管病溶栓"纳入标准"和"排除标准"的患者，他们的疗效却有着惊人的差异：有的患者接受溶栓治疗后，神经功能障碍迅速改善，生活能力和社会角色得到满意的恢复；而有的患者虽然接受溶栓治疗，但神经功能障碍并未得到明显改善；另外，还有一部分患者接受溶栓治疗后神经功能障碍非但没有得到改善，而且由于出血、再灌注损伤等溶栓的并发症，患者的神经功能障碍加重，甚至恶化、死亡（图13-1）。这样的现象不仅存在于我们的临床实践当中，国外的文献也有相关的报道，NINDS的研究结果表明，患者静脉溶栓的有效率为30%～50%，死亡率为17%，无效率为33%～53%；ECASS-II的研究结果显示，有效率为40.3～50.4%，而症状性颅内出血率为10.5%，无效率为39%～50%。在这样的背景下，认真的分析产生这种现象的根本原因，探索预测和评价患者接受溶栓干预后的风险和效益的方法，是提高临床溶栓成功率、降低无效率和死亡率，保证溶栓干预安全性和有效性的关键核心问题。

另外，从社会经济学的角度分析，溶栓的目的是要尽可能的恢复和改善患者的神经功能障碍，使其家庭、社会角色得到最大限度的恢复。从这个意义上讲，对于那些神经功能得到改善的患者，溶栓的医疗消耗是

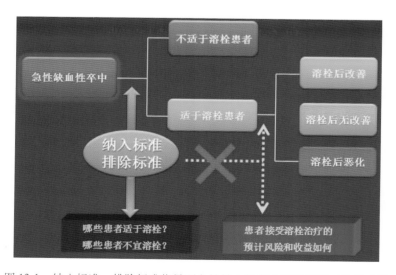

图 13-1　纳入标准－排除标准指导下急性缺血性卒中溶栓干预工作模式图

"有效投入";而对于那些虽然接受溶栓治疗,但疗效并不显著,甚至因此而恶化、死亡的患者,溶栓的医疗消耗则属于"无效投入"。在我国大力提倡"创建节约型社会、节约型医疗模式"的背景下,如何提高溶栓成功率、降低无效率和死亡率,如何充分、合理、高效利用我们有限的医疗资源也是临床医生需要面对的一项新的挑战。

为什么同样是符合溶栓干预标准的患者,同样接受了溶栓治疗,而他们的疗效却大相径庭呢?归根结底,是"接受溶栓干预患者临床特征的复杂性"与"现行指南建议的溶栓前评价体系单一性"之间的矛盾引起。溶栓干预是一个非常复杂的临床干预过程,其疗效受多种因素、多个环节共同作用,有着巨大的个体差异。不同的患者,由于他们基础的血管病危险因素不同、脑血管基础侧支循环不同、脑组织缺氧耐受程度不同、缺血发生的时程不同、缺血引起的神经功能障碍的严重程度不同,他们接受溶栓干预后疗效自然也是千差万别。然而,在现行的国内、外各种急性缺血性脑血管病溶栓临床治疗指南中,仅仅规定了溶栓治疗的"纳入标准"和"排除标准"。按照这些标准,我们只能对"哪些患者适于溶栓,哪些患者不适于溶栓"做出评价,对于"患者接受溶栓治疗后,其预期的疗效如何?哪些患者收益大,哪些患者风险大"则无法做出相应的判断。换句话说,在现行的溶栓指南中,并没有涵盖关于患者接受溶栓治疗后风险和效益评价的相关信息,自然也就很难预测和控制溶栓的疗效。所以从这个角度分析,按照现行的标准,急性缺血性脑血管病溶栓干预就存在着一定的盲目性。现行溶栓前的评价体系所涵盖的信息有限性,与接受溶栓干预的患者临床特征的复杂性之间的矛盾,必然造成同样符合标准的患者、同样接受了溶栓治疗,而溶栓疗效却大相径庭的临床现象,同时,也必然引起溶栓治疗医疗费用"无效投入"的增加。

"溶栓前评价体系涵盖信息的有限性"是导致问题的根本原因,恰恰也是解决问题的关键环节。如果我们针对可能影响溶栓疗效的种种因素制定一个系统的、标准化的溶栓前"风险－效益"评价方法,针对符合溶栓干预标准的患者接受溶栓治疗的收益和风险进行预测、评价和分析(即溶栓干预前双重评价体系——①经典的指南规定的溶栓"纳入标准"和"排除标准"的评价体系;②溶栓干预的风险和效益的评价),根据不同的风险和收益构成情况,采取不同的干预策略和干预方法:对于预期收益大于风险的患者,积极的进行干预;对于预期收益与风险相当的患者,采取谨慎的态度;而对于预期收益小于风险的患者,应避免"冒进"的干预。溶栓干预前的双重评价体系,不仅可以回答"哪些患者适于溶栓,哪些患者不适于溶栓"的问题,更可以回答"哪些患者溶栓收益较大,哪些患者溶栓风险较大"的问题,将二者有机地结合起来,根据患者的具体情况,具体分析,真正的做到"个体化的溶栓干预",切实提高溶栓治疗的安全性和有效性,最终达到增加临床溶栓"有效投入"的比率,充分利用现有医疗资源的目标(图13-2)。

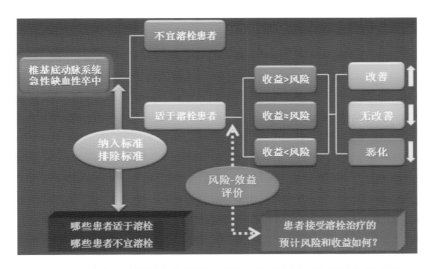

图 13-2 风险－效益评价指导下急性缺血性卒中溶栓干预工作模式图

第二节　急性缺血性脑血管病溶栓干预
"风险－效益"评价的方法

按照缺血部位的不同，急性缺血性脑血管病可以分为颈内动脉系统急性缺血性脑血管病和椎－基底动脉系统急性缺血性脑血管病，二者在缺血病因、发生机制、缺血耐受、侧支循环、临床转归特点等方面均有着显著的差异。

根据急性缺血性脑血管病溶栓干预"风险－效益"评价的理念，作者分别针对颈内动脉系统急性缺血性脑血管病和椎－基底动脉系统急性缺血性脑血管病编制了"颈内动脉系统急性缺血性脑血管病溶栓干预风险－效益评价量表"和"椎－基底动脉系统急性缺血性脑血管病溶栓干预的风险－效益评价量表"，以期对急性缺血性脑血管病患者溶栓的风险和效益做出量化、系统化和标准化的评价，为实施个体化的溶栓干预、提高溶栓治疗的安全性和有效性、降低溶栓干预医疗资源的"无效投入"提供有效的依据。

急性缺血性脑血管病溶栓风险－效益评价量表的编制和应用，可以从以下不同层面带给我们收益：

1. 从"提高溶栓疗效角度"分析，量化、系统化的溶栓干预风险和效益评价，改变了以往仅仅依靠纳入标准、排除标准进行溶栓的"以不变应万变"的"被动局面"，转变成针对不同的患者、综合评价多方面的信息、对溶栓效果进行评价和预测的"以万变应万变"的"主动态势"。正是因为在溶栓前对溶栓干预的风险和效益有了客观、科学的评价，才能使溶栓干预更具目的性，同时也才能大大提高了溶栓的安全性和有效性。

2. 从"医疗资源配置角度"分析，量化、标准化溶栓干预的风险效益评价，可以使临床医师更好的选择溶栓患者，对于不同风险和收益构成的患者，采取不同的干预策略和干预方法，努力提高"溶栓有效患者"的比率，尽量降低和避免"溶栓无效和溶栓恶化患者"的比率，从而降低临床溶栓干预"无效投入"的比例，这样才能更充分、更有效的利用现有宝贵、有限的医疗资源。

3. 从"溶栓普及推广角度"分析，由于我们用量表评分的形式对急性缺血性脑血管病溶栓干预的风险和效益进行量化和标准化，大大降低了溶栓前评价的难度，同时也增加了溶栓前评价的准确性，有利于急性缺血性脑血管病溶栓干预的普及和推广，可以使溶栓干预造福更多的急性缺血性脑血管病患者。

一、颈内动脉系统急性缺血性脑血管病溶栓干预风险－效益评价量表的编制及其临床应用（thrombolysis predictive scale for Acute ischemic stroke of Internal carotid artery system，TPS-ICA）

（一）量表的编制

急性缺血性脑血管病溶栓干预疗效是一个多因素、多环节相互影响、相互作用的复杂过程。选择合适的评价项目是风险－效益量表编制的重要环节之一。目前，世界范围内进行了多项关于溶栓治疗的大规模、多中心随机对照研究，如 NINDS、ECASS、ATLANTIS、PROACT 等。同时，基于这些研究，人们对溶栓干预疗效的相关因素进行了探讨，尽管各家报道不一，但是这些研究结果为本研究风险－效益评价量表的编制提供了必要的理论依据。

在借鉴上述关于溶栓疗效相关因素研究结果的基础上，同时结合宣武医院卒中中心溶栓干预的临床实践和经验，本研究选择了 3 类 10 项因素作为"风险－效益"评价量表的评价项目，其中包括：

1. 急性缺血性脑血管病"危险因素"　高血压史、糖尿病史、房颤病史和年龄。
2. 急性缺血性脑血管病"临床特征"　发病时间窗、溶栓前 NIHSS 评分。
3. 急性缺血性脑血管病"影像学特征"　平扫 CT 表现、病变血管的部位、受累血管分布区灌注和缺血半暗带的分级。

按照程度、等级的不同，本研究对上述 10 项评价项目规定 0～10 分的评分等级。表 13-1 显示了风险－效益评价量表的编制内容及评分标准。

表 13-1 颈内动脉系统急性缺血性卒中风险效益评价量表的评价内容和评分标准

评价项目	评分标准			评分
高血压史（年）	0 = NO	2 = 0.1～5	4 = 5.1～10	＿＿＿＿
	6 = 10.1～15	8 = 15.1～20	10 = ＞20.1	
糖尿病史（年）	0 = NO	2 = 0.1～5	4 = 5.1～10	＿＿＿＿
	6 = 10.1～15	8 = 15.1～20	10 = ＞20.1	
房颤病史（年）	0 = NO	2 = 0.1～5	4 = 5.1～10	＿＿＿＿
	6 = 10.1～15	8 = 15.1～20	10 = ＞20.1	
年龄（年）	0 = ＜50	2 = 50.1～60	4 = 60.1～70	＿＿＿＿
	6 = 70.1～80	8 = 80.1～90	10 = ＞90.1	
治疗时间窗（h）	0 = ＜2	2 = 2.1～3	4 = 3.1～4	＿＿＿＿
	6 = 4.1～5	8 = 5.1～6	10 = ＞6.1	
基线 NIHSS 评分	0 = 0～5	2 = 6～10	4 = 11～15	＿＿＿＿
	6 = 16～20	8 = 21～25	10 = ＞25	
基线 CT 平扫信息	0 = 未见明显异常	5 = 缺血早期征象▲	10 = 急性脑梗死	＿＿＿＿
血管闭塞部位★（DSA or CTA）	0 = ①MCA 远段 ②ACA	5 = ①MCA 近段 ②豆纹动脉	10 = ①ICA 末端 ②ICA 起始分叉部位	＿＿＿＿
缺血灌注分级●（DSA or CTP）	0 = 完全灌注（TICI 3 级）	5 = 部分灌注（TICI 2a 或 2b 级）	10 = 无灌注（TICI 0 或 1 级）	＿＿＿＿
缺血半暗带评价（CTP）	0 = ＞2/3 缺血区面积	5 = 1/3－2/3 缺血区面积	10 = ＜1/3 缺血区面积	＿＿＿＿
			总分	＿＿＿＿

▲缺血脑损伤早期征象（early ischemic brain injury）：岛叶、皮层和皮层下白质、基底节区灰质和白质分解不清（loss of white-gray differentiation）；皮层脑组织肿胀，脑回增宽，脑沟变窄

★闭塞部位（location of occlusion）：颈内动脉起始分叉部（bifurcation ICA：occlusion of the origination of internal carotid artery）；颈内动脉末端（"T" occlusion：occlusion of the terminus of internal carotid artery）；大脑中动脉近段（proximal MCA：M1 trunk occlusion at or proximal to the lenticulostriate artery）；大脑中动脉远段（distal MCA：M1 trunk occlusion distal to lenticulostriate artery）；豆纹动脉（lenticulostriate artery：occlusion of lenticulostriate artery with no occlusion on MCA）；大脑前动脉（ACA occlusion：occlusion of anterior cerebral artery）

●TICI 分级：thrombolysis in cerebral infarction perfusion categories

（二）量表的检测

1. 量表的信度检测　对 TPS-ICA 的总评分和单项评分分别进行评分者信度（inter-rater reliability）检测，分析结果显示量表总评分的 α 信度系数是 0.96。分项评分 α 信度系数依次为 0.99，0.99，0.99，1.00，0.98，0.95，0.92，0.95，0.92 和 0.90。

2. 量表的效度检测　以溶栓前后 30 天 mRS 量表评分作为准则将患者分成 3 组，A 组为溶栓后症状改善组（mRS≤2）、B 组为溶栓后症状无改善者组（mRS = 3～5）；C 组为溶栓后恶化组（mRS = 6）。A 组 30 例，基线 TPS-ICA 评分平均为 29.46±6.79（最低 18 分，最高 47 分）；B 组 38 例，基线 TPS-ICA 评分平均为 46.31±11.27（最低 20 分，最高 68 分）；C 组 20 例，基线 TPS-ICA 评分平均为 55.65±12.60（最低 28 分，最高 69 分）。单因素方差分析提示各组之间有显著的统计学差异（F = 42.71，P = 0.000）。同时 LSD 检测结果提示，A 组与 B 组、A 组与 C 组、B 组与 C 组之间有非常显著的差异（P ＜ 0.01）（图 13-3）。

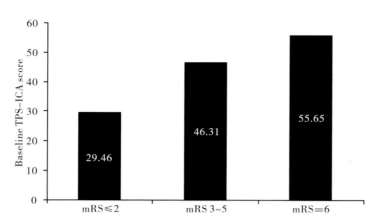

图 13-3　颈内动脉系统急性缺血性脑血管病溶栓干预不同
预后患者基线 TPS-ICA 对比分析

3. 量表的预测价值　表 13-2 显示不同风险 - 效益量表评分等级对应的溶栓干预后有效率、症状性颅内出血率和死亡率；溶栓干预前风险 - 效益量表评分≤19 分的患者，接受溶栓干预有效率为 100%，而症状性颅内出血率和死亡率均为 0%；风险 - 效益量表评分在 20~29 分者，接受溶栓干预的有效率为 81.25%，症状性颅内出血率为 6.25%，死亡率为 6.25%；风险 - 效益量表评分在 50~59 分者，有效率、症状性颅内出血率和死亡率分别为 6.67%、13.33% 和 33.33%。而风险 - 效益量表评分≥60 分者，接受溶栓干预后有效率为 0%，而症状性颅内出血率为 21.40%，死亡率为 71.42%。

表 13-2　不同基线风险 - 效益量表评分对应溶栓干预临床转归构成情况

	≤19 分	20~29 分	30~39 分	40~49 分	50~59 分	≥60	P 值
有效率	100%	81.25%	68.18%	16.67%	6.67%	0%	0.00000
症状性颅内出血率	0%	6.25%	4.55%	5.56%	13.33%	21.4%	0.00686
死亡率	0%	6.25%	9.09%	11.11%	33.33%	71.42%	0.00000

对不同风险 - 效益量表评分等级的溶栓干预有效率、症状性颅内出血率和死亡率分别进行趋势检验，P 值分别为 0.00000、0.00686 和 0.00000，结果提示，风险 - 效益量表评分越低，患者接受溶栓干预的有效率越高，症状性颅内出血率和死亡率的越低；随着量表评分的增高，患者接受溶栓治疗后有效率降低，而症状性颅内出血率和死亡率的发生增高（图 13-4）。

4. 量表预测价值检测　本研究利用四格表，计算不同评分界点（cut-off value）时，风险 - 效益评价量表预测溶栓干预的安全性和有效性预测的敏感性（sensitivity，Sen）、特异性（specificity，Spe）、阳性预测值（positive predictive value，PPV）、阴性预测值（negative predictive value，NPV）、阳性似然比（positive likelihood ratio，PLR）、阴性似然比（negative likelihood ratio，NLR）和准确性（accuracy，Acc）。同时绘制 ROC 曲线分析、计算曲线下面积以综合评价风险 - 效益评价量表对溶栓干预临床转归的预测价值。

（1）安全性预测价值检测：表 13-3 显示不同的评分界点，量表评分对患者接受溶栓干预后安全性的预测情况。其中以 55 分作为界点显示较好的预测效果，其敏感性为 0.75，特异性为 0.88，阳性预测

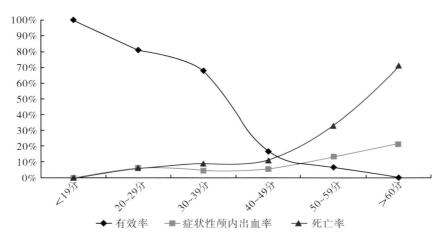

图 13-4 基线 TPS-ICA 评分与患者溶栓干预预后趋势分析

值为 0.65，阴性预测值为 0.92，阳性似然比为 6.25，阴性似然比为 0.28，准确率为 0.85。同时，对该量表的安全性预测价值进行 ROC 曲线分析显示：曲线下面积为 0.832，95% CI ＝（0.723～0.941），P ＝0.000（图 13-5）。

（2）短期有效性预测价值检测：表 13-3 显示不同的评分界点，量表评分对患者接受溶栓干预后短期有效性的预测情况（24 小时 NIHSS 改善大于 4 分或完全恢复）。其中以 35 分作为界点显示较好的预测效果，其敏感性为 0.72，特异性为 0.86，阳性预测值为 0.80，阴性预测值为 0.79，阳性似然比为 5.14，阴性似然比为 0.33，准确率为 0.80。同时，对该量表的有效预测价值进行 ROC 曲线分析显示：曲线下面积为 0.873，95% CI ＝（0.795～0.950），P ＝0.000（图 13-5）。

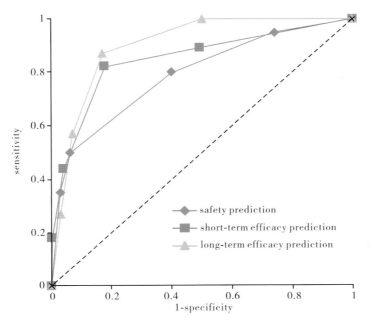

图 13-5 TPS-ICA 溶栓干预预后预测性能 ROC 曲线分析

表 13-3　TPS-ICA 不同评分界点对于溶栓干预结局的预测性能对比分析

	TPS-ICA score	Sen	Spe	PPV	NPV	PLR	NLR	Acc
安全性预测［症状性颅内出血和（或）死亡］	≥20	1.00	0.04	0.24	1.00	1.04	0.00	0.26
	≥25	1.00	0.10	0.25	1.00	1.11	0.00	0.31
	≥30	0.95	0.26	0.28	0.95	1.28	0.19	0.42
	≥35	0.85	0.47	0.32	0.91	1.60	0.32	0.56
	≥40	0.85	0.56	0.36	0.93	1.93	0.27	0.63
	≥45	0.80	0.60	0.37	0.91	2.00	0.33	0.65
	≥50	0.75	0.79	0.52	0.92	3.57	0.32	0.78
	≥55	0.75	0.88	0.65	0.92	6.25	0.28	0.85
	≥60	0.50	0.94	0.71	0.86	8.33	0.53	0.84
	≥65	0.35	0.97	0.78	0.84	11.67	0.67	0.83
短期有效性预测（24小时 NIHSS 评分改善）	≤20	0.08	1.00	1.00	0.58	∝	0.92	0.59
	≤25	0.18	1.00	1.00	0.60	∝	0.82	0.64
	≤30	0.44	0.96	0.89	0.68	11.0	0.58	0.73
	≤35	0.72	0.86	0.80	0.79	5.14	0.33	0.80
	≤40	0.82	0.82	0.78	0.85	4.56	0.22	0.82
	≤45	0.85	0.61	0.73	0.70	2.18	0.25	0.75
	≤50	0.89	0.51	0.59	0.86	1.82	0.22	0.68
	≤55	0.89	0.39	0.54	0.83	1.46	0.28	0.61
	≤60	0.95	0.24	0.50	0.86	1.25	0.21	0.56
	≤65	0.95	0.14	0.47	0.78	1.10	0.36	0.50
长期有效性预测（30天 mRS 评分）	≤20	0.13	0.97	0.67	0.68	4.33	0.89	0.68
	≤25	0.27	0.97	0.80	0.72	9.00	0.75	0.73
	≤30	0.57	0.93	0.81	0.81	8.14	0.46	0.81
	≤35	0.87	0.83	0.72	0.92	5.11	0.16	0.84
	≤40	0.93	0.74	0.65	0.96	3.57	0.09	0.81
	≤45	0.97	0.71	0.63	0.98	3.34	0.10	0.80
	≤50	1.00	0.50	0.51	1.00	2.00	0.00	0.68
	≤55	1.00	0.33	0.43	1.00	1.49	0.00	0.56
	≤60	1.00	0.19	0.39	1.00	1.23	0.00	0.47
	≤65	1.00	0.12	0.37	1.00	1.13	0.00	0.42

敏感性（sensitivity，Sen）；特异性（specificity，Spe）；阳性预测值（positive predictive value，PPV）；阴性预测值（negative predictive value，NPV）；阳性似然比（positive likelihood ratio，PLR）；阴性似然比（negative likelihood ratio，NLR）；准确性（accuracy，Acc）

　　（3）长期有效性预测价值检测：表 13-3 显示不同的评分界点，量表评分对患者接受溶栓干预后长期有效性的预测情况（溶栓干预后 30 天 mRS ≤2 分）。其中以 35 分作为界点显示较好地预测效果，其敏感性为 0.87，特异性为 0.83，阳性预测值为 0.72，阴性预测值为 0.92，阳性似然比为 5.11，阴性似然比为 0.16，准确率为 0.84。同时，对该量表的有效预测价值进行 ROC 曲线分析显示：曲线下面积为

0.913，95% CI ＝（0.854～0.972），P＝0.000（图 13-5）。

（三）量表的临床应用

根据本研究的初步研究结果，图 13-6 提示 TPS-ICA 量表指导颈内动脉系统急性缺血性脑血管病溶栓干预决策的工作原理。以 35 分和 55 分作为分界，当患者 TPS-ICA 评分＜35 分时，提示患者接受溶栓干预的"收益＞风险"，建议采取积极溶栓干预的策略；当患者 TPS-ICA 评分位于 35～55 分之间时，提示患者接受溶栓干预的"收益≈风险"，建议采取谨慎的溶栓干预评价；当患者 TPS-ICA 评分＞55 分时，提示患者接受溶栓干预的"风险＞收益"，建议避免过度的溶栓干预。虽然，关于 TPS-ICA 临床应用价值有待于大规模、多中心临床试验的验证，但该量表的诞生为进一步实施"风险－效益"指导下的急性缺血性脑血管病溶栓干预模式奠定了基础。

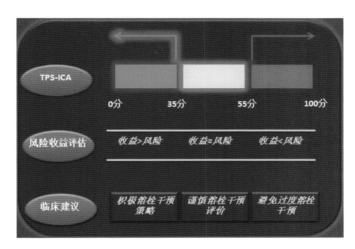

图 13-6　TPS-ICA 指导颈内动脉系统急性缺血性卒中溶栓干预决策的工作原理模式图

（四）量表的临床应用实例分析

1. 病例 1　男性，52 岁。主因"发现右侧肢体无力，言语不能 7 小时"于 2006 年 1 月 1 日就诊我院。患者入院前 7 小时，被家人发现卧倒在地，右侧肢体瘫痪，不能讲话，同时不能理解他人的语言，具体发病时间不详。我院急诊查体，患者意识清楚，不完全混合性失语，双瞳孔等大等圆，直径 3 mm，光反射存在。右侧中枢性面、舌瘫，肢体肌力 0～Ⅰ级，病理征（＋）。左侧肢体肌力、肌张力、腱反射正常，病理征未引出。感觉系统、共济查体不合作。急诊头颅 CT 平扫未见异常（图 13-7）；CT 灌注提示左侧大脑中动脉分布区 rCBF、rCBV 较对侧轻度下降、TTP 延长，且达峰时间延长范围明显高于脑血流下降范围（图 13-7）。CTA 提示左侧大脑中动脉 M1 段狭窄（图 13-7）。此时距发病 8 小时，按照经典的溶栓窗（3h），患者不符合溶栓干预的有效适应证。但鉴于该患 TPS-ICA 评分 26 分，高度提示溶栓干预预计收益大于风险，故给予尿激酶 100 万 U，静脉溶栓。溶栓过程中患者神经功能逐渐改善，溶栓 1 小时结束时，患者语言基本恢复，能够清楚表达自己的意愿，同时能够理解并执行简单的命令，右侧肢体肌力恢复至Ⅲ级。

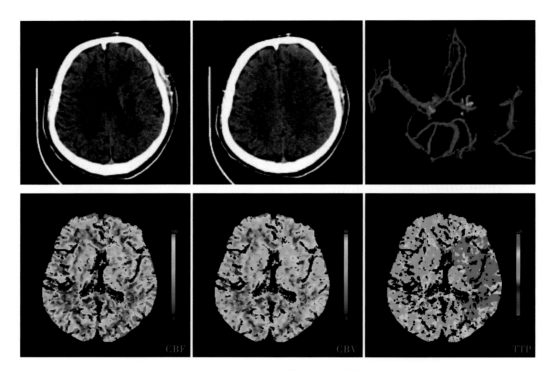

图 13-7　患者急诊多模式 CT 扫描结果

　　头颅 CT 平扫未见明显缺血改变；头颈部血管 CTA 提示左侧 MCA 重度狭窄；脑血流 CT 灌注评价左侧 MCA 分布区 TTP 明显延长、CBF 未见明显下降、CBV 轻度升高，提示缺血半暗带存在。

　　2. 病例 2　男性 65 岁。主因"突发言语不利，右侧肢体无力 7 小时"于 2005 年 10 月 8 日就诊我院急诊。患者入院前 7 小时休息时出现言语不利，不能正确表达自己的意愿，能理解他人的语言，同时伴有右侧肢体无力。发病当时无眩晕、视物成双、耳鸣、耳聋，无意识障碍。患者右侧无力进行性加重，就诊我院。急诊查体，意识清楚，不完全运动失语，右侧鼻唇沟浅，伸舌右偏，右侧肢体肌力Ⅲ级，babinski（＋）。右侧偏身浅感觉减退。左侧肢体运动、感觉查体未见异常。头颅 CT 未见明显异常。CT 灌注提示左侧大脑中动脉分布区 rCBF 下降、rCBV 基本正常、TTP 延长（图 13-8）。急性 DSA 全脑血管造影，提示左侧大脑中动脉 M1 段闭塞，同侧大脑前动脉、大脑后动脉软膜血管侧支代偿循环形成（图 13-8）。此时距发病 8.5 小时，按照经典的动脉溶栓治疗时间窗（3～6 小时），患者不属于溶栓治疗的适应证。鉴于患者 TPS-ICA 评分 30，提示溶栓干预预计风险大于收益，故给予 100 万 U 尿激酶动脉溶栓，2 小时后患者肢体肌力恢复Ⅳ，失语较前明显减轻。溶栓干预后 2 周患者自行行走出院，能用语言表达自己的意愿。

　　急诊 CT 灌注提示左侧 MCA 分布区 TTP 明显延长、CBF 未见明显下降、CBV 轻度升高，提示缺血半暗带存在；DSA 提示左侧大脑中动脉 M1 段闭塞，左侧 ACA 通过软膜侧支循环代偿左侧 MCA；溶栓干预后 M1 段再通，侧支循环代偿消失。

　　二、椎－基底动脉系统急性缺血性脑血管病溶栓干预"风险－效益"评价量表的编制及应用（thrombolysis predictive scale for Acute Ischemic stroke of vertebrobasilar artery system，TPS-VBA）

　　（一）量表的编制

　　急性缺血性脑血管病溶栓干预疗效是一个多因素、多环节相互影响、相互作用的复杂过程。选择合适的评价项目是风险－效益量表编制的重要环节之一。在借鉴目前国际上关于椎－基底动脉系统急性缺血性脑血管病溶栓疗效相关因素研究结果的基础上，同时结合宣武医院卒中心溶栓干预的临床实践经

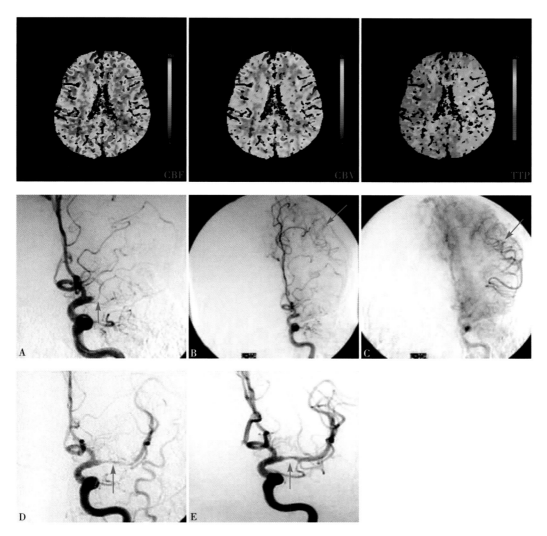

图 13-8　患者急诊 CT 灌注影像及动脉溶栓影像

验，本研究选择了 10 项因素作为椎－基底动脉系统急性缺血性脑血管病溶栓干预风险－效益评价量表的评价项目，其中包括：

1. 急性缺血性脑血管病危险因素　高血压史、糖尿病史、年龄。
2. 急性缺血性脑血管病临床特征　意识状况、GCS 评分、昏迷持续时间、发病至溶 栓时间。
3. 急性缺血性脑血管病影像学特征　病变血管的部位、受累血管分布区灌注和闭塞血管再通情况。

按照程度、等级的不同，本研究对上述 10 项评价项目规定 0 ～ 10 分的评分等级。表 13-4 显示了椎－基底动脉系统急性缺血性脑血管病溶栓干预风险－效益评价量表的内容及评分标准。

表 13-4　椎 – 基底动脉系统急性缺血性脑血管病溶栓干预"风险 – 效益"
评价量表的内容和评分标准

项目	评分标准			得分
高血压（年）	0 = NO	2 = 0.1 ~ 5	4 = 5.1 ~ 10	_____
	6 = 10.1 ~ 15	8 = 15.1 ~ 20	10 = >20.1	
糖尿病（年）	0 = NO	2 = 0.1 ~ 5	4 = 5.1 ~ 10	_____
	6 = 10.1 ~ 15	8 = 15.1 ~ 20	10 = >20.1	
年龄（年）	0 = <50	2 = 50.1 ~ 60	4 = 60.1 ~ 70	_____
	6 = 70.1 ~ 80	8 = 80.1 ~ 90	10 = >90.1	
症状起始至溶栓时间（h）	0 = 0 ~ 4	2 = 4.1 ~ 8	4 = 8.1 ~ 12	_____
	6 = 12.1 ~ 16	8 = 16.1 ~ 20	10 = 20.1 ~ 24	
基线 GCS 评分	0 = 14 ~ 15	2 = 12 ~ 13	4 = 10 ~ 11	_____
	6 = 8 ~ 9	8 = 6 ~ 7	10 = 3 ~ 5	
昏迷持续时间（h）	0 = 0	2 = 0.1 ~ 1	4 = 1.1 ~ 2	_____
	6 = 2.1 ~ 3	8 = 3.1 ~ 4	10 = >4.1	
肢体瘫痪情况	0 = 无肢体瘫痪	5 = 单侧瘫痪	10 = 双侧瘫痪	_____
血管闭塞部位*	0 = ①单侧 ECVA ②PCA	5 = ①单侧 ICVA ②PICA、AICA、SCA	10 = ①双侧 VA ②BA	_____
闭塞血管灌注分级	0 = 完全灌注	5 = 部分灌注	10 = 无灌注	_____
溶栓后再通情况	0 = 完全再通	5 = 部分再通	10 = 无再通	_____
			总分	_____

* ECVA：extracranial vertebral artery（颅外段椎动脉）　ICVA：intracranial vertebral artery（颅内段椎动脉）　VA：vertebral artery（椎动脉）　PCA：posterior cerebral artery（大脑后动脉）　PICA：posterior inferiorcerebellar artery（小脑后下动脉）　AICA：anterior inferior cerebellar artery（小脑前下动脉）　SCA：superior cerebellar artery（小脑上动脉）　BA：basilar artery（基底动脉）

（二）量表的检测

1. 量表的信度检测　对 TPS-VBA 的总评分和单项评分分别进行评分者信度（inter-rater Reliability）检测，分析结果显示，量表总评分的 α 信度系数是 0.88。单项评分 pearson 相关系数依次为 0.98，0.98，1.00，0.91，0.92，0.86，0.88，0.91，0.80 和 0.93。

2. 量表的效度检测　以溶栓前后 30 天 mRS 量表评分作为准则将患者分成 3 组，A 组为溶栓后症状改善组、B 组为溶栓后症状无改善者组、C 组为溶栓后恶化组。A 组 40 例（40.8%），基线 TPS-VBA 评分平均为 32.27 ± 7.99（最低 15 分，最高 59 分）；B 组 36 例（36.7%），基线 TPS-VBA 评分平均为 46.13 ± 10.34（最低 31 分，最高 65 分）；C 组 22 例（22.4%），基线 TPS-VBA 评分平均为 52.68 ± 12.35（最低 38 分，最高 65 分）。单因素方差分析提示，各组之间有显著的统计学差异（$F = 41.60$，$P = 0.000$）。同时 LSD 检测结果提示，A 组与 B 组、A 组与 C 组、B 组与 C 组之间有非常显著的差异（$P < 0.01$）（图 13-9）。

3. 量表预测趋势检测　表 13-5 结果显示，溶栓干预预后与基线 TPS-VBA 评分之间的相关关系。趋势检测结果提示，溶栓干预前 TPS-VBA 评分越低，患者溶栓治疗后"良好预后"的概率越高。相反，溶栓干预前 TPS-VBA 评分越高，患者溶栓治疗后"不良预后"的概率越高（图 13-10）。

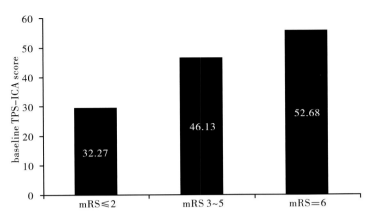

图 13-9 椎－基底动脉系统急性缺血性脑血管病不同临床
结局患者基线 TPS-VBA 对比分析

表 13-5 不同基线 TPS-VBA 评分患者溶栓结局构成分析

	≤19	20～29	30～39	40～49	50～59	≥60	X^2	P value
mRS≤2	100%	90%	60.52%	18.75%	10.52%	0%	40.78	0.000
3≤mRS≤5	0%	10%	34.21%	37.50%	57.89%	46.15%	8.43	0.073
mRS＝6	0%	0%	5.26%	43.75%	31.58%	53.85%	23.59	0.000

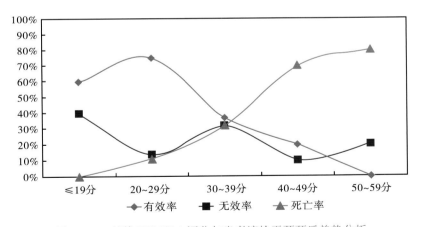

图 13-10 基线 TPS-VBA 评分与患者溶栓干预预后趋势分析

4. 量表预测价值检测 表 13-6 显示不同的 TPS-VBA 评分界点及其溶栓干预预后预测性能。以 45 分作为评分界点显示较好的"不良预后"预测效果，其敏感性为 0.77，特异性为 0.72，阳性预测值为 0.45，阴性预测值为 0.92，阳性似然比为 2.75，阴性似然比为 0.32，准确率为 0.73。ROC 曲线下面积为 0.824（95% CI = 0.742～0.907）（图 13-11）。以 35 分作为评分界点显示较好的"良好预后"预测效果，其敏感性为 0.83，特异性为 0.88，阳性预测值为 0.83，阴性预测值为 0.88，阳性似然比为 6.92，阴性似然比为 0.19，准确率为 0.86。ROC 曲线下面积为 0.873（95% CI = 0.795～0.950）（图 13-11）。

表 13-6　TPS-VBA 不同评分界点溶栓干预临床结局的预测性能比较

预后★	TPS-VBA 评分	Sen	Spe	PPV	NPV	PLR	NLR	Acc
不良预后预测	≥20	1.00	0.03	0.22	1.00	1.03	0.00	0.24
	≥25	1.00	0.05	0.23	1.00	1.05	0.00	0.27
	≥30	1.00	0.16	0.26	1.00	1.19	0.00	0.35
	≥35	1.00	0.47	0.35	1.00	1.89	0.00	0.59
	≥40	0.91	0.63	0.42	0.96	2.46	0.14	0.69
	≥45	0.77	0.72	0.45	0.92	2.75	0.32	0.73
	≥50	0.59	0.75	0.41	0.86	2.36	0.55	0.71
	≥55	0.50	0.89	0.58	0.86	4.54	0.56	0.80
	≥60	0.32	0.92	0.53	0.82	4.00	0.73	0.78
	≥65	0.05	0.98	0.50	0.78	2.50	0.97	0.77
良好预后预测	≤20	0.05	1.00	1.00	0.60	∞	0.95	0.61
	≤25	0.10	1.00	1.00	0.62	∞	0.90	0.63
	≤30	0.43	1.00	1.00	0.72	∞	0.67	0.77
	≤35	0.83	0.88	0.83	0.88	6.92	0.19	0.86
	≤40	0.88	0.67	0.65	0.89	2.66	0.18	0.76
	≤45	0.95	0.58	0.61	0.94	2.26	0.08	0.73
	≤50	0.95	0.47	0.55	0.93	1.79	0.09	0.66
	≤55	0.98	0.31	0.49	0.95	1.42	0.06	0.58
	≤60	1.00	0.22	0.47	1.00	1.28	0.00	0.54
	≤65	1.00	0.01	0.41	1.00	1.01	0.00	0.41

敏感性（sensitivity，Sen），特异性（specificity，Spe），阳性预测值（positive predictive value，PPV），阴性预测值（negative predictive value，NPV），阳性似然比（positive likelihood ratio，PLR），阴性似然比（negative likelihood ratio，NLR）and 准确性（accuracy，Acc）

★不良预后（catastrophic outcomes）评价指标：本研究采用患者溶栓后 48 小时内症状性颅内出血和（或）溶栓后 30 天内死亡发生作为溶栓干预不良预后评价指标。其中，症状性颅内出血以溶栓后脑出血造成患者神经功能症状和（或）体征加重作为界定标准。

良好预后（good outcomes）评价指标：本研究采用患者溶栓后 30 天 mRS 量表评分≤2 级作为溶栓干预良好预后的评价指标

（三）量表的临床应用

根据本研究的初步研究结果，图 13-12 提示 TPS-VBA 量表指导椎 - 基底动脉系统急性缺血性脑血管病溶栓干预决策的工作原理。以 35 分和 45 分作为分界，当患者 TPS-VBA 评分 < 35 分时，提示患者接受溶栓干预的"收益 > 风险"，建议采取积极溶栓干预的策略；当患者 TPS-VBA 评分位于 35 ~ 45 分之间时，提示患者接受溶栓干预的"收益 ≈ 风险"，建议采取谨慎的溶栓干预评价；当患者 TPS-VBA 评分 > 45 分时，提示患者接受溶栓干预的"风险 > 收益"，建议避免过度的溶栓干预。关于 TPS-VBA 临床应用价值有待于大规模、多中心临床试验的验证。

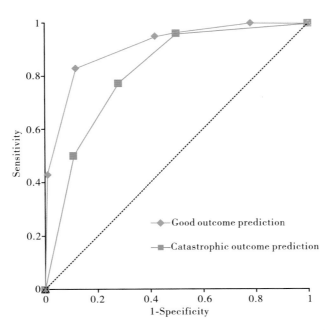

图 13-11 TPS-VBA 预测后循环溶栓干预临床结局的 ROC 曲线分析

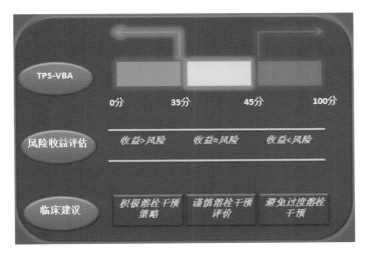

图 13-12 TPS-VBA 指导椎－基底动脉系统急性缺血性卒中溶栓干预决策的工作原理模式图

（冀瑞俊 徐 燕 贾建平）

参 考 文 献

1. American Heart Association: Heart Disease and stroke statistics-2003 update. Dallas, American Heart Association, 2003

2. He J, Klag MJ, Wu ZL, et al. Stroke in the people's Republic of China: Geographic Variations in Incidence and Risk factors. Stroke, 1995, 26:2222－2227

3. The National Institute of Neurological Disorders and Stroke rt-PA Stroke Study Group. Tissue plasminogen activator for acute ischemic stroke. The New England Journal of Medicine, 1995, 333:1581－1587

4. Grotta J. t-PA -The best current option for most（stroke）ischemic patients. The New England Journal of Medicine, 1997, 337：1310 – 1312

5. The National Institute of Neurological Disorders, and Stroke rt-PA Stroke Study Group. Tissue lasminogen activator for acute ischemic stroke. N Engl J Med. 1995, 333：1581 – 1587

6. Hacke W, Kaste M, Fieschi C, et al. Randomised double-blind placebocontrolled trial of thrombolytic therapy with intravenous alteplase in acute ischaemic stroke（ECASS Ⅱ）：Second European-Australasian Acute Stroke Study Investigators. Lancet. 1998, 352：1245 – 1251

7. del Zoppo GJ, Higashida RT, Furlan AJ, et al. PROACT：a phase Ⅱ randomized trial of recombinant pro-urokinase by direct arterial delivery in acute middle cerebral artery stroke：PROACT Investigators：Prolyse in Acute Cerebral Thromboembolism. Stroke. 1998, 29：4 – 11

8. Furlan AJ, Higashida R, Wechsler L, et al. Intra-arterial prourokinase for acute ischemic stroke：the PROACT Ⅱ study：a randomized controlled trial. JAMA, 1999, 282：2003 – 2011

9. Choi JH, Bateman BT, Mangla S, et al. Endovascular recanalization therapy in acute ischemic stroke. Stroke, 2006, 37（2）：419 – 424

10. Davalos A. Thrombolysis in acute ischemic stroke：successes, failures, and new hopes. Cerebrovasc Dis, 2005, 2（suppl）：135 – 139

11. A Scientific Statement From the Stroke Council of the American Stroke Association. Guidelines for the Early Management of Patients With Ischemic Stroke. Stroke, 2003, 34：1056 – 1084

12. Kulkens S, Ringleb RA, Hacke W, et al. Recommendations of the European Stroke Initiative（EUSI）for treatment of ischemic stroke-update 2003. Nervenarzt, 2004, 75（4）：368 – 379

13. von Kummer R, Hacke W. Safety and efficacy of intravenous tissue plasminogen activator and heparin in acute middle cerebral artery stroke. Stroke. 1992, 23：646 – 652

14. Albers GW, Bates V, CLARK W, et al. intravenous tissure-type plasminogen activator for treatment of acute stroke. The standard Treatment with Alteplase to Reverse Stroke（STARS）study. JAMA, 2000, 283：1145 – 1150

15. Caplan LR. Thrombolysis 2004：the good, the bad, and the ugly. Rev Neurol Dis. 2004, 1（1）：16 – 26

16. A Guideline from the American Heart Association/American Stroke Association Stroke Council, Clinical Cardiology Council, Cardiovascular Radiology and Intervention Council, and the Atherosclerotic Peripheral Vascular Disease and Quality of Care Outcomes in Research Interdisciplinary Working Groups. Guidelines for the Early Management of Adults with Ischemic Stroke. Stroke. 2007, 38：1655 – 1711

17. Voetsch B, DeWitt LD, Pessin MS, et al. Basilar Artery Occlusive Disease in the New England Medical Center Posterior Circulation Registry. Arch Neurol. 2004, 61（4）：496 – 504

18. Baird TA, Muir KW, Bone I. Basilar artery occlusion. Neurocrit Care. 2004, 1：319 – 329

19. Schonewille WJ, Wijman CA, Michel P, et al. The basilar artery international cooperation study（BASICS）. Int J Stroke, 2007, 2（3）：220 – 223

20. Ezaki Y, Tsutsumi K, Onizuka M, et al. Retrospective analysis of neurological outcome after intra-arterial thrombolysis in basilar artery occlusion. Surg Neurol. 2003, 60（5）：429 – 430

21. Wijdicks EF, Nichols DA, Thielen KR, et al. Intra-arterial thrombolysis in acute basilar artery thromboembolism：the initial Mayo Clinic experience. Mayo Clin Proc. 1997, 72（11）：1005 – 1013

22. Becker KJ, Monsein LH, Ulatowski J, et al. Intraarterial Thrombolysis in Vertebrobasilar Occlusion. AJNR Am J Neuroradiol. 1996, 17（2）：255 – 262

23. Sliwka U, Mull M, Syelzer A, et al. Long-term follow-up of patients after intra-arterial thrombolytic therapy of acute vertebrobasilar artery occlusion. Cerebrovasc Dis. 2001, 12（3）：214 – 219

24. Eckert B, Kucinski, Pfeiffer G, et al. Endovascular therapy of acute vertebrobasilar occlusion：early treatment onset as the most important factor. Cerebrovasc Dis. 2002, 14（1）：42 – 50

25. Arnold M, Nedeltchev K, Schroth G, et al. Clinical and radiological predictors of recanalization and outcome of 40 patients with acute basilar artery occlusion treated with intra-arterial thrombolysis. J Neurol Neurosurg Psychiatry. 2004, 75：857 – 862

26. Cross DT Ⅲ, Moran CJ, Akins PT, et al. Relationship between clot location and outcome after basilar artery thrombolysis. Am J Neuroradiol. 1997, 18：1221 – 1228

27. Cross DT Ⅲ, Moran CJ, Akins PT, et al. Collateral circulation and outcome after basilar artery thrombolysis. Am J Neuroradiol. 1998, 19：1557 – 1563

28. Sims J, Schwamm LH. The evolving role of acute stroke imaging in intravenous thrombolytic therapy：patient selection and outcomes assessment. Neuroimaging Clin N Am. 2005, 15（2）：421 – 440

29. Technology Assessment Committee of the American Society of Interventional and Therapeutic Neuroradiology；Technology Assessment Committee of the Society of Interventional Radiology. Trial design and reporting standards for intra-arterial cerebral thrombolysis for acute ischemic stroke. Stroke. 2003, 34（8）：109 – 137

30. Macleod MR, Davis SM, Mitchell PJ, et al. Results of a multicenter, randomized controlled trial of intra-arterial urokinase in the treatment of acute posterior circulation ischemic stroke. Cerebrovasc Dis. 2005, 20：12 – 17

31. Jerroldh. Zarl. Biostatistical analysis. Third Ed. London：Prentice Hall International Editions, 1996, 130 – 144

32. Hanley JA, McNeil, BJ. The meaning and use of the area under a receiver operating characteristic（ROC）curve. Radiology, 1982, 29 – 36

第十四章 急性缺血性脑血管病静脉溶栓

第一节 急性缺血性脑血管病静脉溶栓与循证医学

一、急性缺血性脑血管病静脉溶栓治疗主要相关临床试验

1. NINDS 研究 NINDS 研究（the NINDS rt-PA stroke study）是美国国家神经疾病与卒中学会资助的一项关于"3 小时时间内窗急性缺血性脑血管病 rt-PA 溶栓治疗安全性和有效性"的随机、对照、双盲临床试验。该研究分为两个部分，即 NINDS-Ⅰ 和 NINDS-Ⅱ。NINDS-Ⅰ 的研究目的旨在探讨"急性缺血性脑血管病 rt-PA 溶栓干预的短期有效性"，并以溶栓干预后"24 小时神经功能 NIHSS 评分改善大于4 分"或"24 小时内神经功能完全恢复"作为主要终点评价指标；NINDS-Ⅱ 主要探讨"急性缺血性脑血管病 rt-PA 溶栓干预的长期有效性"，并以溶栓干预后 90 天患者无或轻微神经功能障碍［mRS≤1、NIHSS≤1、BI（95～100）、GOS=1］作为主要终点评价指标。NINDS-Ⅰ 和 NINDS-Ⅱ 研究中，溶栓药物均为阿替普酶（alteplase），剂量与用法为：0.9mg/Kg，最大剂量90mg，总量的 10% 以静脉推注，其余剂量于 1 小时内匀速静脉滴注。

NINDS-Ⅰ 研究共入选 291 名研究对象，其中溶栓组 144 名，安慰剂对照组 147 名。该研究结果显示，24 小时 NIHSS 神经功能评分改善 ≥4 分或完全改善患者的比例在溶栓组和对照组之间无显著的统计学差异（溶栓组 vs. 对照组：47% vs. 39%，$P=0.21$）。NINDS-Ⅱ 研究共入选 333 名研究对象，其中溶栓组 168 名，安慰剂对照组 165 名。该研究结果显示，以"90 天 mRS≤1、NIHSS≤1、BI（95～100）、GOS=1"作为综合终点评价指标，溶栓组明显优于对照组。其中，以 90 天 mRS≤1 分患者比例作为终点评价指标为例，溶栓组中为 39%，对照组为 26%，二者之间存在十分显著的统计学差异。同时，NINDS-Ⅱ 研究结果显示，rt-PA 静脉溶栓治疗增加了症状性颅内出血的发生（溶栓组 vs. 对照组：6.4% vs. 0.6%，$P<0.05$）。溶栓干预后 90 天死亡率在溶栓组与对照组之间无显著的统计学差异（溶栓组 vs. 对照组：21% vs. 17%，$P>0.05$）。

进一步分析"治疗时间"和"临床预后"之间的相关关系，NINDS 研究结果显示，90 分钟内接受 rt-PA 溶栓治疗患者的疗效优于 90～180 分钟组患者。分析"卒中病因类型"与"临床预后"的相关关系，NINDS 研究结果显示，rt-PA 溶栓治疗可以改善包括大血管病变、小血管病变、心源性栓塞在内的多种病因类型急性缺血性脑血管病的临床预后。正是基于 NINDS 研究的结果，美国 FDA 于 1996 年通过了 rt-PA 应用于急性缺血性脑血管病溶栓治疗的认证。

2. ECASS 研究 ECASS 研究（the european cooperative acute stroke study，ECASS）是欧洲开展的一项关于"6 小时时间窗内急性缺血性脑血管病 rt-PA 静脉溶栓治疗安全性和有效性"的多中心、随机、对照临床试验。该研究分为 3 个部分，即 ECASS-Ⅰ、ECASS-Ⅱ 和 ECASS-Ⅲ 研究。

ECASS-Ⅰ研究与 NINDS 研究不同，其研究对象的溶栓治疗时间窗为 6 小时；rt-PA 剂量为 1.1mg/kg；同时，ECASS-Ⅰ 增加了"缺血早期征象大于大脑中动脉分布区 1/3"的排除标准。ECASS-Ⅰ 研究结果显示，以 90 天 BI、mRS 评分作为主要终点指标，溶栓组与对照组之间无显著的统计学差异。然而，仅对 3 小时治疗时间窗内患者进行分析显示（post hoc analysis），与对照组相比，溶栓治疗有改善患者临床预后的趋势。对次要终点评价指标分析结果显示，溶栓组患者"神经功能改善速度"、"住院时间"等评价指标均优于对照组。另外，ECASS-Ⅰ 研究结果显示，治疗后 30 天内脑实质出血发生率在溶栓组和对照组之间无显著的统计学差异；但大面积脑实质出血发生率，溶栓组明显高于对照组（溶栓组 vs. 对照组：19.8% vs. 6.5%，$P<0.001$）。30 天内死亡率溶栓组和对照组之间无显著的统计学差异。尽管

ECASS-Ⅰ采取了较 NINDS 研究更为严格的筛选标准，但有 17.4% 的患者未按照预定的方案进行溶栓干预，近一半以上的入选患者基线 CT 影像显示了较为明显的缺血早期征象。因此，这些因素均影响了 ECASS-Ⅰ研究结论的可靠性。

ECASS-Ⅱ是进一步探索"6 小时时间窗内急性缺血性脑血管病 rt-PA 溶栓治疗安全性和有效性"的多中心、随机、对照临床试验研究。与 ECASS-Ⅰ不同，rt-PA 的剂量降低为 0.9mg/kg。ECASS-Ⅱ共入选 800 名研究对象，其中溶栓组 409 名，对照组 391 名。ECASS-Ⅱ基线 CT 结果判读准确性较 ECASS-Ⅰ有了明显提高；同时，在围溶栓期采取更为严格的血压管理策略。ECASS-Ⅱ的研究结果显示，以 90 天 mRS≤1 作为主要终点评价指标，溶栓组和对照组之间无显著的统计学差异（溶栓组：对照组：40.3% vs. 36.6%，$P = 0.27$）。然而，以 mRS≤2 作为主要终点评价指标，对原有数据进行再次分析显示，溶栓组疗效优于对照组（溶栓组：对照组：54.3% vs. 46.0%，$P = 0.02$）。ECASS-Ⅱ研究中，溶栓组和对照组脑实质出血发生率分别为 11.8% 和 3.1%，均低于 ECASS-Ⅰ的结果。

ECASS-Ⅲ是一项探讨"3 ~ 4.5 小时时间窗急性缺血性脑血管病 rt-PA 静脉溶栓治疗安全性和有效性"的多中心、双盲、随机、对照的临床研究。该研究共纳入 821 名研究对象，其中溶栓组 418 名；安慰剂对照组 403 名。平均治疗时间窗为 3 小时 59 分。以 90 天 mRS≤1 作为主要终点评价指标，溶栓组疗效明显优于对照组（溶栓组：对照组：52.4% vs. 45.2%；$OR = 1.34$；95% $CI = 1.02 ~ 1.76$）。溶栓组的颅内出血率（溶栓组：对照组：27.0% vs. 17.6%；$P = 0.001$）、症状性颅内出血率（溶栓组：对照组：2.4% vs. 0.2%；$P = 0.008$）均高于对照组。而死亡率两组之间无显著的统计学差异。ECASS-Ⅲ的研究结果为扩大原有 3 小时静脉溶栓治疗时间窗奠定了基础。

3. ATLANTIS 研究　ATLANTIS（alteplase thrombolysis for acute noninterventional therapy in ischemic stroke）研究是一项关于急性缺血性脑血管病 rt-PA 溶栓治疗安全性和有效性的双盲、随机、对照研究。该研究分为两个部分：A 部分的治疗时间窗为 0 ~ 6 小时，B 部分的治疗时间窗为 3 ~ 5 小时。同时借鉴 ECASS-Ⅰ溶栓干预筛选标准，ATLANTIS 研究增加了"缺血早期征象大于大脑中动脉分布区 1/3"的排除标准。ATLANTIS-A 中，主要终点评价指标为溶栓干预后 24 小时和 30 天 NIHSS 评分改善大于 4 分；次要终点评价指标为溶栓干预后 30 天和 90 天 BI 和 mRS 评分。ATLANTIS-A 结果显示，以溶栓干预后 24 小时神经功能障碍改善大于 4 分作为评价指标，溶栓组明显优于对照组（溶栓组 vs. 对照组：40% vs. 21%，$P = 0.02$）。然而以溶栓干预后 30 天神经功能障碍改善大于 4 分作为评价指标，溶栓组不及对照组（溶栓组 vs. 对照组：60% vs. 75%，$P = 0.05$）。另外，溶栓干预明显增加了症状性颅内出血（溶栓组 vs. 对照组：11% vs. 0%，$P < 0.01$）和 90 天的死亡率（溶栓组 vs. 对照组：23% vs. 7%，$P < 0.01$）。ATLANTIS-B 中，主要终点评价指标为溶栓干预后 90 天 NIHSS≤1 分；次要终点评价指标为溶栓干预后 30 天和 90 天 BI、mRS 和 GOS 评分。ATLANTIS-B 共入选 613 名患者，其中 3 ~ 5 小时治疗时间窗为 547 名。主要终点事件和次要终点事件比例在溶栓组和对照组之间无显著的统计学差异。溶栓治疗明显增加了症状性颅内出血的发生（溶栓组 vs. 对照组：7.0% vs. 1.1%，$P < 0.01$）。ATLANTIS 研究结果提示，rt-PA 溶栓治疗可以明显改善 3 小时治疗时间窗内急性缺血性脑血管病患者的临床预后，但研究者不建议对超过 3 小时治疗时间窗的急性缺血性脑血管病患者实施静脉溶栓干预。

4. SIST-MOST　SIST-MOST（the safe implementation of thrombolysis in stroke-monitoring study）是一项前瞻性、开放性、多国家、多中心的 3 小时时间窗急性缺血性脑血管病溶栓安全性和有效性的观察研究。该研究共纳入欧盟附属的 14 个国家和 285 个卒中中心，并与以往的 RCT 研究（NINDS，ECASS，ATLANTIS）的汇总数据进行对比分析。SIST-MOST 研究结果显示，溶栓干预后症状性颅内出血率［24 小时内（1.7%），7 天（7.3%）vs. 8.6%］和 90 天死亡率（11.3% vs. 17.3%）二者之间无显著的统计学差异。另外，对于溶栓干预有效性对比分析显示，溶栓干预后 90 天患者良好预后的比率与以往 RCT 研究汇总结果相比无显著的统计学差异（38.9% vs. 42.3%）。因为 SIST-MOST 纳入的卒中中心均将 3 小时静脉溶栓作为急性缺血性脑血管病的常规治疗，所以该研究的结果为临床更为广泛的推广急性缺血性脑血管病 rt-PA 静脉溶栓提供了有利的证据。

5. SITS-ISTR　SITS-ISTR（the safe implementation of treatments in stroke，a prospective internet-based audit of the International stroke thrombolysis registry，SITS-ISTR）是一项集中 35 个国家、700 余个卒中中心在内的前瞻性、国际性急性缺血性卒中登记项目。该研究对 3.5~4 小时与 3 小时时间窗溶栓患者的安全性和有效性进行对比分析。其中主要安全性终点评价指标为症状性颅内出血率和死亡率；有效性终点评价指标为溶栓后 90 天患者达到生活自理的比例（mRS≤2），研究结果显示，3.5~4 小时时间窗溶栓组与 3 小时时间窗溶栓组相比，无论症状性颅内出血率（2.2% vs. 1.6% P=0.24）、死亡率（12.7% vs. 12.2% P=0.72）、患者溶栓后达到生活自理能力的比率（58% vs. 56.3% P=0.42）均无显著的统计学差异；但是对于急性缺血性脑血管病发病时间窗 3~4.5 小时患者实施静脉溶栓是安全的，为后续的 ECASS-Ⅲ 研究奠定了基础。

6. 急性缺血性脑血管病静脉溶栓Ⅳ期临床试验　目前主要有 2 个关于急性缺血性脑血管病静脉溶栓治疗Ⅳ期临床研究，并且显示了相反的研究结果。STARS（standard treatment with alteplase to reverse stroke，STARS）研究是一项美国 FDA 资助的一项急性缺血性脑血管病 rt-PA 静脉溶栓前瞻性、多中心Ⅳ期临床试验。入选标准采用 NINDS 研究的纳入和排除标准，并以 30 天 mRS 评分作为终点评价指标。STARS 研究共入选 389 名患者，平均治疗时间窗为 2 小时 44 分钟；平均基线 NIHSS 评分为 13 分。STARS 究结果显示，30 天死亡率为 13%；35% 患者预后良好（mRS≤1）；43% 患者达到生活自理（mRS≤2）；症状性颅内出血发生率和非症状性颅内出血发生率分别为 3.3% 和 8.2%。共有 32.6% 的患者未严格按照预定方案进行溶栓干预。STARS 研究得出结论，rt-PA 用于急性缺血性脑血管病溶栓治疗可获得较好的临床疗效，且症状性颅内出血发生率较低。然而，另一项急性缺血性脑血管病 rt-PA 静脉溶栓Ⅳ期临床试验却得出了截然相反的结论。由美国俄亥俄州 29 家医疗机构参与的一项研究急性缺血性脑血管病 rt-PA 静脉溶栓Ⅳ期临床研究，旨在于评价 rt-PA 的使用率、颅内出血率和溶栓后结局。该研究共筛查 3948 名患者，其中 70 名患者（1.8%）接受了溶栓治疗。溶栓患者中，16 名（22.9%）溶栓患者发生脑出血，其中 11 名（15.7%）为症状性颅内出血。约 50% 的病例未严格按照美国卒中指南标准进行溶栓干预；溶栓患者院内死亡率明显高于非溶栓患者（溶栓患者 vs. 非溶栓患者：15.7% vs. 5.1%，$P<0.001$）。该研究的结论认为，急性缺血性脑血管病 rt-PA 静脉溶栓可能尚需要在有经验、有资质的卒中中心开展。

7. DIAS　DIAS（desmoteplase in acute ischemic trial，DIAS）是一项以关于"3~9 小时时间窗内急性缺血性脑血管病 desmoteplase 静脉溶栓干预安全性和有效性"的随机，对照Ⅱ期临床试验。该研究以头颅 MRI 弥散和灌注不匹配（DWI-PWI Mismatch）作为溶栓干预筛选标准，并以症状性颅内出血发生作为主要安全性评价指标；以 4~6 小时 MRI 灌注恢复、90 天 mRS（0~2）、BI（75~100）、NIHSS（0~1 或改善大于 8 分）作为主要有效性评价指标。该研究分为两部分：第一部分共入选 47 名研究对象，随机分为 25mg、37.5mg 和 50mg desmoteplase 静脉溶栓治疗组及安慰剂对照组。因较高的症状性颅内出血发生率（26.7%），故该部分临床试验被终止；第二部分 DIAS 采用较小的溶栓剂量（62.5μg/kg，90μg/kg，125μg/kg）。同时将 MRI 的入选标准调整为：DWI 病灶小于 1/3MCA 供血区；同时，PWI 减低区域至少大于 DWI 20% 以上。该部分研究结果显示，125μg/kg 剂量溶栓组 4~6 小时 MRI 再灌注率明显高于对照组（溶栓组：对照：71.4% vs. 19.2%，$P=0.0012$）；90 天临床良好预后的比率亦明显优于对照组（溶栓组：对照组：60.0% vs. 22.2%，$P=0.009$）。症状性颅内出血发生率为 2.2%。DIAS 研究为进一步探讨利用影像技术筛选可能从溶栓治疗中受益的患者奠定了基础。

8. 颅外超声辅助溶栓　超声可以使血栓的纤维蛋白框架结构发生松解，使更多的纤溶酶进入血栓结构，有可能更快、更好地增加溶栓的效率。CLOTBUST 是一项旨在探索超声辅助 rt-PA 静脉溶栓治疗安全性和有效性的临床试验研究、干预方法。CLOTBUST 研究将 126 名 3 小时时间窗内大脑中动脉分布区急性缺血性脑血管病患者随机的分为超声辅助溶栓组（持续 2-MHz TCD + rt-PA）和单纯溶栓组（rt-PA），结果显示，超声辅助静脉溶栓组的溶栓后 2 小时的血管再通率高于单纯静脉溶栓组（超声辅助溶栓组：单纯静脉溶栓组：49% vs. 30%，$P=0.03$）。症状性颅内出血和 90 天 mRS≤1 的患者比例在超声辅助静脉溶栓组和单纯静脉溶栓组之间无显著统计学差异。虽然该研究结果显示超声辅助静脉溶栓可能可以提高 rt-PA 静脉溶栓血管再通率，但肯定的结果有待于进一步大规模、多中心临床试验的验证。

9. 截至目前为止，国际上有三个关于链激酶在急性缺血性脑血管病溶栓治疗安全性和有效性的随机对照研究，包括 MAST-E（the multicenter acute stroke trial in europe，MAST-E）、MAST-I（the multi-center acute stroke trial in italy，MAST-Ⅰ）和 ASK（the australian streptokinase study，ASK）。这些研究最终均因为高出血并发症而中途终止试验。

二、急性缺血性脑血管病静脉溶栓的主要相关循证医学证据

基于现有的临床研究结果，美国心脏病学会和美国卒中学会于 2003、2005 和 2007 年颁布了"急性缺血性脑血管病治疗指南"。同时，中国于 2004 年颁布了"中国脑血管病防治指南"，其中急性缺血性脑血管病静脉溶栓相关主要循证医学证据和临床建议归纳（表 14-1、表 14-2）

表 14-1　美国心脏病学会和美国卒中学会急性缺血性脑血管病治疗指南

1. 静脉 rt-PA 是目前美国 FDA 认证的唯一有效的急性缺血性脑血管病溶栓治疗方法。对于发病在 3 小时治疗时间窗以内，并经过严格筛选的急性缺血性脑血管病 rt-PA 静脉溶栓治疗可显著的改善临床预后（Ⅰ类推荐，A 级证据）。rt-PA 静脉溶栓疗效与治疗时间窗相关，治疗的时间越早，疗效越好（A 级证据）。rt-PA 静脉溶栓治疗可以增加症状性颅内出血的发生（A 级证据）

2. rt-PA 静脉溶栓时应严格监测颅内出血，药物过敏等并发症和不良反应（Ⅰ类推荐，C 级证据）

3. rt-PA 静脉溶栓前要严格评价和控制血压（Ⅱa 类推荐，B 级证据）。建议溶栓干预前血压控制于 180/105mmHg 以下

4. 卒中后癫痫并非为溶栓的绝对禁忌证，临床医生如能排除 Todd 麻痹可以进行溶栓治疗（Ⅱa 类推荐，B 级证据）

5. 不推荐临床链激酶进行急性缺血性脑血管病溶栓治疗（Ⅲ类推荐，A 级证据）

6. 除临床试验外不推荐 rt-PA 之外的溶栓药物用于急性缺血性脑血管病的溶栓治疗（Ⅲ类推荐，C 级证据）

表 14-2　中国脑血管病防治指南建议

1. 对于经过严格筛选的发病在 3 小时时间窗以内的患者应积极采取溶栓治疗，溶栓药物首选 rt-PA，尿激酶可作为被选药物

2. 对于发病时间窗在 3～6 小时内的急性缺血性脑血管病，患者在经过更为严格的筛选后，可使用尿激酶进行溶栓治疗

3. 基底动脉血栓形成的溶栓治疗时间窗和适应证可以适当放宽

4. 超过时间窗的溶栓治疗多不会增加治疗效果，而且增加再灌注损伤和出血并发症，不宜进行溶栓治疗

5. 恢复期患者禁用溶栓治疗

第二节　急性缺血性脑血管病静脉溶栓的临床管理

急性缺血性脑血管病的溶栓治疗可以划分为三个阶段，即溶栓前评价、溶栓干预和溶栓后管理。三者之间是一个环环相扣的有机整体，其中"溶栓前评价"是基础；"溶栓干预"是过程；"溶栓后管理"是巩固。任何环节的中断，都将导致溶栓干预的失败。因此，临床实施溶栓治疗是要有"整体化"和"系统化"的理念，将溶栓前评价、溶栓干预和溶栓后管理有机地结合起来，才能真正确保溶栓治疗的安全性和有效性。关于溶栓前评价、溶栓干预和溶栓后管理各阶段的主要目标建议见表 14-3。

表 14-3　急性缺血性脑血管病溶栓干预阶段划分及主要目标

阶段划分	主要目标
溶栓前评价	①筛选适于溶栓的患者 ②评价溶栓干预的风险和收益 ③定制个体化的溶栓干预策略
溶栓干预	①集结相关的临床资源，实施预定溶栓干预方案 ②在溶栓过程中，监控溶栓干预的疗效和可能的并发症
溶栓后管理	①在溶栓干预后，监控溶栓干预的疗效和可能的并发症 ②制定和实施有效的抗栓治疗，防止再通血管的再次闭塞 ③管理卒中相关的并发症和伴发病 ④制定和实施有效的卒中二级预防策略和方案

一、静脉溶栓前评价

急性缺血性脑血管病溶栓治疗是一项风险和收益并存复杂的临床干预过程。同时，溶栓治疗并非适用于所有的急性缺血性脑血管病，因此，科学、规范的溶栓干预前评价，筛选真正能够从溶栓干预中受益的患者就显得十分重要。溶栓干预前评价是整个溶栓过程的基础和关键。进行急性缺血性脑血管病溶栓决策时，作者建议对以下几方面的信息进行评价（表 14-4）。

表 14-4　急性缺血性脑血管病溶栓干预前评价

1. 患者是否为脑血管病
2. 患者是否为急性缺血性脑血管病
3. 患者可能的病因及病理生理机制如何
4. 患者是否满足溶栓的纳入和排除标准
5. 患者接受溶栓干预的风险和收益评价如何

急性缺血性脑血管病仅是一种症状性、描述性诊断，其病因、病理和病理生理机制有着巨大的个体差异，如动脉粥样硬化性血栓形成、心源性栓塞、动脉 – 动脉源性栓塞、低灌注等。不同的病因、病理和病理生理机制，其治疗策略、治疗方法、临床预后可能不尽相同。

在"时间就是大脑（time is brain）"原则指导下，经典的急性缺血性脑血管病溶栓干预的模式是"时间窗指导下的溶栓干预模式"。在该模式中，"时间窗"是溶栓干预决策的一个重要的参考指标。通常人们根据患者发病"时间窗"的长短决策溶栓干预的实施。然而，虽然在临床实践中，"时间窗"是一个非常容易操作的概念，但是它所带给我们的信息却十分有限。不同的血管病危险因素、不同的血管病变部位、不同的侧支代偿循环、不同的缺血耐受能力，即使在相同的发病"时间窗"内，患者缺血脑组织的病理生理特征可能有着巨大的个体差异。对于一些患者，由于缺乏足够的侧支循环代偿，即使在 3 小时发病时间窗内，缺血的脑组织已经发生梗死；对于另一部分患者，由于侧支循环及时、有效的建立，发病时间尽管已经超出经典的溶栓时间窗，但缺血半暗带可能长时间保持，此时溶栓治疗仍可能获得满意的疗效。所以，在"时间窗指导下的溶栓干预模式"就存在 2 种潜在的局限性：①对于那些虽然发病在经典溶栓时间窗内，但已经无缺血半暗带存在的患者实施了溶栓干预，患者的神经功能障碍不仅得不到预期的改善，反而增加了溶栓后出血并发症的概率；②对于那些发病虽然超过经典时间窗范围，但仍然有缺血半暗带存在的患者却放弃了溶栓治疗，人为地降低了患者可能从溶栓治疗中受益的机会。

正是鉴于"时间窗"指导下的溶栓干预模式的这种局限性，"病理生理窗指导下的急性缺血性脑血管病溶栓干预模式"越来越受到人们的重视。病理生理窗（pathophysiological window，PW）是指急性缺血性脑血管病发生后，脑组织中缺血半暗带存在的范围、时限及其功能。"范围"是从空间的范畴来反映缺血半暗带存在的情况；"时限"是从时间范畴来反映缺血半暗带存在的时间变化特征。"功能"是从功能学范畴反映缺血半暗带与神经功能障碍之间的相关关系；"病理生理窗指导下的急性缺血性脑血管病溶栓干预模式"的理念是倡导急性缺血性脑血管病溶栓干预不应仅拘泥于"时间窗"的限制,应根据患者脑组织的缺血病理生理特点、缺血半暗带存在特征进行个体化的溶栓干预。"病理生理窗指导下的溶栓干预模式"的提出、组织和实施,不仅能够提高急性缺血性脑血管病溶栓干预的安全性和有效性,使更多的患者接受更为科学的溶栓治疗,而且可以使溶栓治疗相关的医疗投入集中用于有望获益的人群,从而更加充分、有效的利用我国现有有限的卒中医疗资源。因此,"信息才是大脑(information is brain)"。关于急性缺血性脑血管病病理生理学评价参见本书急性缺血性脑血管病急诊评价模式和策略章节。

表 14-5 是首都医科大学宣武医院卒中中心急性缺血性脑血管病溶栓治疗的纳入标准和排除标准。

急性缺血性脑血管病溶栓干预的风险-效益评价是综合上述各方面信息后,最终的溶栓干预决策过程。目前,世界范围内尚无公认的预测模式和评价方法,对溶栓的风险-效益评价多依赖于临床医生的经验。作者借鉴国际上关于溶栓干预相关因素的基础上,结合宣武医院卒中中心的经验,分别编制"颈内动脉系统急性缺血性脑血管病溶栓干预风险-效益预测量表"和"椎-基底动脉系统急性缺血性脑血管病溶栓干预风险-效益预测量表",以协助临床医生进行溶栓干预决策。关于"颈内动脉系统急性缺血性脑血管病溶栓干预风险-效益预测量表"和"椎-基底动脉系统急性缺血性脑血管病溶栓干预风险-效益预测量表"的评价内容和评分标准参见本书急性缺血性脑血管病溶栓干预风险-效益评价理念和方法章节。

表 14-5 首都医科大学宣武医院卒中中心急性缺血性脑血管病静脉溶栓纳入和排除标准

纳入标准
- □ 年龄 18 岁以上
- □ 临床明确诊断缺血性脑血管病,并且造成明确的神经功能障碍(NIHSS >4 分)
- □ 症状开始出现至干预时间 <180 分钟
- □ 患者家属对溶栓干预的风险-收益知情同意

排除标准
- □ CT 有明确的颅内出血证据
- □ 临床高度怀疑 SAH(尽管 CT 显示阴性结果)
- □ 神经功能障碍非常轻或迅速改善
- □ 此次卒中有明确的痫性发作
- □ 既往有颅内出血史、动静脉畸形史和颅内动脉瘤史
- □ 最近 3 个月内有颅内手术史、严重头部外伤史以及卒中史
- □ 最近 21 天内有消化道、泌尿系等内脏器官活动性出血史
- □ 最近 14 天内有外科手术史
- □ 最近 7 天内有腰穿史
- □ 最近 7 天有动脉穿刺史
- □ 明确的出血倾向
    - 血小板计数 <10 万/μl
    - 48 小时内接受肝素治疗,并且 aPTT 高于正常值上限
    - 最近接受抗凝治疗(如华法林),并且 INR >1.7
- □ 血糖 <2.7mmol/L
- □ 血压难以控制在 180/90mmHg 以下
- □ CT 显示低密度 >1/3 大脑中动脉分布区体积
- □ 严重的心、肝、肺、肾等器官和系统功能障碍
- □ 伴发其他严重疾患,预计生存年限 <1 年

二、静脉溶栓干预

1. 静脉溶栓常用药物及用法（表 14-6）

表 14-6　静脉溶栓常用药物及用法

药物名称	剂　　量	用　　法
rt-PA	0.9mg/kg，最大剂量 90mg	总量的 10% 于 1 分钟内静脉推入，其余剂量于 60 分钟内匀速静脉泵入
尿激酶★	50 万～150 万 U	50 万 U 溶于 50ml 生理盐水中，于 10 分钟内匀速静脉泵入。根据患者病情，可按上述方案连续再次追加 50 万 U，最大剂量 150 万 U

★关于尿激酶用于急性缺血性脑血管病溶栓治疗目前国际尚无统一的用法推荐，该方法为首都医科大学宣武医院卒中中心用法

2. 静脉溶栓的实施步骤

（1）核实静脉溶栓的适应证和禁忌证。

（2）建立静脉通道。

（3）鼻导管吸氧（2～3L/min）。

（4）床旁监测心电、血压、呼吸、脉搏、血氧饱和度。

（5）选择溶栓药物，实施静脉溶栓干预。

（6）溶栓期间，动态监测生命体征、神经功能变化以及过敏征象：①生命体征监测：静脉溶栓最初 12 小时内，1 次/小时；以后 12 小时内，每 1 次/2 小时；②血压监测：静脉溶栓最初 2 小时内，1 次/15 分；随后 6 小时，1 次/30 分；此后 1 次/60 分，直至 24 小时；③神经功能监测：静脉溶栓最初 2 小时内，1 次/15 分；随后 6 小时，1 次/30 分；此后 1 次/60 分，直至 24 小时；④过敏征象监测：注意观察患者有无皮肤发痒、皮疹、水肿、呼吸困难等过敏症状和体征，如果发现应立即停药，酌情使用抗组胺制剂和糖皮质激素。

（7）判定终止静脉溶栓的指征：急性缺血性脑血管病静脉溶栓过程中，建议根据以下情况酌情判定是否继续溶栓治疗：①治疗过程中患者病情急剧恶化，不能排除颅内出血或其他脏器出血可能的，建议终止溶栓治疗并明确原因；②用药过程中，如果患者的神经功能障碍明显改善，建议根据患者具体情况来评价继续溶栓治疗的利与弊；③溶栓药物使用已经达到最大剂量时，无论患者神经功能障碍有无改善，为安全性起见，建议终止静脉溶栓治疗。

（8）影像学复查：①溶栓过程中患者出现头痛、恶心、呕吐、急性血压增高，或神经功能障碍加重，建议立即停用溶栓药物，紧急复查头颅 CT；②溶栓后患者症状、体征明显改善或相对平稳，可于溶栓后 24 小时复查影像学。

三、静脉溶栓后管理

1. 抗栓药物应用　①美国卒中学会卒中指南建议：静脉溶栓后 24 小时内不推荐使用抗凝、抗血小板制剂，以防止出血事件的发生。但对于溶栓后神经功能障碍仍进行性恶化的患者（排除脑出血、再灌注损伤等病理改变后），以及存在血栓再形成的高危患者，可以在监测凝血指标的情况下，酌情考虑使用抗凝剂和（或）抗血小板制剂，以防止血栓的再形成和血栓延续；②静脉溶栓 24 小时后如无禁忌可使用阿司匹林 100mg/d 或氯吡格雷 75mg/d。应用抗血小板制剂期间需要监测皮肤、黏膜、脏器出血的症状和体征，定期复查血象、血小板聚集率等；③抗血小板制剂与抗凝药物的联合应用，可增加溶栓后出血事件发生的概率。对于溶栓后 24 小时，在应用抗血小板制剂的基础上患者神经功能障碍仍进行性恶化者；或有房颤、其他心源性疾患等再栓塞危险的患者，可考虑抗凝治疗。抗凝药物可以选择肝素、低分子肝素和华发林。抗凝干预前、抗凝期间应监测凝血功能。

2. 急性缺血性脑梗死静脉溶栓干预后，在患者病情允许的情况下，尽早请神经康复专业医师制定相应的康复方案，以利于患者神经功能的恢复。

3. 根据患者"血管病危险因素"、"血管事件的临床特征"、"血管事件的病因和病理生理基础"制定有效的个体化卒中二级预防方案，并长期随访。

4. 静脉溶栓并发症的管理：①脑出血：静脉溶栓时，当患者突然表现意识障碍、头痛、恶心、呕吐、急性血压增高、心率加快、患侧或健侧肢体运动障碍加重，应考虑到症状性颅内出血的可能。尽快复查头颅 CT、血常规、凝血四项等检查明确诊断。当无明确的进行性颅压增高的证据时，停用溶栓药物后无特殊处理，动态监测生命体征、意识水平、瞳孔对光反射、各脏器系统功能、水电解质酸碱平衡；脑出血造成进行性颅压增高威胁生命时，可考虑血肿微创穿刺、血肿清除，必要时去骨瓣减压等方法抢救生命；②其他系统器官出血并发症：当患者出现恶心、腹胀、呕血、黑便、肠鸣音活跃时，应考虑到消化道出血的可能；应动态监测出血的程度及血红蛋白变化，必要时给予局部止血、制酸剂、补液等治疗。当患者出现尿色加深、血尿时，应考虑到泌尿系统出血的可能；同时，溶栓时有些患者可表现牙齿、齿龈、鼻黏膜出血。一般无需特殊处理，停用溶栓剂后患者症状、体征逐渐消退；③血管再闭塞：静脉溶栓时，当患者神经功能曾一度改善，后神经功能障碍再度加重，应考虑到再通血管再闭塞的可能。应即刻复查头颅 CT 排除出血。关于能否再次进行溶栓干预，目前国际上尚无相关的循证医学证据。在有条件的医疗机构，经过严格的评价，并在患者和（或）家属知情同意的情况下，可尝试动脉内化学或机械溶栓等其他血管再通治疗。

（冀瑞俊　马　欣　贾建平）

参 考 文 献

1. Gilligan A，Markus R，Read S，et al. Baseline blood pressure but not early computed tomography changes predicts major hemorrhage after streptokinase in acute ischemic stroke. Stroke. 2002，33：2236－2242

2. The NINDS t-PA Stroke Study Group. Generalized efficacy of t-PA for acute stroke：subgroup analysis of the NINDS t-PA Stroke Trial. Stroke. 1997，28：2119－2125

3. Hacke W，Kaste M，Fieschi C，et al. Randomised double-blind placebo-controlled trial of thrombolytic therapy with intravenous alteplase in acute ischaemic stroke（ECASS Ⅱ）. Lancet. 1998，352：1245－1251

4. Kaste M，Hacke W，Fieschi C，et al. Results of the European Cooperative Acute Stroke Study（ECASS）. Cerebrovasc Dis. 1995，5：225

5. von Kummer R，Hacke W. Safety and efficacy of intravenous tissue plasminogen activator and heparin in acute middle cerebral artery stroke. Stroke. 1992，23：646－652

6. Steiner T，Bluhmki E，Kaste M，et al. The ECASS 3-hour cohort：secondary analysis of ECASS data by time stratification：European Cooperative Acute Stroke Study. Cerebrovasc Dis. 1998，8：198－203

7. Clark WM，Wissman S，Albers GW，et al. Recombinant tissue-type plasminogen activator（alteplase）for ischemic stroke 3 to 5 hours after symptom onset：the ATLANTIS Study：a randomized controlled trial：Alteplase Thrombolysis for Acute Noninterventional Therapy in Ischemic Stroke. JAMA. 1999，282：2019－2026

8. Albers GW，Bates VE，Clark WM，et al. Intravenous tissue-type plasminogen activator for treatment of acute stroke：the Standard Treatment with Alteplase to Reverse Stroke（STARS）study. JAMA. 2000，283：1145－1150

9. Grond M，Stenzel C，Schmulling S，et al. Early intravenous thrombolysis for acute ischemic stroke in a community-based approach. Stroke. 1998，29：1544－1549

10. Katzan IL，Furlan AJ，Lloyd LE，et al. Use of tissue-type plasminogen activator for acute ischemic stroke：the Cleveland area experience. JAMA，2000，283：1151－1158

11. Derex L，Hermier M，Adeleine P，et al. Clinical and imaging predictors of intracerebral haemorrhage in stroke patients treated with intravenous tissue plasminogen activator. J Neurol Neurosurg Psychiatry. 2005，76：70－75

12. Trouillas P，Nighoghossian N，Getenet JC，et al. Open trial of intravenous tissue plasminogen activator in acute carotid territory stroke：correlations of outcome with clinical and radiological data. Stroke. 1996，27：882－890

13. Tanne D，Verro P，Mansbach H，et al. Overview and summary of phase Ⅳ data on use of t-PA for acute ischemic stroke.

Stroke Interventionalist. 1998, 1：3

14. Tanne D, Bates V, Verro P, et al. Initial clinical experience with Ⅳ tissue plasminogen activator for acute ischemic stroke：a multicenter survey. Neurology. 1999, 53：424 – 427

15. Katzan IL, Hammer MD, Hixson ED, et al. Utilization of intravenous tissue plasminogen activator for acute ischemic stroke. Arch Neurol. 2004, 61：346 – 350

16. Graham GD. Tissue plasminogen activator for acute ischemic stroke in clinical practice：a meta-analysis of safety data. Stroke. 2003, 34：2847 – 2850

17. Hacke W, Donnan G, Fieschi C, et al. Association of outcome with early stroke treatment：pooled analysis of ATLANTIS, ECASS, and NINDS rt-PA stroke trials. Lancet. 2004, 363：768 – 774

18. Kwiatkowski T, Libman R, Tilley BC, et al. The impact of imbalances in baseline stroke severity on outcome in the National Institute of Neurological Disorders and Stroke Recombinant Tissue Plasminogen Activator Stroke Study. Ann Emerg Med. 2005, 45：377 – 384

19. Wardlaw JM, Lindley RI, Lewis S. Thrombolysis for acute ischemic stroke：still a treatment for the few by the few. West J Med. 2002, 176：198 – 199

20. Donnan GA, Hommel M, Davis SM, et al. Streptokinase in acute ischaemic stroke. Lancet. 1995, 346：56

21. Hommel M, Boissel JP, Cornu C, et al. Termination of trial of streptokinase in severe acute ischaemic stroke. Lancet. 1995, 345：357

22. The Multicenter Acute Stroke Trial-Europe Study Group. Thrombolytic therapy with streptokinase in acute ischemic stroke. N Engl J Med. 1996, 335：145 – 150

23. Multicentre Acute Stroke Trial-Italy (MAST-I) Group. Randomised controlled trial of streptokinase, aspirin, and combination of both in treatment of acute ischaemic stroke. Lancet. 1995, 346：1509 – 1514

24. Haley EC Jr, Lyden PD, Johnston KC, et al. A pilot dose-escalation safety study of tenecteplase in acute ischemic stroke. Stroke. 2005, 36：607 – 612

25. Walters BB, Ojemann RG, Heros RC. Emergency carotid endarterectomy. J Neurosurg. 1987, 66：817 – 823

26. Sherman DG, Atkinson RP, Chippendale T, et al. Intravenous ancrod for treatment for acute ischemic stroke：the STAT study：a randomized controlled trial：Stroke Treatment with Ancrod Trial. JAMA. 2000, 283：2395 – 2403

27. The Ancrod Stroke Study Investigators. Ancrod for the treatment of acute ischemic brain infarction. Stroke. 1994, 25：1755 – 1759

28. Sherman DG. Antithrombotic and hypofibrinogenetic therapy in acute ischemic stroke：what is the next step? Cerebrovasc Dis. 2004, 17 (suppl1)：138 – 143

29. Qureshi AI, Kirmani JF, Sayed MA, et al. Time to hospital arrival, use of thrombolytics, and in-hospital outcomes in ischemic stroke. Neurology. 2005, 64：2115 – 2120

30. Dick AP, Straka J. Ⅳ tPA for acute ischemic stroke：results of the first 101 patients in a community practice. Neurologist. 2005, 11：305 – 308

31. Nadeau JO, Shi S, Fang J, et al. TPA use for stroke in the Registry of the Canadian Stroke Network. Can J Neurol Sci. 2005, 32：433 – 439

32. Grotta JC, Burgin WS, El-Mitwalli A, et al. Intravenous tissue-type plasminogen activator therapy for ischemic stroke：Houston experience 1996 to 2000. Arch Neurol. 2001, 58：2009 – 2013

33. Merino JG, Silver B, Wong E, et al. Extending tissue plasminogen activator use to community and rural stroke patients. Stroke. 2002, 33：141 – 146

34. Sylaja PN, Dzialowski I, Krol A, et al. Role of CT angiography in thrombolysis decision-making for patients with presumed seizure at stroke onset. Stroke. 2006, 37：915 – 917

35. Selim M, Kumar S, Fink J, et al. Seizure at stroke onset：should it be an absolute contraindication to thrombolysis? Cerebrovasc Dis. 2002, 14：54 – 57

36. Hacke W, Kaste M, Bluhmki E, et al. Thrombolysis with alteplase 3 to 4.5 hours after acute ischemic stroke. N Engl J Med. 2008, 359 (13)：1317 – 1329

第十五章 急性缺血性脑血管病血管内化学溶栓

第一节 急性缺血性脑血管病动脉溶栓与循证医学

在 20 世纪 80 年代，动脉溶栓作为急性缺血性脑血管病的一种治疗手段逐渐引起人们的关注。随着介入神经放射技术和血管内材料的发展，目前动脉溶栓、血管内治疗已经成为急性缺血性脑血管病治疗的一支"生力军"，吸引了神经放射学、血管神经病学以及神经外科学医生的极大关注。

早期动脉溶栓的研究多以病例报道的形式发表，操作规范、临床疗效以及并发症情况各家报道不一。美国心脏病学会（american heart association，AHA）于 1996 年颁布了"关于急性缺血性脑血管病溶栓干预的建议"以规范急性缺血性脑血管病的溶栓治疗。随后，关于急性缺血性脑血管病动脉溶栓治疗的随机、对照临床研究 PROACT （prolyse in acute cerebral thromboembolism trail） Ⅰ 和 Ⅱ 的研究结果分别于 1998 年和 1999 年相继发表。PROACT Ⅰ 是一项关于 r-pro-UK （recombinant prourokinase） 用于大脑中动脉急性缺血性脑血管病动脉溶栓的随机、对照 Ⅱ 期临床试验研究。该研究以"治疗 24 小时内症状性颅内出血的发生"为主要安全性观测指标；以"治疗 120 分钟时的血管再通情况"为主要有效性观测指标。PROACT Ⅰ 研究将 46 名大脑中动脉闭塞的急性缺血性脑血管病患者按照 2∶1 的比例随机分为 r-pro-UK （6mg） 联合肝素和安慰剂联合肝素治疗。患者平均治疗时间窗为 5.5 小时，结果显示，症状性颅内出血的发生在溶栓组和对照组之间无显著的统计学差异 （溶栓组∶对照组∶15.4%∶7.1%，$P = 0.64$）。治疗组的血管完全或部分再通率明显高于对照组 （溶栓组∶对照组∶57.7% vs. 14.3%，$P = 0.017$）。PROACT Ⅰ 为进一步探索动脉溶栓用于治疗急性缺血性脑血管病的有效性奠定了基础。

PROACT-Ⅱ 是一项关于 6 小时时间窗大脑中动脉急性缺血性脑血管病动脉溶栓治疗安全性和有效性的随机、对照临床实验研究。该研究以溶栓干预后 90 天 mRS≤2 分作为主要有效性观测指标；以溶栓干预后 24 小时症状性颅内出血和溶栓干预 90 天死亡作为主要安全性观测指标。PROACT-Ⅱ 共入选 180 名患者，研究对象被随机的分为 9mg r-pro-UK + 肝素组和单纯应用肝素组。入选患者基线 NIHSS 评分平均为 17 分。患者的平均治疗时间窗为 5.3 小时，结果提示，溶栓组的有效率明显高于对照组 （溶栓组∶对照组∶40%∶25%，$P = 0.04$）；溶栓组的 120 分钟血管再通率高于对照组 （溶栓组∶对照组∶66% VS.18%，$P < 0.001$）。溶栓干预后 24 小时症状性颅内出血的发生率溶栓组为 10%，而对照组为 2%。治疗组和对照组之间 90 天死亡率无显著的统计学差异。

三、动、静脉联合溶栓

急性缺血性脑血管病溶栓干预是一项时间依赖性的临床治疗方法，越早进行溶栓干预，良好预后的几率越大；另外，急性缺血性脑血管病溶栓干预的预后与血管的再通情况有着密切的关系，血管再通率越高，患者良好预后的可能性越大。根据给药途径的差别，急性缺血性卒中溶栓干预可以分为"静脉溶栓"和"动脉溶栓"。静脉溶栓的突出优势在于操作简便，可以节省宝贵的治疗时间，但其缺点是血管再通率相对较低。动脉溶栓的突出优势是可以采取机械的方法局部用药，因此闭塞血管的再通率相对较高，但因其操作相对复杂，故溶栓前要消耗大量的时间用于人员的集结和血管造影。因此，将静脉溶栓和动脉溶栓的优势有机地结合起来，探索动、静脉联合溶栓的疗效成为急性缺血性脑血管病血管再通治疗一个方向。

EMS 卒中干预研究 （the emergence management of stroke bridging trail，EMS） 是一项探讨动、静脉联合溶栓安全性和有效性的多中心、随机、对照、双盲临床研究。35 例 3 小时时间窗内的急性缺血性卒中患者被随机分为静脉溶栓联合动脉溶栓 （Ⅳ/IA，17 例） 和安慰剂联合动脉溶栓组 （placebo/IA，18 例）。虽然动、静脉联合溶栓干预组 TIMI 3 级血流的比例 （6/11） 较安慰剂联合动脉溶栓组 （1/10） 比例高，但两组 7 天、10 天、3 个月神经功能预后并未表现出显著的统计学差异。

IMS（the Interventional management of stroke-Ⅰ，IMS-Ⅰ）是一项探索动、静脉联合溶栓干预治疗 3 小时时间窗内急性缺血性脑血管病动、静脉联合溶栓治疗安全性和有效性的临床研究。80 例 3 小时时间窗内急性缺血性卒中患者接受 rt-PA 静脉溶栓（0.6mg/kg，最大剂量 60mg，其中 15% 静推，其余于 30 分钟内匀速静点）；其中 62 例患者接受后续 rt-PA 动脉溶栓（最大剂量 22mg，于 2 小时内输注完毕或达到完全再通后终止给药）。与 NINDS 相关研究结果相比，IMS-Ⅰ的死亡率（16%）较 NINDS 研究死亡率（对照组 24%，溶栓组 21%）低，但未达到统计学差异。IMS-Ⅰ的症状性颅内出血发生率（6.3%）与 NINDS 研究中溶栓组症状性颅内出血发生率（6.6%）相当。IMS-Ⅰ研究中 3 个月良好神经功能预后的比例明显优于 NINDS 研究对照组。IMS-Ⅱ 是 IMS-Ⅰ的延续，继续探索动、静脉联合溶栓治疗急性缺血性脑血管病安全性和有效性。与 IMS-Ⅰ不同，IMS-Ⅱ中选用 EKOS 微导管进行局部接触溶栓，同时采用微导管超声辅助溶栓技术。IMS-Ⅱ中 73 例急性缺血性脑血管病患者（平均 NIHSS 19 分）接受 rt-PA 静脉溶栓（0.6mg/kg，最大剂量 60mg，其中 15% 静推，其余于 30 分钟内匀速静点）；如发现血管闭塞则接受后续局部微导管低能量超声辅助 rt-PA 动脉溶栓（最大剂量 22mg，2 小时内输注完成或达到完全再通停止）。IMS-Ⅱ研究中死亡率和症状性颅内出血发生率分别为 16% 和 11%。90 天 mRS≤2 的比率为 45%，与 IMS-Ⅰ（43%）和 NINDS（39%）研究相比均未达到统计学差异。

IMS-Ⅲ是继 IMS-Ⅱ、IMS-Ⅰ之后继续探讨动、静脉联合溶栓治疗急性缺血性脑血管病溶栓干预安全性有效性的多中心、随机对照Ⅲ期临床研究。动静脉联合溶栓治疗组中，动脉溶栓将采用 EKOS 导管或标准微导管进行 rt-PA 的输注；另外，临床医生根据患者情况也可选择 MERCI 取栓装置增加闭塞血管再通。IMS-Ⅲ研究目前尚在进行中，其研究结果值得期待。

二、动脉溶栓干预相关循证医学证据

美国心脏病学会（american heart association，AHA）、美国卒中学会（american stroke association，ASA）于 2003、2005 和 2007 年颁布的急性缺血性脑血管病治疗指南，其中对急性缺血性脑血管病动脉溶栓治疗进行的建议见表 15-1。

表 15-1　美国心脏病学会、美国卒中学会的急性缺血性脑血管病治疗指南

Ⅰ类推荐

1. 对于发病时间窗在 6 小时内、经过严格的筛选评价、大脑中动脉分布区大血管闭塞的急性缺血性脑血管病可以选择动脉溶栓治疗（B 级证据）

2. 急性缺血性脑血管病的动脉溶栓应该在有相应资质的卒中中心进行；同时，对于动脉溶栓干预的操作人员应进行相应的资质审核鉴定（C 级证据）

Ⅱ类推荐：对于有静脉溶栓干预禁忌证的患者，动脉溶栓可以成为一个备选治疗方案（C 级证据）

Ⅲ类推荐：动脉溶栓干预的实施不能代替静脉溶栓

目前 AHA 卒中治疗指南未明确指出椎 – 基底动脉系统急性缺血性脑血管病动脉溶栓的相关建议。中国脑血管病防治指南指出：对于 6 小时治疗时间窗内的患者可选择动脉溶栓；同时，对于后循环急性缺血性脑血管病溶栓的"治疗时间窗"和"溶栓适应证"可适当地放"宽"。

第二节　急性缺血性脑血管病动、静脉溶栓的比较

动脉溶栓和静脉溶栓作为急性缺血性脑血管病溶栓干预的两种方法各有优劣。目前，尚无关于动脉溶栓和静脉溶栓疗效直接比较的大规模、随机对照临床研究结果发表。作者认为，从病理生理学的角度分析，溶栓干预的最终目标是要使溶栓剂在血栓形成的局部形成有效的血药浓度，从而达到有效溶解血

栓、再通血管的目的。溶栓药物无论是通过血液的被动运输（静脉溶栓），或是通过机械性动力（动脉溶栓），只要能够在最短的时间内，使溶栓药物达到血栓形成的局部，并形成有效的血药浓度，即可以达到溶栓治疗的目的。在目前尚缺乏关于溶栓药物在体内分布药代动力学特征检测方法的背景下，了解动脉溶栓和静脉溶栓各自的优、缺点，有助于临床医生根据患者的具体情况选择最适合的溶栓方式。表15-2 是静脉溶栓和动脉溶栓的优、缺点比较。

表 15-2　静脉溶栓和动脉溶栓优、缺点比较

	静脉溶栓	动脉溶栓
药代动力	溶栓药物依靠血液流动被动运输	溶栓药物依靠机械性动力主动运输
治疗实施	人员、设备要求不高，简便易行	人员、设备要求较高，实施相对困难
时间消耗	耗时短，有利于功能恢复	耗时长，有可能延误时机
经济费用	经济费用较低，易被接受	经济费用较高，不易接受
技术联合	可联合超声辅助溶栓	可联合机械碎栓、机械取栓、支架成型等其他血管内治疗技术
血管再通	闭塞血管再通率较低	闭塞血管再通率较高

第三节　急性缺血性脑血管病动脉溶栓的临床管理

一、溶栓前评价

动脉溶栓前的评价相关内容与静脉溶栓基本相同，原则上要在尽可能短的时间内筛选可以从动脉溶栓中获益的患者。进行动脉溶栓前评价时，重点获取的评价信息：①患者是否为急性缺血性脑血管病；②患者是否存在可挽救的脑组织；③患者急性缺血性脑血管病的发生机制如何；④患者是否符合动脉溶栓的筛选标准；⑤患者动脉溶栓的风险和收益对比如何？根据上述问题的回答制定个体化的动脉溶栓干预策略。表 15-3 显示首都医科大学宣武医院卒中中心急性缺血性脑血管病动脉溶栓治疗的筛选标准。关于溶栓前评价相关细节可参见急性缺血性脑血管病静脉溶栓章节。

表 15-3　首都医科大学宣武医院急性缺血性脑血管病动脉溶栓的纳入标准和排除标准

纳入标准

①临床部分

　□ 年龄 18 岁以上

　□ 明确诊断缺血性脑血管病，并且造成明确的神经功能障碍（NUHSS >4 分）

　□ 起病至干预在一定的"时间窗"内；前循环 6 小时内，后循环可延长至 24 小时

②影像部分

　□ CT/MRI 未见异常或不符合排除标准

　□ DSA 与神经功能障碍相一致的血管发现血栓证据

　□ DSA 的 TICI 分级 <2 级

排除标准

①临床部分

　□ 昏迷或 NIHSS 评分 >25～30 分

　□ 腔隙性脑梗死

续　表

　□ 神经功能障碍迅速改善

　□ 卒中起病中有明确痫性发作

　□ 由介入治疗脑动脉瘤、动静脉畸形所致的缺血性卒中

　□ 临床高度怀疑 SAH（尽管 CT 显示阴性结果）

　□ 伴有动脉瘤和（或）动静脉畸形

　□ 怀疑为细菌性脑栓塞

　□ 怀疑急性心肌梗死后心包炎

　□ 既往有脑出血、SAH、脑肿瘤病史

　□ 最近 3 个月内有脑外伤史

　□ 最近 6 周内有卒中史

　□ 最近 30 天内有妊娠、分娩、泌乳史

　□ 最近 10 ~ 30 天内有手术史、实质脏器活检史、腰穿史

　□ 最近 10 ~ 30 天内有外伤史、内脏损伤史、溃疡形成史

　□ 最近 10 ~ 30 天内有活动性出血史

　□ 遗传性、获得性出血素质（aPTT↑、PT↑、凝血因子↓、PLT < 10 万/μl、INR > 1.7）

　□ 造影剂过敏

　□ 血压难以控制在 180/100mmHg

　□ 严重心、肝、肾、肺等脏器功能障碍

　□ 患者预期生命小于 1 年

②影像部分

　□ CT exclusion criteria

　　– 高密度出血影

　　– 严重的脑水肿引起占位效应、脑室受压、中线移位

　　– 低密度影/早期梗死证据 > 1/3 MCA 范围（MCA 区梗死）

　　– SHA

　　– 颅内肿瘤

　□ DSA exclusion criteria

　　– 怀疑颅内夹层动脉瘤

　　– 严重的颈内动脉狭窄影像介入操作

二、动脉溶栓干预

1. 全脑血管造影和超选择性血管造影

　　全脑血管造影是动脉溶栓的基础，全脑血管造影应包括主动脉弓、双侧颈内动脉颅外段、双侧颈内动脉颅内段、双侧颈外动脉、双侧大脑中动脉、双侧大脑前动脉、双侧锁骨下动脉、双侧椎动脉、基底动脉和双侧大脑后动脉。全脑血管造影不仅能够提示关于缺血事件相关血管病变的信息；同时，还能够发现其他伴随的血管病理表现和解剖学变异，如动脉瘤、血管畸形以及前、后交通动脉变异等情况。在全脑血管造影获取血管病变"宏观信息"的基础上，配合微导丝、微导管进行超选择性血管造影可以获取血管病变的"局部信息"。全面、详细的了解血管病变的基础，有利于个体化动脉溶栓干预策略的制定。进行脑血管造影时应重点评价：

（1）血管闭塞相关信息评价：关于全脑血管造影评价血管闭塞，目前国际尚无统一的标准和模式。作者建议采用"LSEC"评价模式，其中"L"表示血管闭塞的部位（location）；"S"表示血管闭塞的程度（severity）；"E"表示血管闭塞的范围（extent）；"C"表示血管闭塞的性质（characteristics）。以大脑中动脉 M1 段为例：M1 段闭塞是在豆纹动脉之前还是之后？是完全闭塞还是部分闭塞？血管闭塞的范围多大？血管闭塞是血栓形成、栓塞或动脉夹层等等。

不同的血管闭塞部位可能对应不同的发病机制、临床表现、干预策略和预后结局。因此，明确血管闭塞的部位对急性缺血性脑血管病的诊断、治疗有着十分重要的现实意义。然而，目前国际上尚无关于急性缺血性脑血管病血管闭塞部位的统一、公认、明确的分类标准。作者建议采用表 15-4 所示的急性缺血性脑血管病全脑血管造影血管闭塞部位的分类方法，以为探索不同血管闭塞部位急性缺血性脑血管病动脉溶栓治疗的安全性和有效性奠定基础。

表 15-4　急性缺血性脑血管病脑血管闭塞部位分类

颈内动脉系统（internal carotid artery system，ICA）

    颈内动脉起始部（origination of ICA）

    颈内动脉远段"T"型分叉处（tocclusion of terminus ICA）

    大脑中动脉 M1 近段（M1 trunk occlusion at or proximal to the lenticulostriate artery）

    大脑中动脉 M1 远段（M1 trunk occlusion distal to lenticulostriate artery）

    大脑中动脉 M2（M2 occlusion）

    大脑中动脉 M3（M3 occlusion）

    大脑中动脉 M4（M4 occlusion）

    大脑前动脉（anterior cerebral artery occlusion）

椎 - 基底动脉系统（vertebrobasilar artery system，VBA）

    单侧颅外椎动脉闭塞（unilateral extracranial vertebral artery）

    单侧颅内椎动脉闭塞（unilateral intracranial vertebral artery）

    双侧椎动脉闭塞（bilateral vertebral artery）

    基底动脉闭塞（occlusion of basilar artery）

    基底动脉近段闭塞（proximal to origin of anterior inferior cerebellar artery）

    基底动脉中段闭塞（between origins of anterior inferior cerebellar artery and superior cerebellar artery）

    基底动脉远段闭塞（distal to origin of superior cerebellar artery）

    基底动脉尖端闭塞（occlusion of top of basilar artery）

    基底动脉近段 + 中段闭塞

    基底动脉中段 + 远段闭塞

    基底动脉近段 + 中段 + 远段闭塞

    小脑后下动脉闭塞（occlusion of posterior inferior cerebellar artery）

    小脑前下动脉闭塞（occlusion of anterior inferior cerebellar artery）

    小脑上动脉闭塞（occlusion of superior cerebellar artery）

    大脑后动脉闭塞（occlusion of posterior cerebral artery）

（2）血流灌注相关信息评价：全脑血管造影血流灌注评价包括病变血管的"前向血流灌注（antero-grade flow）"和"侧支循环代偿（collateral circulation）"两部分。前者是对局部血管病变引起的局部脑血流下降严重程度的评价指标；后者是表示血管事件发生后脑血流通过侧支循环进行血流再次分配的代偿程度的评价指标。二者对目标区域供血均产生贡献，因此应该同时加以评价。以大脑中动脉M1段病变为例：M1段病变后是否影响前向血流？前向血流的程度如何？是否有侧支代偿建立？建立的程度如何？关于美国介入和神经放射治疗学会和美国介入放射学会推荐的DSA评价病变血管前向血流和侧支代偿循环的方法和标准见表15-5和表15-6。

表 15-5　病变脑血管前向血流灌注评价

（thrombolysis in cerebral infarction perfusion categories，TICI 分级）

分　级	评价标准
Grade 0：无灌注	血管阻塞处无顺向血流
Grade 1：灌注不良	显影剂流经阻塞处，但无法充满这条血管的所有供血区域
Grade 2：部分灌注	显影剂流经阻塞处，可充满这条血管的供血区域，但灌注显影时间和（或）显影剂排除时间明显迟缓
Grade 2a：部分灌注	血管床只有部份灌注（＜2/3）
Grade 2b：完全迟缓灌注	血管床完全灌注但有迟缓现象
Grade 3：完全灌注	血流流经阻塞处后几乎可以立即灌注其后的血管床，而且显影剂排除的速度与正常血管床一致

表 15-6　急性缺血性脑血管病变区域脑血管侧支循环评价

分级	评价标准
Grade 0	缺血脑组织无任何可见侧支循环
Grade 1	缺血脑组织周围有迟缓的侧支循环，且无法完全灌注
Grade 2	缺血脑组织周围有快速的侧支循环，但无法完全灌注
Grade 3	缺血脑组织周围有迟缓的侧支循环，但可以完全灌注病灶
Grade 4	梗死脑周围有快速且完全的侧支循环，可以完全灌注病灶

2. 超选择性血管造影及接触溶栓　完成全脑血管造影，获得"脑血管闭塞"和"脑血流灌注"的相关信息后，将导引导管至于闭塞血管的上一级血管，并将微导管置于闭塞血管处，局部输注溶栓药物，进行接触性溶栓。进行局部接触性溶栓时，需注意：

（1）微导管的选择：目前有多种微导管应用于局部接触动脉溶栓。最常用的微导管有两种：单一末端孔型和多侧孔型。前者临床应用最广泛，后者通常应用于长血栓形成时的动脉溶栓。

（2）溶栓药物的选择：进行局部接触溶栓时，目前有多种溶栓剂可供选择，如重组组织型纤溶酶原激活剂（recombinant tissue plasminogen activator，rt-PA），尿激酶（urokinase，UK），单链尿激酶原激活物（single-chain urokinase plasminogen activator，scu-PAorpro-UK），重组尿激酶前体（recombinant pro-u-rokinase，r-pro-UK），reteplase，and tenecteplase（TNK）等。这些溶栓药物在稳定性、半衰期和纤维蛋白原的选择性上均有差别。目前仅有r-pro-UK经过严格临床试验研究的验证，尚缺乏相应的证据显示何种溶栓剂更适用于动脉溶栓。

（3）溶栓方式选择：局部接触溶栓时，根据微导管与血栓的相对位置，临床派生出多种局部溶栓方式，如逆向溶栓、嵌入式溶栓、或将微导管至于闭塞血管的近端直接进行溶栓。目前尚缺乏相关的循证医学证据对各种溶栓方式的疗效进行比较。

　（4）其他：为保证动脉溶栓的安全性和有效性，进行溶栓时尚需注意：①在溶栓干预过程中，要定时进行超选择性血管造影，以了解血管闭塞和开通的情况；②使用导丝、导管时，操作要轻柔。应在路图导引下进行插管，以防动脉粥样硬化斑块脱落，发生动脉 – 动脉源性栓塞；③要用"最小剂量"溶栓药物，达到"最快程度"开通血管目的；④当溶栓药物超过限度时，可考虑配合"机械碎栓"和"机械取栓"；⑤溶栓干预后残余管径狭窄，可使用球囊或支架血管成形等辅助手段干预残余狭窄；⑥若血管迂曲，导管难以到位，可于上游血管给予溶栓药物；⑦溶栓过程中要动态观察患者的生命体征、意识水平和局灶神经功能障碍，以制定进一步治疗方案。

　3. 动脉溶栓后管理　溶栓前评价、溶栓干预和溶栓后管理是一个环环相扣的有机整体，任何一环的中断都将导致溶栓干预的失败，所以应重视溶栓后的管理。目前国际上尚无统一、公认的动脉溶栓后管理方案。作者根据宣武医院动脉溶栓治疗的临床实践，提示急性缺血性脑血管病动脉溶栓后管理需注意：①生命体征的监测和管理：在动脉溶栓的过程中及溶栓干预后，应动态监测血压、脉搏、呼吸、体温，其中血压的管理最为重要。血压应连续进行监测，以溶栓干预过程中和溶栓后 24 小时最为重要。目前关于急性缺血性脑血管病动脉溶栓干预后理想血压的目标值，国际上尚无统一的标准，原则上应在保证脑灌注的基础上，尽可能地控制血压，以防溶栓干预后症状性颅内出血的发生；②神经功能障碍的监测：要动态监测神经功能障碍的变化，以及时判定溶栓干预的疗效、脑出血并发症的发生；③血栓再形成的预防和干预：动脉溶栓后应动态监测患者的凝血指标，并根据患者发生血管再闭塞的危险程度，酌情给予抗血小板聚集或抗凝等治疗；④溶栓并发症的干预：症状性颅内出血是动脉溶栓后的最常见，也是最严重的并发症之一，严密的生命体征的监测、神经功能障碍的监测，尤其是意识水平和瞳孔改变是最重要的症状和体征之一。动脉溶栓后的症状性颅内出血，因合并应用抗凝、抗血小板药物通常采取保守脱水、降颅压的方法治疗。另外，动脉溶栓后消化道出血、尿道出血和腹膜后出血、动脉穿刺部位假性动脉瘤的形成、下肢深静脉血栓形成、造影剂引起肾功能障碍等并发症也应得到足够的重视。

（冀瑞俊　李慎茂　朱凤水）

参 考 文 献

1. Furlan A, Higashida R, Wechsler L, et al. Intra-arterial prourokinase for acute ischemic stroke：the PROACT Ⅱ study：a randomized controlled trial：Prolyse in Acute Cerebral Thromboembolism. *JAMA*. 1999，282：2003 – 2011

2. Qureshi AI. Endovascular treatment of cerebrovascular diseases and intracranial neoplasms. *Lancet*. 2004，363：804 – 813

3. Qureshi AI, Suri MF, Nasar A, et al. Thrombolysis for ischemic stroke in the United States：data from National Hospital Discharge Survey 1999 – 2001. *Neurosurgery*. 2005，57：647 – 654

4. Qureshi AI. New grading system for angiographic evaluation of arterial occlusions and recanalization response to intra-arterial thrombolysis in acute ischemic stroke. *Neurosurgery*. 2002，50：1405 – 1414

5. Ducrocq X, Bracard S, Taillandier L, et al. Comparison of intravenous and intra-arterial urokinase thrombolysis for acute ischaemic stroke. *JNeuroradiol*. 2005，32：26 – 32

6. Inoue T, Kimura K, Minematsu K, et al. A case-control analysis of intra-arterial urokinase thrombolysis in acute cardioembolic stroke. *CerebrovascDis*. 2005，19：225 – 228

7. Macleod MR, Davis SM, Mitchell PJ, et al. Results of a multicentre, randomized controlled trial of intra-arterial urokinase in the treatment of acute posterior circulation ischaemic stroke. *Cerebrovasc Dis*. 2005，20：12 – 17

8. Agarwal P, Kumar S, Hariharan S, et al. Hyperdense middle cerebral artery sign：can it be used to select intraarterial versus intravenous thrombolysis in acute ischemic stroke? *Cerebrovasc Dis*. 2004，17：182 – 190

9. Chalela JA, Katzan I, Liebeskind DS, et al. Safety of intra-arterial thrombolysis in the postoperative period. *Stroke*. 2001，32：1365 – 1369

10. Choi JH, Bateman BT, Manglas, et al. Endovascular recanalization therapy in acute ischemic stroke. *Stroke*. 2006，37：

419 – 424

11. A Guideline from the American Heart Association/American Stroke Association Stroke Council, Clinical Cardiology Council, Cardiovascular Radiology and Intervention Council, and the Atherosclerotic Peripheral Vascular Disease and Quality of Care Outcomes in Research Interdisciplinary Working Groups. Guidelines for the Early Management of Adults with Ischemic Stroke. Stroke. 2007, 38：1655 – 1711

12. Caplan LR, Wityk RJ, Glass TA, et al. New England Medical Center Posterior Circulation registry. Ann Neurol. 2004, 56 (3): 389 – 398

13. Caplan L, Wityk R, Pazdera L, et al. New England Medical Center Posterior Circulation Stroke Registry Ⅱ. Vascular Lesions. J Clin Neurol. 2005, 1 (1): 31 – 49

14. Smith WS. Intra-arterial thrombolytic therapy for acute basilar occlusion：pro. Stroke. 2007, 38 (2 Suppl): 701 – 703

15. Lindsberg PJ, Mattle HP. Therapy of basilar artery occlusion：a systematic analysis comparing intra-arterial and intravenous thrombolysis. Stroke. 2006, 37 (3): 922 – 928

16. Berg-Dammer E, Felber SR, Henkes H, et al. Long-term outcome after local intra-arterial fibrinolysis of basilar artery thrombosis. Cerebrovasc Dis. 2000, 10 (3): 183 – 188

17. Sliwka U, Mull M, Syelzer A, et al. Long-term follow-up of patients after intra-arterial thrombolytic therapy of acute vertebrobasilar artery occlusion. Cerebrovasc Dis. 2001, 12 (3): 214 – 219

18. Schonewille WJ, Wijman CA, Michel P, et al. Treatment and outcomes of acute basilar artery occlusion in the Basilar Artery International Cooperation Study (BASICS)：a prospective registry study. Lancet Neurol. 2009, 8 (8): 724 – 730

19. Ezaki Y, Tsutsumi K, Onizuka M, et al. Retrospective analysis of neurological outcome after intra-arterial thrombolysis in basilar artery occlusion. Surg Neurol. 2003, 60 (5): 429 – 430

20. Wijdicks EF, Nichols DA, Thielen KR, et al. Intra-arterial thrombolysis in acute basilar artery thromboembolism：the initial Mayo Clinic experience. Mayo Clin Proc. 1997, 72 (11): 1005 – 1013

21. Brown DL, Barsan WG, Lisabeth LD, et al. Survey of emergency physicians about recombinant tissue plasminogen activator for acute ischemic stroke. Ann Emergency Med. 2005, 46：56 – 60

22. Eckert B, Kucinski T, Pfeiffer G, et al. Endovascular therapy of acute vertebrobasilar occlusion：early treatment onset as the most important factor. Cerebrovasc Dis. 2002, 14 (1): 42 – 50

23. Levy EI, Firlik AD, Wisniewski S, et al. Factors affecting survival rates for acute vertebrobasilar artery occlusions treated with intra-arterial thrombolytic therapy：a meta-analytical approach. Neurosurgery. 1999；45 (3)：539 – 45, discussion 545 – 548

24. Hacke W, Zeumer H, Ferbert A, et al. Intra-arterial thrombolytic therapy improves outcome in patients with acute vertebrobasilar occlusive disease. Stroke. 1988, 19 (10): 1216 – 1222

25. Technology Assessment Committee of the American Society of Interventional and Therapeutic Neuroradiology；Technology Assessment Committee of the Society of Interventional Radiology. Trial design and reporting standards for intra-arterial cerebral thrombolysis for acute ischemic stroke. Stroke. 2003, 34 (8): 109 – 137

第十六章 急性缺血性脑血管病血管内机械溶栓

急性缺血性脑血管病溶栓治疗是一个不断发展的新兴领域，随着人们对缺血性脑血管病认识的深入、先进影像技术的发展以及新型治疗手段的更新，溶栓干预的模式和方法也在不断的进步和完善。相对于利用药物溶解血栓使闭塞血管再通的化学溶栓（chemical thrombolysis），采用机械性方法使闭塞血管再通的方法称机械性溶栓（mechanical thrombolysis）。本章就对血管内机械溶栓进行简要的介绍。

与化学性溶栓相比，机械性溶栓的主要优点：①机械性溶栓可以减少化学性溶栓药物的剂量，甚至避免化学溶栓药物的使用，从而可能降低颅内出血的风险；②由于化学溶栓药物使用剂量的降低，从而扩大了血管再通治疗时间窗的范围；③机械方法可以使血栓表面破坏，不仅增加了血栓的表面积，而且有利于新鲜的血液进入（含纤溶酶原），从而增加了血栓溶解的效率；④机械方法可以加速血栓溶解、血管再通的速率，有利于神经功能的恢复；⑤对于化学溶栓干预无效的血管闭塞（非新鲜血栓），机械性溶栓有独特的优势。然而，机械溶栓也存在其自身固有的局限性，如机械性溶栓装置操作相对复杂可能对血管造成更大的损伤（血管痉挛、血管夹层、破裂等），而且可以引起远端血管的栓塞等。随着科技的进步、血管内材料的发展，机械溶栓可能在急性缺血性脑血管病治疗领域中可能发挥更为积极的作用。

根据血管再通原理不同，目前机械溶栓的方法可以分为 6 大类：①机械破栓（mechanical clot disruption）；②血管内血栓摘除（endovascular thrombectomy）；③辅助溶栓（augmented thrombolysis）；④血栓陷夹（clot entrapment）；⑤血栓碎吸（thromboaspiration）；⑥血流增效（flow augmentation）。

1. 机械碎栓（mechanical clot disruption） 目前，临床上主要机械碎栓的方法：①微导丝机械碎栓；②球囊机械碎栓；③激光机械碎栓等。微导丝机械碎栓最为常用，操作者通过微导丝在血栓中旋转，而使血栓结构松散、碎裂，从而达到使闭塞血管再通的目的。另外，微导丝机械碎栓可以作为化学溶栓的一种辅助方法，可以增加血管再通的概率。

血栓诱捕器（snare），也是机械碎栓常用的方法。图16-1 显示不同规格型号 Amplatz Goose-Neck 的血栓诱捕装置。

经皮腔内血管成形术（percutaneous intraluminal angioplasty，PTA）是临床另一种常用的机械碎栓的方法（图16-2）。在冠心病的相关研究中，PTA 较传统化学溶栓显示了更好的血管再通疗效。然而，PTA 用于急性缺血性脑血管病血管再通治疗的安全性和有效性有待于进一步大规模、多中心随机对照临床试验研究的证实。

目前，临床上出现了多种利用激光技术进行机械碎栓的装置。EPAR 装置（endovascular photo acoustic recanalization）是激光辅助机械碎栓方法之一。该装置利用从光能转换成声能过程中产生的微小气泡，达到促进血栓的碎裂、分解的目的。图 16-3 显示了 EPAR 装置的机械构造和工作原理。目前关于激光辅助机械溶栓用于急性缺血性脑血管病血管再通治疗的安全性和有效性尚待进一步验证。

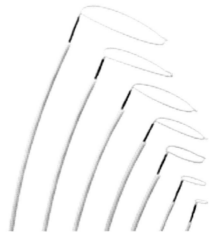

图 16-1 不同规格型号 Amplatz Goose-Neck 血栓诱捕装置

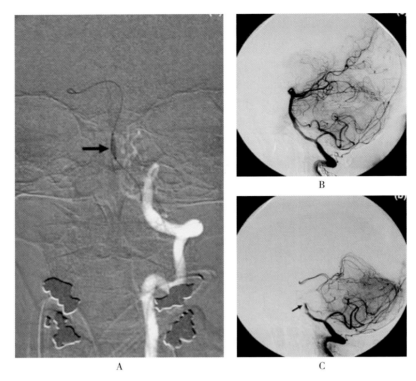

图 16-2　基底动脉急性血栓形成 PTA 血管再通

A：基底动脉急性血栓形成　B：经皮球囊腔内血管成形术　C：术后基底动脉再通

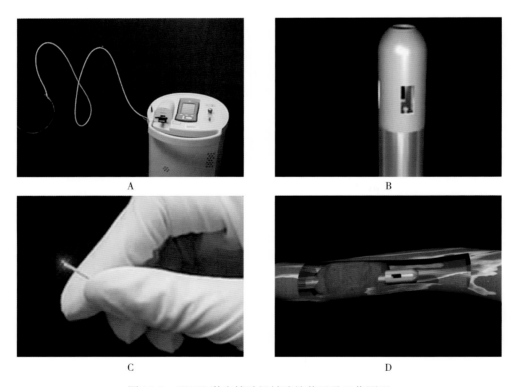

图 16-3　EPAR 激光辅助机械碎栓装置及工作原理

A：EPAR 装置及微导管实物　　　　　　　B：EPAR 微导管实物顶端结构

C：EPAR 微导管工作时光能和声能相互转化　D：EPAR 机械碎栓工作模式

2. 血管内血栓摘除（endovascular thrombectomy）　血管内血栓摘除是一种临床上很有发展前景的血管内再通技术。根据工作原理的不同，血管内血栓摘除可以分为不同的装置：如利用真空原理的血栓抽吸（thromboaspiration）；利用诱捕原理（如拦网或诱捕器样装置）的血栓摘除等。血管内血栓摘除装置中最具代表性的是"MERCI 取栓装置"（图 16-4）；同时，该装置也是目前唯一通过 FDA 认证的血管内血栓摘除装置。

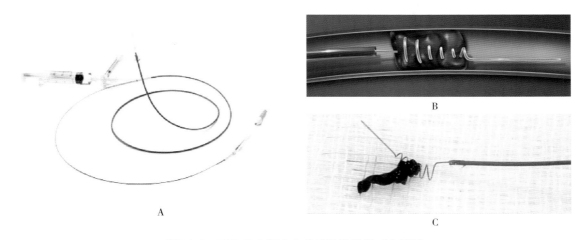

图 16-4　MERCI 血管内血栓摘除装置及工作原理

A：MERCI 血管内血栓摘除装置实物　B：MERCI 血栓摘除的工作原理模式图　C：MERCI 装置摘除的基底动脉血栓

MERCI（mechanical embolus removal in cerebral Ischemia）研究是一项大规模、多中心临床试验，其目的是探讨 MERCI 取栓装置对于 8 小时时间窗内不适用静脉溶栓的急性缺血性脑血管病血管再通治疗的安全性和有效性研究。MERCI 研究结果显示，MERCI 取栓装置治疗闭塞血管再通率为 46%（血流达到 TIMI 2 或 3 级）（明显高于 PROACT-Ⅱ 研究中动脉化学溶栓的 18%）。血管再通患者的 90 天 mRS≤2 的比例明显高于血管未再通的患者（再通患者：未再通患者：22.6%：10%，$P < 0.05$）；血管再通患者的死亡率为明显低于血管未再通的患者（再通患者：未再通患者：32%：52%，$P < 0.05$）。MERCI 研究中症状性颅内出血率为 7.8%。

Multi-MERCI 研究（multi-MERCI trial）是一项国际多中心研究，其目的是进一步评价第一代 MERCI 取栓装置（X_5 和 X_6）对于不适用静脉溶栓患者血管再通治疗的安全性和有效性。该研究中共对 107 名患者进行了取栓治疗，结果显示，单纯应用 MERCI 装置血管再通率为 54%（血流达到 TIMI2 或 3 级）；辅助以动脉 rt-PA 溶栓或机械碎栓后，血管再通率可达到 69%。同时，症状性颅内出血发生率未见明显增高（9.0%）。这些研究结果提示，对于不适用化学溶栓治疗的急性缺血性脑血管病患者，可以尝试选择 MERCI 装置进行血栓摘除。

其他血管内血栓摘除装置还有诸如 the neuronet device（guidant corp.，stanta clara，CA），the Phenox clot retriever，in-time retriever（Boston scientific，Natick，MA），以及 triSpan（Boston scientific，Natick，MA）等装置。这些装置在设计上各有独到之处，但用于急性缺血性脑血管病血管再通治疗的安全性和有效性均有待于进一步验证。

3. 溶栓增效（augmented thrombolysis）　EKOS（microlys US infusion catheter，EKOS corporation，bothel，WA）是一种超声辅助血管内机械溶栓装置（图 16-5）。该装置于导管的末端安装有压电的超声组件（piezoelectric ultrasound element），主要通过两种机制辅助血管再通：①利用该装置产生的非空化超声（noncavitating ultrasound），可以使血栓的纤维蛋白框架结构发生可逆性分离；②利用声波流（acoustic streaming），可以增加纤维蛋白框架内新鲜血流的渗入。从理论上分析，该装置一方面可以存进血栓的溶解；同时也可以防止血栓碎裂成分造成的远段栓塞。目前该装置用于急性缺血性脑血管病血管

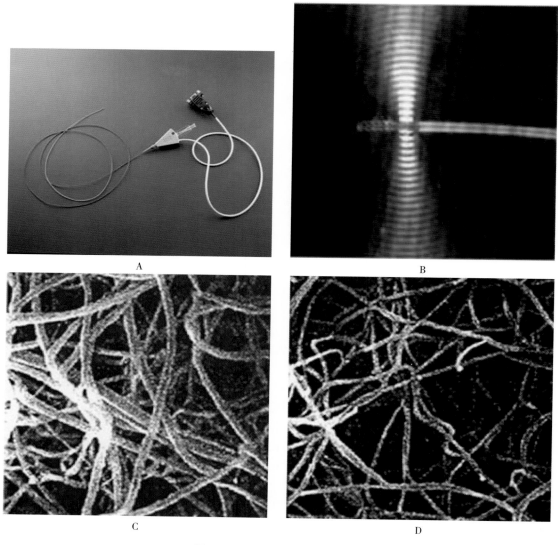

图 16-5　EKOS 装置及工作原理

A：EKOS 微灌注导管装置实物　　　　　　　B：暗线照相显示 EKOS 工作原理

C：应用 EKOS 之前纤维蛋白框架结构的交联情况　　D：应用 EKOS 之后纤维蛋白发生可逆性分离

再通治疗的安全性和有效性正在进一步临床试验。

4. 血栓圈闭（clot entrapment）　血管内支架可以将血栓圈闭（entrapment）于支架和血管内壁之间，可以使闭塞的血管在最短的时间内恢复再通。有研究显示，自膨式支架（self-expanding stent）较球囊支架（balloon-mounted stent）的血管再通率更高，而引发血管痉挛和穿支血管闭塞的几率更小。然而，血栓圈闭方法可能造成血栓、动脉粥样硬化斑块等成分碎裂，有引起远段血管动脉 - 动脉源性栓塞的风险。目前血管圈闭用于急性缺血性脑血管病血管再通治疗尚处于病例报道阶段，关于该方法的安全性、有效性尚有待于进一步研究。

5. 血栓碎吸（thromboaspiration）　血栓碎吸是利用真空原理，通过微导管或导引导管将血栓物质吸出，从而达到使闭塞血管再通的一种临床治疗方法。血栓碎吸治疗的主要优势在于降低了血栓 - 栓塞和血管痉挛等血管内治疗并发症的发生。然而，由于目前血栓碎吸装置的物理原理相对复杂，影响了其研制开发和临床的应用。Possis 血栓碎吸装置（the possis angiojet system, possis medical inc. minneapolis,

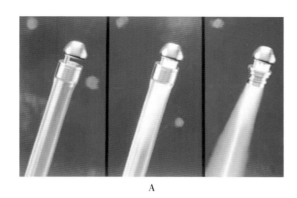
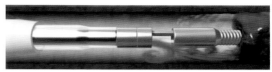

A   B

图 16-6 POSSIS 血栓碎吸装置及工作原理
A：Possis 导管前段高压盐水喷头工作模式图   B：血栓吸除导管工作模式图

MN）是一种"机械碎栓"和"血栓碎吸"相结合的血管再通治疗装置。Possis 装置利用液体高压喷射装置将血栓打碎，并通过配套的导管装置将破碎的血栓成分吸除（图 16-6）。

the penumbra stroke system（penumbra inc. san leandro，CA）是另一种临床常见的血栓碎吸装置（图 16-7）。该装置可以通过 2 种机制使闭塞血管恢复再通：①机械碎栓和血栓吸除同时进行：一种血管内装置使血栓碎裂，同时利用局部导管将碎裂成分吸除；②利用球囊临时阻断血流，另一个环形取栓装置（ring retriever）将血栓吸除。2007 年美国 FDA 通过 penumbra system 用于急性缺

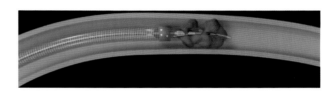

图 16-7 the penumbra 血栓碎吸装置模式图及工作原理

血性脑血管病血管再通治疗的认证。关于该装置大规模、多中心、随机对照研究的结果值得期待。

6. 血流增效（flow augmentation） The NeuroFlo（CoAxia Inc. Maple Grove，MN）装置是通过球囊部分阻塞主动脉，从而达到增加脑血流、改善脑供血目的的血管内治疗装置（图 16-8）。目前关于该装

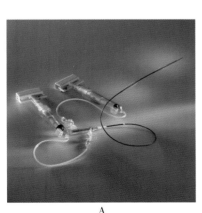
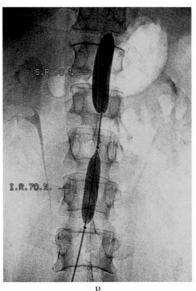

图 16-8 NeuroFlo 血流增效装置及临床应用

A：NeuroFlo 血流增效装置实物

B：肾动脉上、下部分阻塞主动脉以增加脑血流

A   B

置治疗急性缺血性脑血管病安全性、有效性大规模、多中心、随机对照临床研究正在进行（safety and efficacy of neuroflo technology in ischemic stroke，SENTIS）。

（冀瑞俊　李慎茂　朱凤水）

参 考 文 献

1. Whisenant BK，Baim DS，Kuntz RE，et al. Rheolytic thrombectomy with the Possis AngioJet：technical considerations and initial clinical experience. *J InvasiveCardiol*. Jul1999，11（7）：421－426

2. Wikholm G. Mechanical intracranial embolectomy：A report of two cases. *Interventional Neuroradiol*. 1998，4：159－164

3. Clark WM，Buckley LA，Nesbit GM. Intraarterial laser thrombolysis therapy for clinical stroke：A feasibility study. *Stroke*. 2000，31：307

4. Lutsep HL，Campbell M，Clark WM. EPAR therapy system for treatment of acute stroke：Safety study results. *Stroke*. 2001，32：319b

5. Atar S，Luo H，Nagai T，et al. Arterial thrombus dissolution in vivo using a transducer-tipped，high-frequency ultrasound catheter and local low-dose urokinase delivery. *J Endovasc Ther*. Jun 2001，8（3）：282－290

6. Mahon BR，Nesbit GM，Barnwell SL. The North American clinical experience with the EKOS ultrasound thrombolytic drug infusion catheter for treatment of embolic stroke. Presented at：Annual Meeting of the American Society of Neuroradiology. April 26，2001，Boston，MA

7. The IMS Ⅱ Trial Investigators. The Interventional Management of Stroke（IMS）Ⅱ Study. *Stroke*. Jul 2007，38（7）：2127－2135

8. Gobin YP，Starkman S，Duckwiler GR，et al. MERCI 1：a phase 1 study of Mechanical Embolus Removal in Cerebral Ischemia. *Stroke*. Dec 2004，35（12）：2848－2854

9. Smith WS，Sung G，Starkman S，et al. Safety and efficacy of mechanical embolectomy in acute ischemic stroke：results of the MERCI trial. *Stroke*. Jul 2005，36（7）：1432－1438

10. Smith WS. Safety of mechanical thrombectomy and intravenous tissue plasminogen activator in acute ischemic stroke. Results of the multi Mechanical Embolus Removal in Cerebral Ischemia（MERCI）trial，part I. *AJNR Am J Neuroradiol*. Jun-Jul 2006，27（6）：1177－1182

11. Smith WS，Sung G，Saver J，et al. Mechanical thrombectomy for acute ischemic stroke：final results of the Multi MERCI trial. *Stroke*. Apr 2008，39（4）：1205－1212

12. Hacke W，Kaste M，Fieschi C，et al. Intravenous thrombolysis with recombinant tissue plasminogen activator for acute hemispheric stroke. The European Cooperative Acute Stroke Study（ECASS）. *JAMA*. Oct 4 1995，274（13）：1017－1025

13. Bose A，Henkes H，Alfke K，et al. The Penumbra System：a mechanical device for the treatment of acute stroke due to thromboembolism. *AJNR Am JNeuroradiol*. Aug 2008，29（7）：1409－1413

14. Lutsep HL，Clark WM，Nesbit GM，et al. Intraarterial suction thrombectomy in acute stroke. *AJNR Am JNeuroradiol*. May 2002，23（5）：783－786

第十七章　急性缺血性脑血管病远程卒中医疗体系的构建

第一节　现行卒中医疗体系中主要矛盾及远程卒中医疗的主要优势

一、现行卒中医疗体系的主要矛盾

1. 脑血管病医疗资源地域分布不均衡　能够提供脑血管病临床诊断、治疗及预防相关医疗服务的医疗中心被称为卒中中心（stroke center）。根据基础设施、人员配备、诊疗水平、管理规范、教学资源的差异，卒中中心可进一步划分为初级卒中中心（primary stroke center）和高级卒中中心（comprehensive stroke center）。目前，从全世界卒中医疗资源分布范畴来讲，能够具备初级卒中中心和高级卒中中心标准的医疗机构仍然比较匮乏，而且各卒中中心之间在基础设施建设和临床诊疗水平方面也存在巨大的差异。这一点在发展中国家、较偏远地区、经济欠发达地区表现得更为突出。然而，这些国家和地区又常常是脑血管病的高发区，对脑血管病诊断、治疗、预防等一系列医疗服务有着巨大的实际需求。因此，从脑血管病医疗资源地域分布角度分析，中国脑血管病医疗服务的"供给"与"需求"之间就产生了巨大的不均衡。

2. 脑血管病专业临床医生数量相对匮乏　脑血管病是一个多因素、多环节、多途径，相互影响、相互作用的复杂临床综合征。因此，脑血管病的临床诊断、治疗、预防十分有赖于经过专业训练的专科医生。以急性缺血性脑血管病溶栓干预为例，目前，虽然大量证据显示静脉纤溶酶原激活剂溶栓治疗是缺血性脑血管病急性期最直接、最有效的治疗方法之一；然而，在现实的临床实践中，仅仅有不到5%的急性缺血性脑血管病患者接受了溶栓干预，大量的急性缺血性脑血管病患者丧失了可能从溶栓干预中受益的机会。分析其中的原因，虽然较短的治疗时间窗（therapeutic time window）是一个主要因素；然而，另外有研究显示，缺乏专业卒中医生的指导是溶栓干预率较低的另一个重要因素。中国人口基数庞大，同时也是脑血管病高发国家之一。在社会普遍步入老龄化的今天，每位卒中患者人均所能享有的脑血管病专业医生的医疗服务就更显匮乏。因此，在脑血管病专业医生"实际数量"和"实际需求"之间产生了巨大的矛盾。

3. 脑血管病专业医生专业素质参差不齐　脑血管病专业是一个发展十分迅速的医学分支领域。随着科学科技的进步、相关学科的发展、管理理念的创新，近年来，在脑血管病的诊断、治疗、预防等方面都有了革命性的进步。因此，在日常脑血管病临床诊疗过程中，对脑血管病医生的素质要求越来越高。目前，在中国不同医疗机构中，脑血管病专业医生的素质明显表现出参差不齐的特点。如何对脑血管病专业医生进行有效的继续教育、资格认证、持续考评，使其掌握规范的、先进的卒中诊疗理念和诊疗方法，进而"为全面提升中国脑血管病临床科研水平"、"为脑血管病患者提供高质量的卒中诊疗服务"、"为实现降低中国卒中发生率、致残率和病死率的目标"，是现阶段我们所需要面对的一个严峻的考验。

二、远程卒中医疗服务的主要优势

近10年来，随着计算机技术、数字通讯技术、互网络技术的飞速发展，远程医疗服务（telemedicine）在传统医疗服务的平台上勃勃兴起，并在疾病诊断、治疗、预防、教育等诸多方面发挥着越来越重要的角色。远程卒中医疗（telestroke）即是其中的一个分支。远程卒中医疗可以借助计算机和网络技术平台，更加广泛、充分、深入的利用和共享现有有限的卒中医疗资源。远程卒中医疗的广泛应用不仅可以克服中国脑血管病医疗资源地域分布不均衡的弊端，而且还可以通过"共享"脑血管病专业医生的方法，达到解决脑血管病专业医生"实际数量"和"实际需求"之间矛盾的目的。此外，通过远程卒中医疗服务和视频会议，可以进行广泛、深入、持续、多形式的卒中继续教育项目，从而为有效提高中国卒中专业队伍的整体水平和素质发挥作用。

第二节　远程医疗与远程卒中医疗概况

远程医疗（telemedicine）是利用电话、网络、视频等电子交流平台，进行相关医疗信息交换，从而达到诊断和治疗疾病的新型医疗模式。远程医疗可以实现专家会诊、患者检查、继续教育等。将远程医疗的技术和平台应用于脑血管病诊疗过程被称为远程卒中医疗（telestroke）。远程卒中医疗模式兴起于20世纪末和21世纪初期，经过十余年间的发展，目前全球比较成熟的远程卒中医疗网络已达20余家。图17-1和表17-1分别显示了目前世界范围内发展比较成熟的远程卒中医疗网络的区域分布及各主要远程卒中相关产品和服务。远程卒中医疗的宗旨是利用先进的科技手段，充分共享有限的医疗资源，从而使每位卒中患者都有机会享有高质量卒中医疗服务。

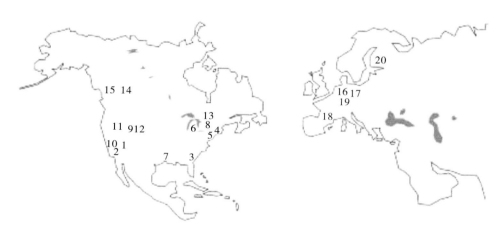

图 17-1　欧洲及北美洲远程卒中系统地理分布图

1. 梅欧医学院远程卒中系统（STARR），美国，亚利桑那州，菲尼克斯市
2. 加州大学远程卒中系统（STRoKE DOC），美国，加利福尼亚州，圣地亚哥市
3. 乔治亚医学院远程卒中系统（REACH），美国，乔治亚州，奥古斯塔市
4. 哈佛大学医学院远程卒中系统（partners telestroke center），美国，马萨诸塞州，波士顿市
5. 马里兰大学远程卒中系统（maryland brain attack center），美国，马里兰州，巴尔的摩市
6. 圣约瑟夫莫西医院远程卒中系统（michigan stroke network），美国，密歇根州，底特律市
7. 德克萨斯州健康和科学中心大学远程卒中系统，美国，德克萨斯州，休斯敦市
8. 匹斯堡医学中心远程卒中系统，美国，宾夕法尼亚州，匹斯堡市
9. 犹他大学远程卒中系统，（utah telehealth network），美国，犹他州，盐湖城市
10. 加州大学远程卒中系统，美国，加利福尼亚州，洛杉矶市
11. 里诺远程卒中系统，美国，内华达州，里诺市
12. 科罗拉多州远程卒中系统，美国，科罗拉多州，恩格尔伍德市
13. 加拿大安大略湖远程卒中系统（ontario telehealth network telestroke program），加拿大，多伦多市
14. 加拿大亚伯达省远程卒中系统，加拿大，卡尔加里和埃德蒙顿市
15. 加拿大大不列颠哥伦比亚省远程卒中系统，加拿大，温哥华市
16. 德国巴伐利亚远程卒中系统（TEMPiS），德国，巴伐利亚
17. 德国斯瓦比亚远程组中系统（TESS），德国，斯瓦比亚市
18. 法国远程卒中系统（RUN-STROKE），法国
19. 德国埃朗根大学远程卒中系统（STENO STROKE NETWORK），德国，埃朗根
20. 赫尔辛基大学远程卒中系统，芬兰，赫尔辛基

表 17-1　主要远程医疗设备提供商及其远程卒中医疗服务主要性能对比

公司名称 服务及性能	BF technologies （美国加州）	Polycom （美国加州）	Tandberg （美国纽约州）	Intouchhealth （美国加州）	REACH（美 国乔治亚州）	Specialist on call （美国加州）
产品服务	AccessVideo Telemedicine system	VSX/HDX Practitioner Cart system	Tandberg Intern MXP	RP-7 Remote Presence System	基于网络平台的 远程医疗服务	第三方提供的全天 候远程医疗服务
硬件设备	提供	提供	提供	提供	不提供	不提供
软件设备	提供	提供	提供	提供	不提供	不提供
网络平台	不提供	不提供	不提供	不提供	提供	提供
运营成本	24,000 美元/年	25,000 美元/年	25,000 美元/年	非固定	非固定	非固定
设备维护	需要	需要	需要	需要	不需要	不需要
技术支持	电话	电话及网络	电话及网络	持续监测	电话及网络	电话及网络
影像传输	可以	可以	可以	可以	不可以	不可以
网络地址	www.bf-technologies.com	www.polycom.com	www.tandberg.com	www.intouchhealth.com	www.reachcall.com	brainsavingtech.com

第三节　远程卒中医疗建设

随着计算机技术、数字通讯技术、互联网络技术的进步，目前最理想的远程卒中医疗系统是可以实现"咨询方"与"被咨询方"之间双向图像及语音的交流（two-way AV communicating），以完成对卒中患者的评价、诊断和治疗。为实现这个目的，相关硬件设备、软件资源、网络系统及管理体系必不可少。关于远程卒中医疗的基础设备及管理体系概述如下：

1. 硬件设备　其中主要包括：①高分辨率数字相机（high-resolution digital camera）；②麦克风（microphone）或扬声器（speaker）；③数字存储设备（digital storage）；④显示器（monitor）等。图 17-2、图 17-3 分别显示 BF technologies 和 RP-7 远程卒中医疗的主要硬件设备。

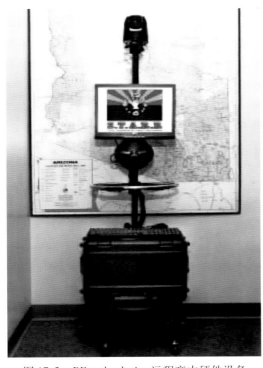

图 17-2　BF technologies 远程卒中硬件设备

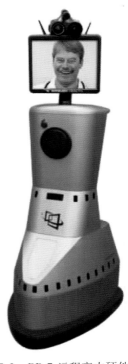

图 17-3　RP-7 远程卒中硬件设备

2. 软件设备　其中主要包括：①视频会议软件；②数据交换软件；③数据存储软件；④其他特殊功能软件等。

3. 网络系统　其中主要包括：①计算机网络服务器；②互联网主页；③网站建设和维护等相关资源。

4. 管理体系　主要包括：①远程医疗相关法律管理体系；②远程医疗相关伦理管理体系；③远程医疗相关行政管理体系等。

第四节　远程卒中医疗运营模式

经典的远程卒中医疗体系是中心 – 辐射型运营模式（hub-and-spoke model），通常由一个核心卒中中心（hub）以及若干附属分中心（spoke）组成。核心卒中中心通常由卒中基础设施相对完备、卒中诊疗水平相对先进、卒中教学设施相对完善的卒中中心担任。而附属分中心通常是地理位置相对偏远、卒中诊疗体系尚不完善、缺乏卒中教育相关资源的医疗机构。图 17-4 显示远程卒中中心 – 辐射型运营模式示意图。

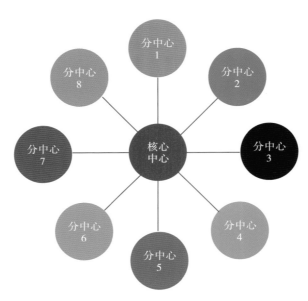

图 17-4　远程卒中医疗"中心 – 辐射型"运营模式图

第五节　远程医疗管理体系

1. 远程医疗管理体系　远程医疗是近年来逐渐兴起的一支新兴医学分支学科。目前，国际上尚无统一、公认的管理模式和运行体系。探索符合各国家、各地区、各机构具体医疗实践和医疗需求的远程卒中医疗管理体系是一项艰巨的系统工程，其中涉及不同方面、不同层次、不同作用的相关管理体系，主要包括：①远程医疗相关法律管理体系；②远程医疗相关伦理管理体系；③远程医疗相关行政管理体系等。

（1）远程医疗相关法律管理体系

作用：从法律层面上保证远程医疗安全、有效的运行。

职责：①远程医疗相关法律、法规制定；②远程医疗相关法律问题诉讼；③远程医疗相关法律、法规执行监管。

（2）远程医疗相关伦理管理体系

作用：从伦理层面上保证远程医疗安全、有效运行。

职责：①远程医疗相关伦理学原则的研究和制定；②远程医疗相关伦理学问题的监督和审查。

（3）远程医疗相关行政管理体系

作用：从行政管理的层面保证远程医疗安全、有效地运行。

职责：①远程医疗相关技术平台的搭建；②远程医疗相关人力资源的组织；③远程医疗相关工作指南的制定；④远程医疗相关财务状况的管理；⑤远程医疗相关安全质量的监督。

2. 远程医疗相关人员组成　目前，国际上尚无统一、公认的远程医疗工作模式和人员组成。表17-2列出远程卒中医疗体系可能涉及的相关人员及任务。

表 17-2　远程卒中医疗相关人员及主要任务

相关人员	主要任务
技术人员	1. 负责远程卒中医疗的工作平台的建立
	2. 负责远程卒中医疗的工作平台的维护
医疗人员	1. 负责远程卒中医疗的具体实施和推广
	2. 负责远程卒中医疗相关临床问题的研究
管理人员	1. 负责远程卒中医疗相关资源的整合
	2. 负责远程卒中医疗相关工作路径的制定
法律人员	1. 负责远程卒中医疗相关法律问题的咨询、受理
	2. 负责远程卒中医疗相关法律合同的制定
财务人员	1. 负责远程卒中医疗相关财务的记录、统计和分析
	2. 负责远程卒中医疗相关财务的审计
伦理人员	1. 负责远程卒中相关伦理相关问题的审查和监督
	2. 负责远程卒中相关伦理学问题的研究

第六节　远程卒中医疗工作原理

远程卒中医疗的目的是通过网络信息传输的平台，在最短的时间内，为异地卒中患者提供"最佳诊疗方案"。因此，建立高效远程卒中医疗的临床路径和工作模式十分重要。虽然各国家、各地区、各医疗机构的具体情况和实际需求各不相同，但远程卒中医疗工作原理大致可分为：①远程卒中会诊的"启动"；②远程卒中医疗的"实施"；③远程卒中医疗的"反馈"三个方面。图17-5 显示了远程卒中医疗工作模式示意图。图17-6 显示了远程卒中医疗临床路径各主要环节。

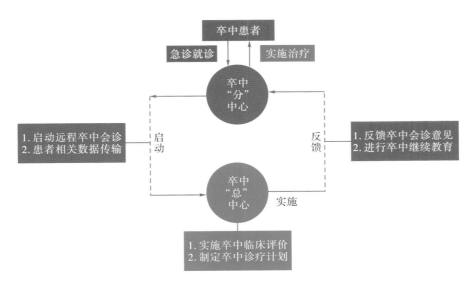

图 17-5　远程卒中会诊工作原理模式图

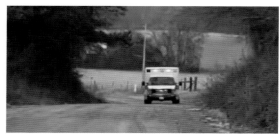

（1）卒中患者急救转运

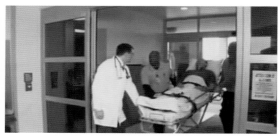

（2）卒中患者抵达社区医院

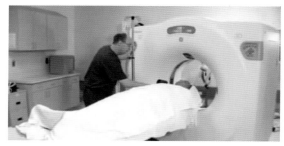

（3）即刻于社区医院进行必要检查

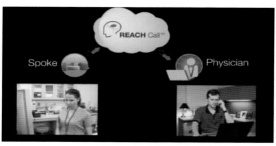

（4）社区医院护士即刻启动远程卒中医疗服务

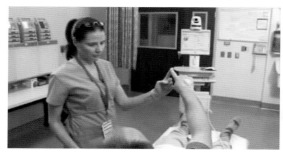

（5）社区医院护士协助被咨询医生完成体格检查

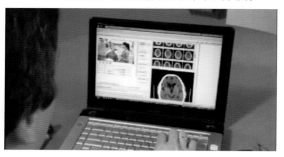

（6）被咨询医生综合分析病情并制定干预方案

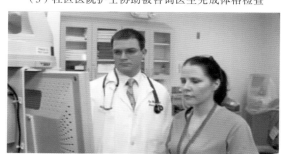

（7）咨询医生向被咨询医生反馈治疗方案建议

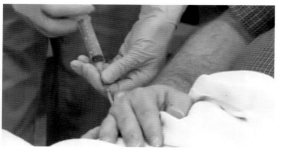

（8）社区医院实施最终治疗方案

图 17-6　急性缺血性脑血管病远程卒中医疗咨询实例展示

（冀瑞俊　宿英英）

参 考 文 献

1. Edwards LL. Using tPA for acute stroke in a rural setting. Neurology. 2007，68（4）：292－294

2. Levine SR，McConnochie KM. Telemedicine for acute stroke：when virtual is as good as reality. *Neurology*. 2007，69（9）：819－820

3. Waite K，Silver F，Jaigobin C，et al. Telestroke：a multi-site，emergencybased telemedicine service in Ontario. *J Telemed Telecare*. 2006，12（3）：141－145

4. Shafqat S，Kvedar JC，Guanci MM，et al. Role for telemedicine in acute stroke：feasibility and reliability of remote administration of the NIH Stroke Scale. *Stroke*. 1999，30（10）：2141－2145

5. Handschu R，Littmann R，Reulbach U，et al. Telemedicine in emergency evaluation of acute stroke：interrater agreement in remote video examination with a novel multimedia system. *Stroke*. 2003，34（12）：2842－2846

6. Meyer BC，Lyden PD，Al-Khoury L，et al. Prospective reliability of the STRokE DOC wireless/site independent telemedicine system. *Neurology*. 2005，64（6）：1058－1060

7. Fisher M. Developing and implementing future stroke therapies：the potential of telemedicine. *Ann Neurol*. 2005，58（5）：666－671

8. Choi JY，Porche NA，Albright KC，et al. Using telemedicine to facilitate thrombolytic therapy for patients with acute stroke. *Jt Comm J Qual Patient Saf*. 2006，32（4）：199－205

9. Meyer BC，Raman R，Chacon MR，et al. Reliability of site-independent telemedicine when assessed by telemedicine-naive stroke practitioners. *J Stroke Cerebrovasc Dis*. 2008，17（4）：181－186

10. Cwiek MA，Rafiq A，Qamar A，et al. Telemedicine licensure in the United States：the need for a cooperative regional approach. *Telemed J E Health*. 2007，13（2）：141－147

11. Audebert H. Telestroke：effective networking. *Lancet Neurol*. 2006，5（3）：279－282

12. Stanberry B. Legal and ethical aspects of telemedicine. *J Telemed Telecare*. 2006，12（4）：166－175

13. Vaishnav A. Telemedicine in acute ischemic stroke［editorial］. *Expert Rev Neurother*. 2007，7（8）：913－914

14. Bynum AB，Irwin CA，Cranford CO，Denny GS. The impact of telemedicine on patients' cost savings：some preliminary findings. Telemed J E Health. 2003，9（4）：361－367

15. Dansky KH，Palmer L，Shea D，et al. Cost analysis of telehomecare. Telemed J E Health. 2001，7（3）：225－232

16. Ehlers L，Müskens WM，Jensen LG，et al. National use of thrombolysis with alteplase for acute ischaemic stroke via telemedicine in Denmark：a model of budgetary impact and cost effectiveness. CNS Drugs. 2008，22（1）：73－81

17. Barker GP，Krupinski EA，McNeely RA，et al. The Arizona Telemedicine Program business model. J Telemed Telecare. 2005，11（8）：397－402

18. Vaishnav AG，Pettigrew LC，Ryan S. Telephonic guidance of systemic thrombolysis in acute ischemic stroke：safety outcome in rural hospitals. Clin Neurol Neurosurg. 2008，110（5）：451－454. Epub 2008，18

19. Schwamm LH，Rosenthal ES，Hirshberg A，et al. Virtual TeleStroke support for the emergency department evaluation of acute stroke. Acad Emerg Med. 2004，11（11）：1193－1197

20. Audebert HJ，Wimmer MLJ，Hahn R，et al；TEMPiS Group. Can telemedicine contribute to fulfill WHO Helsingborg Declaration of specialized stroke care? the Telemedic Pilot Project for Integrative Stroke Care（TEMPiS）in Bavaria. Cerebrovasc Dis. 2005，20（5）：362－369. Epub 2005，2

21. Audebert HJ，Kukla C，Clarmann von Claranau S，et al；TEMPiS Group. Telemedicine for safe and extended use of thrombolysis in stroke：the Telemedic Pilot Project for Integrative Stroke Care（TEMPiS）in Bavaria. Stroke. 2005，36（2）：287－291. Epub 2004，29

22. Hess DC，Wang S，Hamilton W，et al. REACH：clinical feasibility of a rural telestroke network. Stroke. 2005，36（9）：2018－2020. Epub 2005，28

23. Gross H，Hall CE，Wang S，et al. Prospective reliability of the STRokE DOC Wireless/Site Independent Telemedicine System［letter］. Neurology. 2006，66（3）：460

24. Wiborg A，Widder B；TESS Study Group. Teleneurology to improve stroke care in rural areas：the Telemedicine in Stroke in

Swabia（TESS）project. Stroke. 2003, 34（12）: 2951 - 2956. Epub 2003, 20

25. Beaton JM. Improved response, better outcomes: the Ontario Telemedicine Network and the Southwestern Ontario Stroke Strategy use videoconferencing to deliver optimal care. Healthc Inform. 2007, 24（2）: 80 - 81

26. Park S, Schwamm LH. Organizing regional stroke systems of care. Curr Opin Neurol. 2008, 21（1）: 43 - 55

27. Misra UK, Kalita J, Mishra SK, et al. Telemedicine in neurology: underutilized potential. Neurol India. 2005; 53（1）: 27 - 31

28. Whitten P, Johannessen LK, Soerensen T, et al. A systematic review of research methodology in telemedicine studies. J Telemed Telecare. 2007, 13（5）: 230 - 235